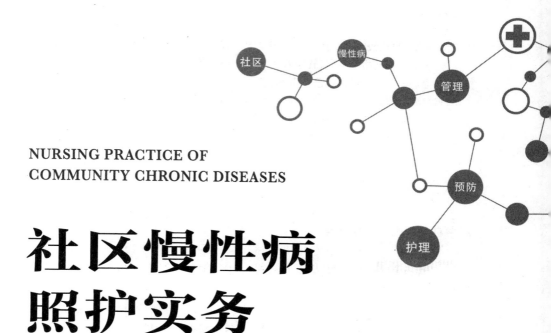

NURSING PRACTICE OF
COMMUNITY CHRONIC DISEASES

# 社区慢性病
# 照护实务

主　审　徐晓玲

主　编　储爱琴

副主编　张海玲

编　委　储爱琴　张海玲　袁　丽　方跃艳
　　　　张　甜　司圣波　王晓玲　方　园
　　　　郑　丽　董桂平

中国科学技术大学出版社

# 内 容 简 介

本书在概述慢性病及社区慢性病照护的相关知识的基础上,从疾病基础知识、生活方式指导、用药指导、症状管理及常用护理技术等各方面介绍了高血压、脑卒中、糖尿病、冠心病、慢性肾脏病、慢性阻塞性肺疾病以及肿瘤患者的社区健康照护,并介绍了慢性病管理的政策、门诊和住院患者的就医管理等内容。

本书实用性较强,不仅可为社区卫生服务人员提供参考,也可作为科普读物为非专业人员提供一定的借鉴与指导。

**图书在版编目(CIP)数据**

社区慢性病照护实务/储爱琴主编.—合肥:中国科学技术大学出版社,2020.8
ISBN 978-7-312-04890-6

Ⅰ.社⋯　Ⅱ.储⋯　Ⅲ.慢性病—社区卫生服务—护理学　Ⅳ.R473.2

中国版本图书馆 CIP 数据核字(2020)第 053601 号

SHEQU MANXINGBING ZHAOHU SHIWU

| | |
|---|---|
| **出版** | 中国科学技术大学出版社 |
| | 安徽省合肥市金寨路 96 号,230026 |
| | http://press. ustc. edu. cn |
| | http://zgkxjsdxcbs. tmall. com |
| **印刷** | 安徽国文彩印有限公司 |
| **发行** | 中国科学技术大学出版社 |
| **经销** | 全国新华书店 |
| **开本** | 710 mm×1000 mm　1/16 |
| **印张** | 14.75 |
| **字数** | 306 千 |
| **版次** | 2020 年 8 月第 1 版 |
| **印次** | 2020 年 8 月第 1 次印刷 |
| **定价** | 50.00 元 |

# 前　　言

　　慢性非传染性疾病(简称慢性病或慢病)是严重威胁我国居民健康的一类疾病,已成为影响国家经济社会发展的重大公共卫生问题。2015 年,原国家卫生和计划生育委员会(今为国家卫生健康委员会)发布《中国居民营养与慢性病状况报告(2015 年)》,数据显示 2012 年高血压(成人)、糖尿病(成人)、慢性阻塞性肺疾病(40 岁以上)患病率分别为 25.2%、9.7%和 9.9%,癌症发病率达 235/10 万。在总死亡人数中,慢性病死亡率达 533/10 万,占 86.6%。其中心脑血管病、癌症、慢性呼吸系统疾病死亡率分别为 271.8/10 万、144.3/10 万和 68/10 万。到目前为止,经确诊的慢性病患者人数已高达 2.6 亿。

　　慢性病的防控工作已受到国家及社会各界的高度关注。近年来,国家相继出台《全国慢性病预防控制工作规范》《"健康中国 2030"规划纲要》《中国防治慢性病中长期规划(2017—2025 年)》等文件,指出要进一步完善覆盖全国的慢性病防治服务网络和综合防治工作机制,建立慢性病监测与信息管理制度,提高慢性病防治能力,努力构建社会支持环境,落实部门职责,降低人群慢性病危险因素水平,减少过早死亡和致残人数,控制由慢性病造成的社会经济负担水平。到 2020 年,慢性病防控环境显著改善,因慢性病导致的过早死亡率降低,力争 30～70 岁人群因心脑血管疾病、癌症、慢性呼吸系统疾病和糖尿病导致的过早死亡率较 2015 年降低 10%。到 2025 年,慢性病危险因素得到有效控制,实现对全人群全生命周期的健康管理,力争 30～70 岁人群因心脑血管疾病、癌症、慢性呼吸系统疾病和糖尿病导致的过早死亡率较 2015 年降低 20%。逐步提高居民健康期望寿命,有效控制慢性病带来的负担。

　　慢性病综合防治工作机制和防治服务网络目前已初步形成。慢性病防控工作在卫生行政部门的组织协调下,由疾控机构、基层医疗卫生机构、医院及专业防治机构共同组成慢性病综合防控网络,坚持政府主导、部门协作、动员社会和全民参与的慢性病综合防控工作机制,坚持预防为主、防治结合、中西医并重,发挥医疗卫生服务体系的整体功能,提供全人群全生命周期的慢性病防治管理服务,推进疾病治疗向健康管理转变。

　　社区慢性病健康管理已成为现阶段人们关注的焦点。慢性病健康管理是指以生物、心理、社会医学模式为指导,通过为健康人、慢性病风险人群、慢性病患者提供全面、连续、主动的健康管理,以达到促进健康、延缓慢性病进程、减少并发症、降低伤残率、延长寿命、提高生活质量、降低医药费用为目的的一种科学健康管理模式。社区慢性病健康管理主要以社区为单位,采取全面有效的指导干预,从而降低慢性病导致的伤残甚至死亡的概率,提高社区居民的健康水平。良好的社区慢性病健康管理可满足社区内不同层次的居民,特别是老年人以及慢性病患者的健康服务需求,不仅有利于增强社区卫生服务的生命力和竞争力,完善社区卫生服务功能,而且有利于缓解社区全科医生不足和公共卫生功能缺失的矛盾,提高社区卫生资源的利用率。

　　中国科学技术大学附属第一医院(安徽省立医院)现已发展成为一所设备先进、专科齐全、技术力量雄厚的省级大型三级甲等综合性医院。从 2009 年始,医院组建了"区域医疗中心协同医疗战略网",迄今已与省内外 69 家县市医院建立战略协同关系,并全面托管颍上县、长丰县人民医院,建立省县医疗共同体,托管安徽省合肥市包河区望湖城社区医疗服务中心,建立社区医疗共同体。同时,医院与合肥逍遥津社区、三孝口社区等开展高年资护士下沉社区工作,使其与基层卫生服务人员共同开展社区慢性病防治工作,更好地为社区居民服务。

　　本书是中国科学技术大学附属第一医院(安徽省立医院)慢性病管理团队编写的,在国家相关政策背景下,以慢性病健康管理理论为概念框架,从常见慢性病的疾病基础知识、生活方式指导、用药指导、症状管理及常用护理技术等方面介绍了高血压、脑卒中、糖尿病、冠心病、慢性肾脏病、慢性阻塞性肺疾病以及肿瘤患者的社区健康照护,并介绍了慢性病管理的政策、门诊和住院患者的就医管理等内容。此外,本书在编写过程中参考了相关的资料,在此向相关作者表示感谢! 由于编者水平有限,不足之处恳请读者以及同仁批评指正。

编　者

2020 年 1 月

# 目　　录

# 第一章 概　　述

　　随着社会经济的发展和医疗水平的提升,慢性非传染性疾病(noninfectious chronic disease,NCD)已成为世界各国共同面临的公共卫生难题之一。以心脑血管疾病、糖尿病、慢性阻塞性肺疾病与恶性肿瘤等为主的慢性病患病和死亡人数不断增多,家庭和社会负担日益沉重,严重威胁着人民群众的身心健康。据世界卫生组织(World Health Organization,WHO)2018 年发布的关于全球慢性病现状报告显示,2016 年全球近 4 100 万人死于慢性病,约占总死亡人数的 71%,从低收入国家的 37%到高收入国家的 88%不等。《中国居民营养与慢性病状况报告(2015年)》显示,2012 年全国居民慢性病死亡率为 533/10 万,占总死亡人数的 86.6%,造成的疾病负担占疾病总负担的 70%以上。近年来,国家相继出台《全国慢性病预防控制工作规范》《"健康中国 2030"规划纲要》《中国防治慢性病中长期规划(2017—2025 年)》等文件,致力于解决慢性病防控管理的相关问题,降低医疗费用,改善人群的健康水平,提高人群的生活质量。其中,社区慢性病的健康管理是 WHO 推荐控制慢性病的有效防控措施,也是我国基本公共卫生服务的主要内容。

## 第一节　慢性病的分类与特点

　　原卫生部 2011 年颁布的《全国慢性病预防控制工作规范(试行)》中指出,慢性病是指起病隐匿、病程长且病情迁延不愈、缺乏明确的传染性生物病因证据、病因复杂或尚未完全被确认的疾病的概括性总称。

### 一、慢性病的分类

#### (一)按国际疾病系统分类(ICD-10)

**1. 精神和行为障碍**

包括老年痴呆、精神分裂症、焦虑、抑郁等。

**2. 呼吸系统疾病**

包括慢性支气管炎、慢性阻塞性肺疾病等。

**3. 循环系统疾病**

包括高血压、冠心病、脑血管病等。

**4. 消化系统疾病**

包括消化性溃疡、脂肪肝、肝硬化等。

**5. 内分泌、营养代谢疾病**

包括血脂异常、糖尿病、肥胖等。

**6. 肌肉骨骼系统和结缔组织疾病**

包括骨关节病、骨质疏松等。

**7. 恶性肿瘤**

包括肺癌、肝癌、胃癌、食管癌、乳腺癌、白血病等。

（二）按影响程度分类

**1. 致命性慢性病**

（1）急发性致命性慢性病，包括急性血癌、胰腺癌、乳腺癌转移、恶性黑色素瘤、肺癌、肝癌等。

（2）渐发性致命性慢性病，包括肺癌转移中枢神经系统、后天免疫不全综合征、骨髓衰竭、肌萎缩侧索硬化等。

**2. 可能威胁生命的慢性病**

（1）急发性可能威胁生命的慢性病，包括血友病、镰刀细胞性贫血、脑卒中、心肌梗死等。

（2）渐发性可能威胁生命的慢性病，包括肺气肿、慢性酒精中毒、老年性痴呆、胰岛素依赖型成人糖尿病、硬皮病等。

**3. 非致命性慢性病**

（1）急性非致命性慢性病，包括痛风、支气管哮喘、偏头痛、胆结石、季节性过敏等。

（2）渐发性非致命性慢性病，包括帕金森病、风湿性关节炎、慢性支气管炎、骨关节炎、胃溃疡、高血压、青光眼等。

## 二、慢性病的特点

**1. 隐蔽性强**

慢性病初期一般无明显症状，潜伏期较长，机体器官损伤可在病因的长期作用下逐步加深，直至急性发作或者症状较为严重时才被发现，较易被忽视。

**2. 致病因素复杂**

大多数慢性病是由多种因素导致的，常因病因复杂或不明难以进行病因治疗，主要以对症治疗为主，可减轻慢性患者群的躯体症状，预防伤残和并发症。

**3. 可预防性**

WHO 调查显示,慢性病的发生 60% 取决于个人的生活方式。通过对生活方式、环境等可控危险因素的干预可较大程度地减缓慢性病的发生。

**4. 病程长**

大多数慢性病的病程较长,患者甚至是终生患病。

**5. 对生活质量影响大**

慢性病病程长,较难治愈,而且患者常同时患多种慢性病,因而对该类人群的生活质量影响较大。

# 第二节　慢性病的危险因素与控制

## 一、危险因素

### （一）年龄

慢性病可发生于任何年龄,发生的比例与年龄成正比。随着年龄的增加,机体器官越来越老化,慢性病发生的概率也越大。

### （二）家庭因素

家庭对个人的生活及行为方式会产生深远影响,这与慢性疾病的发生密切相关。

### （三）不良的生活方式

在生活方式中,膳食不合理、身体活动不足、使用烟草和有害使用酒精是慢性病的四大危险因素。

**1. 膳食不合理**

膳食不合理是指饮食结构不合理、烹饪方法不当、不良饮食习惯等。饮食结构不合理包括高盐、高胆固醇、高热量饮食、低纤维素饮食。不当的烹饪方法有腌制和烟熏等。不良的饮食习惯可表现为每日进食时间无规律、暴饮暴食等。

**2. 身体活动不足**

运动可增加血液循环,增加肺活量,促进机体新陈代谢。同时,运动还可增加心肌收缩力,维持各器官的健康。研究表明,长期静坐与体力活动不足是造成人群超重和肥胖的重要原因,也是许多慢性病的危险因素。

**3. 烟草使用**

烟草是恶性肿瘤、慢性阻塞性肺疾病、冠心病、脑卒中等慢性病的重要危险因素。WHO 已将该因素作为全球最严重的公共卫生问题列入重点控制领域。

**4. 有害使用酒精**

WHO 将有害使用酒精定义为对饮酒者、饮酒者身边的人以及整个社会造成有害健康和社会后果的饮酒行为,也包括可能会使有害健康后果风险增加的饮酒模式。该行为可危及个人与社会的发展,毁掉个人生活、破坏家庭并损害社区结构。有害使用酒精与多种慢性病的发生有关,包括肝硬化、心血管疾病、癌症等。

### (四)自然环境和社会环境

**1. 自然环境**

包括空气污染、噪声污染、水源土壤污染等,与癌症或肺部疾病的发生密切相关。

**2. 社会环境**

包括健全的社会组织、教育程度的普及、医疗保健服务体系等。

### (五)遗传因素

许多慢性疾病如高血压、糖尿病、乳腺癌、消化性溃疡、精神分裂症、动脉粥样硬化性心脏病等可能与遗传因素有关。

### (六)精神心理因素

紧张、焦虑、恐惧、失眠甚至精神失常等可使血压升高、血中胆固醇增加,还会降低机体的免疫功能,增加慢性病发病的可能。

## 二、危险因素控制

根据《全国慢性病预防控制工作规范》,并结合 WHO《烟草控制框架公约》《饮食、身体活动与健康全球战略》等战略目标,高度重视慢性病高风险人群,积极控制社会和个人危险因素,推广有效防治措施,努力减少疾病负担。

### (一)目标

通过健康教育和健康促进方式,从政策层面、环境层面与技术层面对一般人群、高风险人群和患病人群营造健康的生活方式支持环境,培养良好的生活方式,降低人群慢性病危险因素水平,预防慢性病的发生和发展。

（二）内容与方法

**1. 合理膳食**

（1）制定和落实合理膳食的支持性政策

落实《营养改善工作管理办法》和《食品营养标签管理规范》，促进学生营养午餐、餐饮业健康膳食宣传等相关制度的制定和实施。

（2）建设有利于合理膳食的支持环境

引导食品生产企业开发和生产低盐、低脂食品；餐饮行业研制健康食谱；专业技术部门开发合理膳食的支持工具和技术，并进行推广。

（3）开展与合理膳食有关的健康教育和健康促进活动

推广和普及《中国居民膳食指南》，多途径宣传合理膳食的知识和技能，推广合理膳食支持工具。针对不同人群，如对慢性病高风险人群和患者开展合理膳食指导。

**2. 身体活动促进**

（1）政策倡导与支持性环境建设

宣传和推进《全民健身条例》；建设居民方便、可及和安全的健身设施环境；出台鼓励步行或骑车出行的交通政策、单位职工参加身体活动和锻炼的政策（如工间操制度）；培养健身指导员以指导公众健身。

（2）开展身体活动健康教育活动

编制并多途径宣传和普及身体活动的关键信息。

（3）开展身体活动健康促进活动

在单位、学校、社区等不同场所，开展形式多样、参与性强的大众健身活动。

**3. 烟草控制**

（1）加强政策倡导

促进出台室内公共场所和工作场所禁止吸烟的法律、法规和制度，禁止烟草广告、促销和赞助制度等。

（2）开展健康宣教

采取多种手段，开展系统的烟草危害宣传与健康教育，改变社会敬烟、送烟的陋习，提高人群对烟草危害的认知水平。

（3）开展吸烟人群戒烟指导和干预

重点加强医生培训，促进医生对患者的戒烟教育。

（4）创建环境

指导医院、学校、政府机关、公共场所、社区、家庭创建无烟环境。

（5）特殊人群宣教

加强对青少年、妇女、公务员、医务人员等重点人群的健康教育和管理，重点预防青少年吸第一支烟，预防医务人员和妇女吸烟。

# 第三节　慢性病患者的社区健康管理

## 一、概念

### 1. 社区

根据我国的特点将社区定义为若干群体或社会组织聚集在某一个地域里所形成的一个生活上相互关联的大集体。我国城市社区一般是指街道、居委会，农村社区是指乡（镇）、村。

### 2. 社区健康

社区健康是指在限定的地域内，以需求为导向，维持和促进群体和社区的健康，具有相对性和动态性，注重作为服务对象的个人、家庭、群体和社区的健康。社区健康应以社区为范围，以家庭为单位，以居民为对象，提高社区居民的健康素养，建立健康信念，培养健康意识，营造健康的社区环境。

### 3. 社区健康管理

健康管理是指一种对个人或人群的健康危险因素进行全面管理的过程。其宗旨是调动个人和集体的积极性，有效地利用有限的资源来达到最大的健康效果。

社区健康管理是基于管理理论和新健康理念对社区健康人群、疾病人群的健康危险因素进行全面检测、分析、评估、预测、预防，维护和发展个人和家庭技能的全过程。

## 二、管理意义

### 1. 提高治疗效果

由于慢性病的发生发展与个体不良的生活方式密切相关，且多数具有较长的治疗和康复周期，需辅以长期的维持性医疗保健服务，目前主要以非药物治疗为主，药物治疗为辅。开展慢性病社区健康管理，可以有目的地改善患者的生活方式，提高慢性病的治疗效果。

### 2. 促进社区人群的健康

普通民众对疾病的危害认识不够，部分慢性病患者主观感觉无不适症状即无需就诊，缺乏慢性病自我管理意识，无法做到疾病的早预防、早诊断、早治疗。社区在开展健康管理时，可通过不同的健康教育方式对人群进行群体健康管理，预防与控制慢性病相关危险因素，促进社区人群健康。

**3. 有利于提高社区卫生资源利用率**

社区慢性病的健康管理主要围绕社区开展,管理对象为相对稳定的人群,一方面有利于对慢性病患者进行长期稳定的治疗,便于与人群之间的沟通与交流,促进预防与控制慢性病;另一方面,也可充分整合利用现有的各层次的医疗服务机构和社会公共服务资源,达到分流患者的目的,合理利用有限的卫生资源。

**4. 有利于降低医疗费用**

社区健康管理不仅可以缓解国家不断增长的医疗费,而且可以减轻慢性病患者及其家庭的经济负担,投资小,效益高。

## 三、管理原则

(1)强调在社区及家庭水平上降低最常见慢性病的共同危险因素,进行生命全程预防。

(2)三级预防并重,采取以健康教育、健康促进为主要手段的综合措施,把慢性非传染性疾病作为一类疾病来进行共同防治。

(3)全人群策略和高危人群策略并重。

(4)发展鼓励患者共同参与,促进和支持患者自我管理,加强患者定期随访,加强与社区和家庭合作等内容的新型慢性非传染性疾病保健模式。

(5)加强社区慢性非传染性疾病防治的行动。

(6)改变行为危险因素预防慢性非传染性疾病时,应以生态健康促进模式及科学的行为改变理论为指导。

## 四、管理模式

### (一)慢病照护模式

慢病照护模式(chronic care mode,CCM)是美国学者 Wagner 于 1998 年提出的,是一种在患者、医务工作者和医疗政策共同干预基础上进行的慢性病管理模式。

**1. 目的**

指在正确的时间与正确的地点为明确的患者提供正确的照护,实现资源的优化利用。

**2. 内容**

用社区资源和政策支持,卫生系统、临床信息系统的数据管理,卫生服务提供系统设计(团队成员任务、随访计划制订等),共同决策,患者自我管理来促进两大核心("对自身健康状况知情且积极参与管理"的患者以及"有准备"的医疗团队)的有效交互作用。

**3. 应用**

CCM已被广泛应用于多种慢性病的健康管理,最常使用在门诊护理单元以及个案管理上,有利于医师、护师、药师等团队成员相互协作制订出慢性病管理计划,提高社区医务人员的责任感,满足患者各种复杂的照护要求,帮助患者发挥自我管理的作用,从而提高慢性病照护的水平,是美国、澳大利亚等国家慢性病管理的主要形式。

### (二)慢性病自我管理模式

慢性病自我管理模式(chronic disease self-management,CDSM)起源于20世纪五六十年代的美国,以美国斯坦福大学患者教育研究中心的慢性病自我管理项目(chronic disease self-management program,CDSMP)为典型表现。

**1. 目的**

以自我效能为理论框架,着重提高患者管理疾病的自信心,并通过患者个体行为方式的改变来改善其健康状况,促进其功能恢复,在自我效能、自我管理行为、健康结局和卫生资源利用等方面都有比较满意的效果。

**2. 内容**

通过改变人群的生活行为方式,重点干预和管理慢性病患者的饮食、生活习惯、依从性、身心健康等,制订慢性病管理的行为规范,向慢性病患者灌输健康知识,实现慢性病自我管理的目标。

**3. 应用**

CDSM目前作为一种常规的社区服务,广泛应用于美国、英国等,由政府出资提供给愿意参加的患者及其家属。

### (三)延续性护理模式

延续性护理模式(transitional care mode,TCM)是指在不同健康服务系统或相同健康服务系统的不同条件下,为住院或出院患者提供的一种有序、协调、持续的治疗与照护行为,该模式于19世纪50年代提出。

**1. 目的**

通过健康照护者与患者之间的交流、协调和合作来避免照护行为的中止或中断,降低患者再入院率和不良事件发生率。

**2. 内容**

常见的TCM有:出院计划、过渡护理、个案管理、家庭医师协调模式。由于该模式缺乏对于实施步骤的足够且详细的描述和框架性的评价体系,其有效性仍需进一步考察。

**3. 应用**

目前国内外延续护理模式被广泛应用于早产儿、剖宫产、精神疾患、脑血管意外、慢性肺病、糖尿病、髋关节置换术后等患者。

### （四）社区慢性病健康管理模式

社区慢性病健康管理模式是以全科医生为核心，包括社区护师、药师、心理咨询师、健康管理师、营养师等，对社区健康人群、疾患者群的健康危险因素进行全面监测、分析、评估、预测、预防、维护和发展的个人和家庭技能的全过程。目前国内常用的有家庭医生签约服务模式、"互联网＋医疗"模式与一体化管理模式。

**1. 目的**

社区慢性病健康管理模式能有效阻断慢性病的发展进程，提高居民的健康水平和生活质量。

**2. 作用**

社区慢性病健康管理模式在慢性病防控工作中发挥着不可替代的作用。

**3. 应用**

社区慢性病健康管理模式主要集中在社区卫生服务中心，以慢性病并发症三级预防和康复为主，社区卫生服务机构的数量和服务水平都有了显著提高，侧重于对患者危险因素的干预指导、随访以及健康教育。

## 五、管理方法

**1. 随访管理**

定期对慢性病患者进行随访（1 年至少 4 次），指导并督促患者服药，同时填写随访记录。随访中要密切注意患者的病情，发现异常情况要及时处理和转诊，根据病情进行效果评估，分析慢性病防治效果。根据存在的问题，不断改进慢性病防治工作的方法。

针对不同人群，可建立适宜的日常管理路径。可通过门诊、查体、入户随访、电话随访、短信、电子邮件等形式完成。

**2. 健康教育**

利用各种渠道（如讲座、健康教育专栏、板报、广播、播放录像、张贴和发放健康教育处方等）宣传普及健康知识，提高人们对慢性病知识及危险因素的认识，提高健康意识，并强调改变生活方式的重要性和必要性，使人们明白慢性病及其并发症的严重性。

**3. 心理干预**

帮助患者找出相关疾病的原因及影响因素，调动患者的积极性，改变被动心理状态，由配合干预到主动参与。学会正确宣泄不良情绪，减轻精神压力，保持良好的心情和心理平衡，增强战胜疾病的信心。

**4. 饮食指导**

改善膳食结构与烹调方法，控制食盐用量。清淡、低盐、低脂、低热量、维生素含量高、粗纤维饮食。科学减肥,戒烟禁酒。可通过发放控油壶、控盐勺、体质量指数计算尺等健康生活小工具,指导居民改变不良生活习惯。

**5. 运动锻炼指导**

指导患者或高危人群选择各自喜爱和适宜的运动方式,运动强度维持在个人能承受的中等强度以下,以稍感到累为宜。具体方法有:散步、打太极拳、舞蹈、跳健美操等。

**6. 自我管理**

自我管理内容包括培养和建立患者对自己健康负责和慢性病可防可治的信念;提高随访管理的依从性;掌握慢性病及其并发症的病因、发展过程和对危险因素的认识;掌握自我监测血压、血糖的技能;了解体重、血压、血糖、血脂等代谢指标的重要意义,可通过建立高血压(糖尿病)病友俱乐部定期开展活动。

**7. 家庭成员的健康教育**

邀请患者及其家人共同参加慢性病相关知识的学习,监督他们遵行医嘱和配合医生工作,并关心患者的心理健康。

# 第二章　社区高血压患者照护策略

高血压是最常见的慢性病,也是心脑血管疾病最主要的危险因素,可导致脑卒中、心力衰竭及慢性肾脏病等并发症,不仅致残率、致死率高,而且严重消耗医疗和社会资源,给家庭和国家造成沉重负担。最新 WHO 数据显示全球三分之一成年人患有高血压。《中国高血压防治指南 2018》指出我国高血压的患病率为 23.2%,呈升高趋势。而高血压的知晓率、治疗率和控制率(粗率)分别为 51.6%、45.8%和 16.8%,虽较前有所提高,但总体仍处于较低水平。此外,高血压是可以预防和控制的疾病,而家庭及社区是高血压患者防治的第一线,其照护水平的高低将直接影响我国未来心脑血管疾病的发展趋势。

## 第一节　概　　述

高血压是以体循环动脉压升高为主要表现的心血管综合征,是指在未使用降压药的情况下,收缩压≥140 mmHg 和(或)舒张压≥90 mmHg。2017 年,美国心脏病学会等 11 个学会提出新的高血压诊断(≥130/80 mmHg)和治疗目标值(<130/80 mmHg)。这对高血压的早防早治具有积极意义。

## 一、危险因素

高血压是在一定遗传背景下由多种环境因素的交叉作用,使正常血压调节机制失代偿所致。因此,高血压是多因素、多环节、多阶段和个体差异性较大的疾病。

### (一)遗传因素

高血压有明显的家族聚集性,父母均有高血压,子女发病概率高达 46%。约60%高血压患者有高血压家族史。

### (二)生活方式因素

**1. 饮食**

不同地区血压水平、高血压患病率与钠盐平均摄入量呈显著正相关,而与钾摄入量呈负相关。蛋白质摄入过高会使血压升高。饮食中饱和脂肪酸过多或饱和脂肪酸/不饱和脂肪酸比值较高也会升高血压。

**2. 饮酒**

饮酒量与高血压水平线性相关,尤其与收缩压相关性更强。饮白酒每日增加 10 g,高血压发病概率增加 19%～26%。此外,若每日饮酒两次或两次以上,可使收缩压上升 1 mmHg。

**3. 吸烟**

吸烟是公认的心脑血管疾病发生的重要危险因素。被动吸烟也会显著增加心血管疾病的风险。香烟中的尼古丁可使血压一过性升高。吸烟可导致服药后降压效果不好,从而增加降压药物的剂量。此外,吸烟还可导致血管内皮损害,显著增加高血压患者发生动脉粥样硬化性疾病的风险。

### (三) 精神应激

城市脑力劳动者高血压患病率超过体力劳动者,从事精神紧张度高的职业者发生高血压的可能性较大,长期生活在噪声环境中听力敏感性减退者患高血压也较多。此类高血压患者经休息后症状和血压可获得一定改善。

### (四) 其他因素

体重指数(body mass index,BMI)〔计算公式为:体重(kg)/身高(m)$^2$〕与血压水平呈正相关。BMI≥24 kg/m$^2$ 者发生高血压的风险是体重正常者的 3～4 倍。身体脂肪的分布与高血压发生也有关。腹部脂肪聚集越多,血压水平就越高。腰围男性≥90 cm 或女性≥85 cm,发生高血压风险是腰围正常者的 4 倍以上。50%的睡眠呼吸暂停综合征患者患有高血压,且血压升高程度与疾病病程和严重程度有关。此外,口服避孕药、麻黄碱等也可使血压增高。

## 二、临床类型

高血压分为原发性高血压和继发性高血压。前者病因不明,后者是由某些确定疾病或病因引起的血压升高。其中,原发性高血压临床简称为高血压,占所有高血压患者的 90%,是社区人群中最常见的高血压类型。因此,本章仅论述原发性高血压。

### (一) 高血压诊断

首次发现血压增高的患者,应在不同时间点多次测量血压。在未服用抗高血压药物的情况下,非同日进行 3 次测量,收缩压≥140 mmHg(18.7 kPa,1 mmHg= 0.133 kPa)和(或)舒张压≥90 mmHg(12 kPa),可诊断为高血压。患者既往有高血压史,正在使用抗高血压药,血压虽低于 140/90 mmHg,也应诊断为高血压。收缩压≥140 mmHg 和舒张压≥90 mmHg 为收缩期和舒张期(双期)高血压;收缩压≥140 mmHg 而舒张压<90 mmHg,为单纯收缩期高血压;收缩压<140 mmHg 而舒张压≥90 mmHg,为单纯舒张期高血压。一旦诊断为高血压,就必须鉴别原发性或继发性,排除继发性高血压可能后,才能确诊为高血压。

（二）高血压分级

高血压确诊后可按血压升高水平,进一步将高血压分为 1～3 级(见表 2.1)。

表 2.1　血压水平分类

| 分类 | 收缩压(mmHg) | | 舒张压(mmHg) |
| --- | --- | --- | --- |
| 正常血压 | <120 | 和 | <80 |
| 正常高值血压 | 120～139 | 和(或) | 80～89 |
| 高血压 | ≥140 | 和(或) | ≥90 |
| 1 级高血压(轻度) | 140～159 | 和(或) | 90～99 |
| 2 级高血压(中度) | 160～179 | 和(或) | 100～109 |
| 3 级高血压(重度) | ≥180 | 和(或) | ≥110 |

注:当收缩压和舒张压分属于不同分级时,以较高的级别作为标准。以上标准适用于任何年龄的成年男性和女性。

# 三、临床表现

## （一）症状

### 1. 一般表现

大多数高血压患者起病缓慢,缺乏特殊临床表现,仅在测量血压时或发生心、脑、肾等并发症时才被发现。常见症状有头晕、头痛、颈项板紧、疲劳、心悸等,也可出现视物模糊、鼻出血等较重症状,典型的高血压头痛在血压下降后立即消失。高血压患者同时合并其他原因的头痛,往往与血压水平无关,如精神焦虑性头痛、偏头痛、青光眼等。如果突然发生严重头晕与眩晕,可能是脑血管病或者降压过度、直立性低血压。高血压患者还可出现受累器官的症状,如胸闷、气短、心痛、多尿等。另外,有些症状可能是降压药的不良反应所致。

### 2. 特殊表现

（1）高血压急症

原发性或继发性高血压患者,在某些诱因作用下,血压突然和明显升高(一般超过 180/120 mmHg),伴有进行性心、脑、肾等重要靶器官功能不全的表现。高血压急症包括高血压脑病、颅内出血(脑出血和蛛网膜下腔出血)、脑梗死、急性心力衰竭、急性冠状动脉综合征等。少数患者舒张压持续大于或等于 130 mmHg,并有头痛,视物模糊,眼底出血、渗出和视乳头水肿,肾脏损害突出,持续蛋白尿、血尿与管型尿,称为恶性高血压。应注意血压水平的高低与急性靶器官损害的程度并非呈正比,但若血压不及时控制在合理范围内会对脏器功能产生严重影响,甚至危及生命。

（2）高血压亚急症

血压明显升高但不伴严重临床症状及进行性靶器官损害。患者可以有血压明显升高造成的症状,如头痛、胸闷、鼻出血和烦躁不安等。血压升高的程度不是区别高血压急症与亚急症的标准,区别两者的唯一标准是有无新近发生的急性进行性靶器官损害。

（二）体征

高血压患者体征较少,周围血管搏动、血管杂音、心脏杂音等是重点检查项目。颈部、背部两侧肋脊角、上腹部脐两侧、腰部肋脊角处的血管杂音较常见。有些体征常提示继发性高血压可能,例如下肢血压明显低于上肢,提示主动脉缩窄;向心性肥胖、紫纹与多毛,提示皮质增多症。

## 四、检查项目

### 1. 实验室检查

包括血生化(血钾、空腹血糖、血清总胆固醇、甘油三酯、高密度脂蛋白胆固醇、低密度脂蛋白胆固醇、尿酸和肌酐),全血细胞计数、血红蛋白和血细胞比容;尿液分析(尿蛋白、尿葡萄糖和尿沉渣镜检)。

### 2. 24 小时动态血压

使用动态血压监测仪器测定一个人昼夜 24 小时内,每间隔一定时间的血压值。用于检测早期高血压病的诊断、协助鉴别原发性、继发性高血压等。

### 3. 其他

包括超声心动图、颈动脉超声、餐后 2 小时血糖、血同型半胱氨酸、尿白蛋白定量、眼底、胸片、脉搏波传导速度以及踝臂血压指数等。

## 五、治疗要点

治疗高血压的主要目的是最大限度地降低心脑血管并发症的发生与死亡的危险。因此,在治疗高血压的同时,应干预所有其他可逆性心血管危险因素、靶器官损害以及各种并存的临床情况。社区高血压管理常规流程图参见图 2.1。

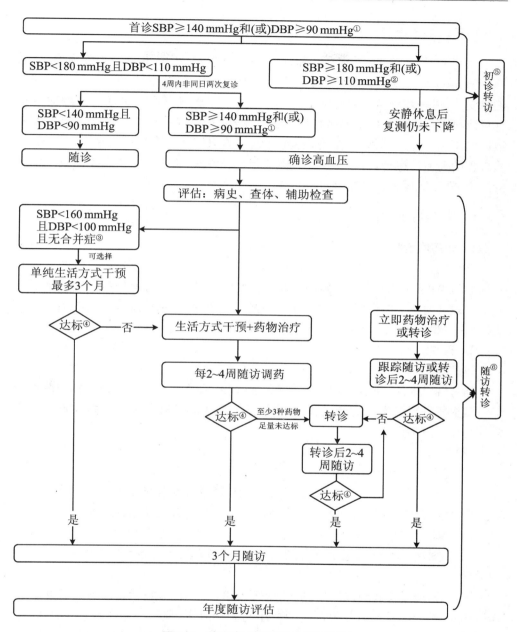

**图 2.1　社区高血压管理常规流程图**

注：① SBP 为收缩压，DBP 为舒张压，"和（或）"包括以下三种情况：SBP≥140 mmHg 且 DBP≥90 mmHg；
SBP≥140 mmHg 且 DBP＜90 mmHg；SBP＜140 mmHg 且 DBP≥90 mmHg。② "和（或）"意义同上。③ 合
并症：指冠心病、心力衰竭、脑卒中、慢性肾脏疾病、糖尿病或外周动脉粥样硬化病。④ 达标一般是指高血压
患者，SBP＜140 mmHg 且 DBP＜90 mmHg 即为达标；年龄≥80 岁且未合并糖尿病或慢性肾脏疾病的高血
压患者，SBP＜150 mmHg 且 DBP＜90 mmHg 即为达标。

## （一）治疗目标

在能耐受的情况下，逐步降压达标，一般高血压患者，应将血压降至140/90 mmHg以下；老年（≥65岁）高血压患者，血压应降至＜150/90 mmHg，如果能耐受，可进一步降至＜140/90 mmHg；一般糖尿病或慢性肾脏病患者的血压目标可以再适当降低。应尽早将血压降低到上述目标水平，但并非越快越好。大多数高血压患者，应根据病情在数周至数个月内将血压逐渐降至目标水平。年轻、病程较短的高血压患者，可较快达标。但老年人、病程较长或已有器官损害或并发症的患者，降压速度宜适度减慢。

## （二）治疗方式

### 1. 非药物治疗

非药物治疗主要是指生活方式干预，即去除不利于身体和心理健康的行为和习惯。健康的生活方式可以预防或延迟高血压的发生，也可降低血压，提高降压药物的疗效，降低心血管风险。适用于各级高血压患者（包括使用降压药物治疗的患者）。主要措施详见本章第二节"生活方式指导"。

### 2. 药物治疗

（1）目的

通过降低血压，可以有效预防或延迟脑卒中、心肌梗死、心力衰竭、肾功能不全等心脑血管并发症发生；有效控制高血压的疾病进程，预防高血压急症、亚急症等重症高血压发生。

（2）对象

① 高血压2级或以上患者。

② 高血压合并糖尿病，或者已经有心、脑、肾器官损害和并发症的患者。

③ 血压持续升高，改善生活方式后血压仍未获得有效控制者。

（3）基本原则

① 小剂量开始：初始治疗时通常采用较小的有效治疗剂量，根据需要逐步增加剂量。

② 优先选择长效制剂：尽可能使用每天给药一次而可持续24小时产生降压作用的长效药物，从而有效控制夜间血压与晨峰血压，预防心脑血管并发症发生。如使用中、短效制剂，则需每天用药2～3次，以达到平稳控制血压的效果。

③ 联合用药：可增加降压效果又不增加不良反应，在低剂量单药治疗效果不满意时，可以采用两种或两种以上降压药物联合治疗。事实上，对2级以上高血压，为达到目标血压常需联合治疗。对血压≥160/100 mmHg或高于目标血压20/10 mmHg的患者，起始即可采用小剂量两种降压药联合治疗。

④ 个体化：根据具体情况、药物有效性和耐受性，兼顾经济条件及个人意愿，

选择适合患者的降压药物。

### （三）特殊类型高血压的治疗

高血压急症和亚急症作为一种特殊类型的高血压，降压治疗的紧迫程度不同，前者需要迅速降低血压，采用静脉途径给药；后者需要在 24～48 小时内降低血压，可使用快速起效的口服降压药。

**1. 高血压急症治疗原则**

（1）及时降低血压

对于高血压急症选择适宜有效的降压药物，静脉途径给药，同时监测血压。如果情况允许，及早开始口服降压药治疗。

（2）控制性降压

高血压急症时若短时间内血压急骤下降，有可能使重要器官的血流灌注明显减少，应采取措施逐步控制性降压。

（3）合理选择降压药

处理高血压急症的药物要求起效迅速，短时间内达到最大作用；作用持续时间短，停药后作用消失较快；不良反应较小。另外，最好在降压过程中不明显影响心率、心输出量和脑血流量。

（4）避免使用的药物

应注意有些降压药不适用于高血压急症，甚至有害。利血平肌内注射的降压作用起效较慢，如果短时间内反复注射可导致难以预测的蓄积效应，发生严重低血压，引起明显嗜睡反应，干扰对神志的判断。治疗开始时也不宜使用强力的利尿药，除非有心力衰竭或明显的体液容量负荷过重。

**2. 高血压急症降压药物选择**

（1）硝普钠：为高血压急症降压的首选药物，能同时直接扩张动脉和静脉，降低心脏前、后负荷，降压效果迅速。静脉给药后必须密切关注血压，根据血压水平仔细调节滴注速率。在通常剂量下不良反应轻微，有恶心、呕吐、肌肉颤动等。

（2）硝酸甘油：扩张静脉和选择性扩张冠状动脉与大动脉，降低动脉压不及硝普钠。不良反应有心动过速、面部潮红、头痛和呕吐等。

（3）尼卡地平：二氢吡啶类钙通道阻滞药，降压的同时还能改善脑血流量。不良反应有心动过速、面部潮红等。

# 第二节　生活方式指导

## 一、饮食指导

**1. 减少钠盐摄入**

为预防高血压和降低高血压患者的血压,食盐的摄入量每日应低于 6 g。可采取以下措施,限制钠盐摄入量。

(1)尽可能减少烹调用盐,建议使用可定量的盐勺。

(2)减少味精、酱油等含钠盐的调味品用量。

(3)改变烹饪方法,减少用盐量。利用酸、甜、辣、麻等其他佐料调味。烹饪时后放食盐,增加咸味感,但不增加用盐量。

(4)少食或不食含钠盐量较高的各类加工食品,如咸菜、火腿、香肠以及各类炒货。

此外,适量补充钾盐,如新鲜蔬菜、水果和豆类等。

**2. 合理膳食**

建议高血压患者和有进展为高血压风险的正常血压者合理膳食,目标是减少脂肪摄入,营养均衡,控制热量。

(1)适量补充蛋白质,如食用瘦肉、鱼类、奶类、蛋、豆类及豆制品等。该类食物既可提供人们每日所需的优质蛋白,又可降低血液中胆固醇的含量,有助于增强机体抵抗力、提高免疫功能。推荐每日食用瘦肉类 50～100 g,鱼类每周 3 次左右,奶类每日 250 g,蛋类每周 3～4 个。

(2)增加维生素的摄入,如食用新鲜蔬菜、水果及一定量的粗粮。维生素有促进脂肪代谢的功能。维生素 C 具有扩张血管、降低血压和胆固醇的作用,同时还能改善血管的通透性,从而使血管保持应有的韧性和弹性。推荐新鲜蔬菜每日不少于 400 g,水果 100 g 左右。

(3)减少食用油摄入,尽可能使用植物油,如葵花油、花生油、菜籽油、豆油,而以玉米油最为理想。

(4)减少动物脂肪及胆固醇的摄入,如肥肉、动物内脏、黄油、鱼子等,减少反式脂肪酸摄入,如含人造奶油的食品,包括各类西式糕点、速食食品等。

**3. 戒烟、酒**

高血压患者应戒烟、酒。

## 二、运动指导

高血压患者应控制体重,避免超重和肥胖。衡量超重和肥胖最简便和常用的生理测量指标是 BMI 和腰围。前者通常反映全身肥胖程度,后者主要反映中心型肥胖的程度。成年人正常 BMI 为 $18.5\sim23.9\ kg/m^2$;$24\sim27.9\ kg/m^2$ 为超重,提示需要控制体重;$BMI\geqslant28\ kg/m^2$ 为肥胖,应减重。成年人正常腰围<90/85 cm(男/女);腰围$\geqslant$90/85 cm(男/女)为超重;腰围>95/90 cm(男/女)为肥胖,应减重。

最有效的减重措施是控制能量摄入和增加体力活动。控制能量摄入详见本章第二节中的"饮食指导"。在运动方面,规律的、中等强度的有氧运动是控制体重的有效方法。减重的速度因人而异,通常以每周减重 $0.5\sim1\ kg$ 为宜。对于非药物措施减重效果不理想的重度肥胖患者,应在医生指导下,使用减肥药物控制体重。

### (一)运动形式

**1. 有氧运动**

有氧运动包括散步、慢跑、游泳、骑自行车、健身操、太极拳等,每周 $3\sim5$ 次,每次 30 分钟左右。

**2. 伸展运动**

每周可进行 $2\sim3$ 次伸展运动,每次拉伸达到拉紧状态时即可,保持 $10\sim30$ 秒,每个部位的拉伸重复 $2\sim4$ 次。

**3. 抗阻运动**

抗阻运动即力量练习,高血压患者可选用弹力带或拉力绳进行渐进性抗阻训练。弹力带质地轻柔、携带方便,运动不受时间和空间的限制,且弹力带抗阻训练的阻力大小和方向可随意调节,有利于全身各部位肌肉和关节的运动,建议每周进行 $2\sim3$ 次,每次 30 分钟左右的训练。抗阻训练时注意避免憋气,特别在用力时避免憋气,一般吸气时放松,呼气时用力。高血压患者抗阻运动见图 2.2。

高血压患者应避免短时间剧烈使用肌肉和需要屏气的无氧运动,如短跑等。

### (二)运动强度

运动强度为中等,主要表现为:① 主观感觉:运动中心跳加快、微微出汗、自我感觉有点累。② 客观表现:运动中呼吸频率加快、微喘。在休息后约 10 分钟内,锻炼所引起的呼吸频率增加应明显缓解,心率也恢复到正常或接近正常。如运动中有任何不适,要停止活动并及时就医。

### (三)注意事项

(1)高血压患者运动应循序渐进。

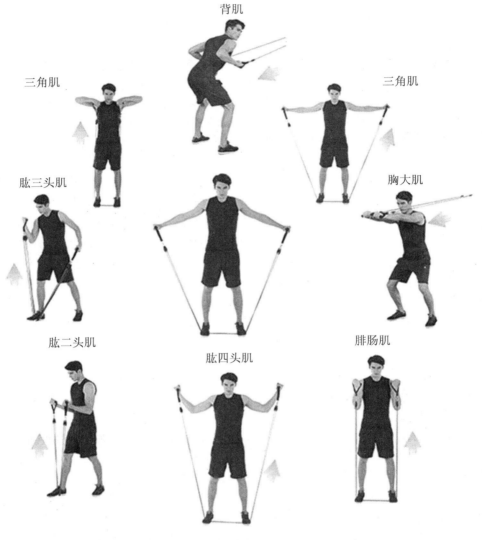

**图 2.2　高血压患者抗阻运动**

（2）运动的形式和运动量均应根据个人的年龄、血压水平及兴趣而定。

（3）运动应包括三个阶段：① 5～10 分钟的轻度热身活动。② 20～30 分钟的耐力活动或有氧运动。③ 放松阶段，约 5 分钟，逐渐减少用力，使心脑血管系统的反应和身体产热功能逐渐稳定下来。

## 三、心理指导

心理因素与高血压的发生、发展关系密切，影响患者的血压控制水平、并发症和生活质量等,因此要提高对高血压患者心理健康问题的关注,减轻精神压力,保持心态平衡。

## (一)常见心理问题

### 1. 焦虑

研究发现高血压患者比血压正常者更容易发生焦虑和抑郁。焦虑会导致精神紧张,血压会升高。一般在出现过度紧张、焦虑的情况之后,可能会导致持续性的血压增高的情况。可采取各种措施,预防和缓解焦虑水平,必要时建议患者寻求专业的心理辅导或治疗。

### 2. 抑郁

抑郁主要表现为心境低落,情绪消沉,自卑抑郁,甚至悲观厌世,可有自杀企图或行为;部分病例有明显的焦虑和运动性激越;严重者可出现幻觉、妄想等精神病性症状。高血压病的病因目前尚不明确,而长期情绪不稳、精神紧张等因素又常使患者血压持续升高。高血压患者对精神因素的这种敏感性,可能是高血压患者出现抑郁的促发原因。

## (二)应对技巧

### 1. 改变认知及行为

对高血压有进一步的认识,了解相关知识,结合自身情况,指导行为,调节自身的生活习惯;提高防病保健意识;加强饮食调节和日常运动锻炼,戒烟,调整心态,建立健康的生活方式,以行为控制为主,用药为辅。

### 2. 掌握自我调节情绪的方法

如安慰、发泄、自我转移等,讲解心理、情绪对高血压的影响,避免情绪激动,保持愉快的心情。避免精神高度紧张,遇事多与家人、朋友交谈,学会放松注意力和自我减压。

### 3. 获取社会支持资源

(1)家属可与患者多进行交流与沟通,倾听患者心声,做好解释工作,缓解患者的焦虑情绪,保持乐观的生活态度和豁达心理。采用支持性心理治疗,让患者了解所患疾病的性质,消除顾虑、恐惧和悲观情绪,树立治愈疾病的信心,从而改善情绪。

(2)及时寻求社区及医院的专业人员的帮助。

根据上述建议防治高血压生活方式指导归纳于表 2.2。

表 2.2    高血压生活方式干预措施及效果

| 内容 | 目标 | 手段措施 | 收缩压下降范围 |
|---|---|---|---|
| 减少钠盐摄入 | 每人每日食盐量逐步降至 6 g | (1) 日常生活中食盐主要来源为腌制、卤制、泡制的食品以及烹饪用盐,应尽量少用上述食品;<br>(2) 建议在烹调时尽可能用量具(如盐勺)称量加用的食盐;<br>(3) 用替代产品,如代用盐、食醋等 | 2～8 mmHg |
| 规律运动 | 运动强度:中等量;每周 3～5 次;每次持续 30 分钟左右 | (1) 运动的形式可以根据自己的爱好灵活选择,步行、快走、慢跑、游泳、气功、太极拳等均可;<br>(2) 应注意量力而行,循序渐进。运动的强度可通过心率来反映,可参考脉率公式;<br>(3) 目标对象为没有严重心血管病的患者 | 4～9 mmHg |
| 合理膳食 | 营养均衡 | (1) 食用油,包括植物油(素油)每人＜25 g;<br>(2) 少吃或不吃肥肉和动物内脏;<br>(3) 其他动物性食品也不应超过 50～100 g/d;<br>(4) 多吃蔬菜,每日 400～500 g,水果 100 g 左右;<br>(5) 每人每周可吃蛋类 3～4 个;<br>(6) 适量豆制品或鱼类;奶类每日 250 g | 8～14 mmHg |
| 控制体重 | BMI(kg/m²)＜24腰围:男性＜90 cm;女性＜85 cm | (1) 减少总的食物摄入量;<br>(2) 增加足够的活动量;<br>(3) 肥胖者若非药物治疗效果不理想,可考虑辅助用减肥药物 | 5～20 mmHg/减重 10 kg |
| 戒烟 | 彻底戒烟;避免被动吸烟 | (1) 宣传吸烟危害与戒烟的益处;<br>(2) 为有意戒烟者提供戒烟帮助。一般推荐采用突然戒烟法,在戒烟日完全戒烟;<br>(3) 戒烟咨询与戒烟药物结合;<br>(4) 公共场所禁烟,避免被动吸烟 | |

| 内容 | 目标 | 手段措施 | 收缩压下降范围 |
|---|---|---|---|
| 限制饮酒 | 每天白酒＜50 mL、葡萄酒＜100 mL、啤酒＜300 mL | （1）宣传过量饮酒的危害,过量饮酒易患高血压;<br>（2）高血压患者不提倡饮酒。如饮酒,则少量;<br>（3）酗酒者逐渐减量。酒瘾严重者,可借助药物 | 2～4 mmHg |

# 第三节　用药指导

目前常用的降压药物可归纳为五大类,即钙通道阻滞剂（CCB）、血管紧张素 II 受体阻滞剂（ARB）、血管紧张素转换酶抑制剂（ACEI）、β受体阻滞剂和利尿剂。5 类降压药都有各自的特点及副作用,要根据年龄、高血压程度、并发症等多种情况,遵照医嘱合理使用。常用降压药的种类、服药时间及不良反应详见表 2.3。

表 2.3　常用降压药的种类、服药时间及不良反应

| 药物种类 | 适应证 | 药物名称 | 空腹 | 餐时 | 餐后 | 备注 | 不良反应 |
|---|---|---|---|---|---|---|---|
| 钙通道阻滞剂 | 适用于老年高血压、颈动脉粥样硬化、冠状动脉粥样硬化、稳定性心绞痛、周围血管病、单纯收缩期高血压 | 硝苯地平 | √ | √ | √ | 病情紧急时可嚼碎服用或舌下含服 | 少数患者有头痛、面部潮红、踝部水肿、心率加快、牙龈增生等 |
| | | 硝苯地平缓释片（拜新同） | √ | √ | √ | 勿咬、嚼、掰断药片 | |
| | | 氨氯地平（络活喜） | √ | √ | √ | | |
| | | 非洛地平（波依定） | √ | × | × | 建议每日清晨醒后即刻服药,勿咬、嚼、掰断药片 | |

续表

| 药物种类 | 适应证 | 药物名称 | 空腹 | 餐时 | 餐后 | 备注 | 不良反应 |
|---|---|---|---|---|---|---|---|
| 血管紧张素Ⅱ受体阻滞剂 | 适用于高血压伴糖尿病、肾病及不能耐受血管紧张素转换酶抑制剂而引起干咳的患者以及适合房颤患者的预防 | 美卡素 | √ | √ | √ | | 副作用少，偶有血钾升高、心悸、眩晕不适 |
| | | 代文 | √ | √ | √ | 建议每日清晨醒后即刻服药 | |
| | | 海捷亚（氯沙坦钾氢氯噻嗪） | √ | √ | √ | 本品为复方制剂 | |
| | | 科素亚 | √ | √ | √ | | |
| | | 安博诺（厄贝沙坦氢氯噻嗪片） | √ | √ | √ | 本品为复方制剂 | |
| | | 安博维 | √ | √ | √ | | |
| | | 缬沙坦氨氯地平片 | √ | √ | √ | 本品为复方制剂 | |
| 血管紧张素转换酶抑制剂 | 适用于伴有糖尿病、慢性肾脏疾病、心力衰竭、肥胖以及脑卒中的高血压患者 | 洛丁新 | √ | √ | √ | | 咽喉部不适感、干咳、血钾升高、血管性水肿 |
| | | 雷米普利 | √ | | √ | 建议每天同一时间服用，不得咀嚼或碾碎服用 | |
| | | 卡托普利 | √ | × | × | 因为食物可减少药物吸收，故宜餐前1小时服用 | |
| β受体阻滞剂 | 适用于心率偏快的高血压患者，对伴有冠心病、心绞痛、心肌梗死、慢性心力衰竭患者更适用 | 美托洛尔 | √ | × | × | | 支气管痉挛、头晕、心率过缓 |
| | | 美托洛尔缓释片 | √ | × | × | 早晨空腹服用，可掰开服用，但不可咀嚼或压碎，鼻饲患者最好不选用 | |

| 药物种类 | 适应证 | 药物名称 | 空腹 | 餐时 | 餐后 | 备注 | 不良反应 |
|---|---|---|---|---|---|---|---|
| 利尿剂 | 适用于钠盐摄入过多、老年高血压、单纯收缩期高血压、伴有心力衰竭、下肢水肿的高血压患者 | 速尿 | √ | √ | √ | | 低钾血症 |
| | | 氢氯噻嗪 | × | × | √ | 进食可增加其吸收量 | |
| | | 螺内酯 | √ | √ | √ | | 升高血钾 |

备注：

空腹：餐前 1 小时或餐后 2 小时服药；

餐时：进餐少许时服药，服药后继续进食；

餐后：进餐后 15～30 分钟服药。

# 一、药物分类

## （一）钙通道阻滞剂（CCB）

### 1. 种类

根据钙通道阻滞剂的核心分子结构，可分为二氢吡啶类和非二氢吡啶类两类。前者以硝苯地平为代表，后者有维拉帕米和地尔硫卓。根据药物作用持续时间，钙通道阻滞剂又可分为短效和长效。长效钙通道阻滞剂包括长半衰期药物，例如氨氯地平、左旋氨氯地平；脂溶性膜控型药物，例如拉西地平、乐卡地平；缓释或控释制剂，例如非洛地平缓释片、硝苯地平控释片。

### 2. 作用

钙通道阻滞剂主要通过阻滞电压依赖 L 型钙通道，减弱兴奋-收缩偶联，降低阻力血管的收缩反应。钙通道阻滞剂降压起效迅速，降压疗效和幅度相对较强，疗效的个体差异性较小，与其他类型降压药物联合治疗能明显增强降压作用。钙通道阻滞剂对血脂、血糖等无明显影响，服药依从性较好。相对于其他降压药物，钙通道阻滞剂还具有以下优势：对老年患者有较好的降压疗效；高钠摄入和非甾体类抗炎药物不影响降压疗效；对嗜酒患者也有显著降压作用；可用于合并糖尿病、冠心病或外周血管病患者；长期治疗还具有抗动脉粥样硬化的作用。

### 3. 不良反应

患者刚开始使用钙通道阻滞剂治疗时会出现反射性交感活性增强，引起心率增快、面部潮红、头痛、下肢水肿等,尤其使用短效制剂时反应更明显。非二氢吡啶类抑制心肌收缩和传导功能,不宜在心力衰竭、窦房结功能低下或心脏传导阻滞的患者中应用。

### (二)血管紧张素Ⅱ受体阻滞剂(ARB)

**1. 种类**

常用的 ARB 有厄贝沙坦(安博维、伊泰青等)、缬沙坦(代文、穗悦)、氯沙坦(科索亚)、替米沙坦(美卡素)。

**2. 作用**

ARB 主要通过阻滞 ATII 受体亚型,更充分有效地阻断 ATII 的血管收缩、水钠潴留与重构作用。降压作用起效缓慢,但持久而平稳。低盐饮食或与利尿剂联合使用能明显增强疗效。多数 ARB 随剂量增大降压作用增强,治疗剂量窗较宽。

**3. 不良反应**

直接与药物有关的不良反应较少,一般不引起刺激性干咳,持续治疗依从性高。治疗对象和禁忌证与血管紧张素转换酶抑制剂相同。

### (三)血管紧张素转换酶抑制剂(ACEI)

**1. 种类**

常见的 ACEI 有卡托普利、依那普利、雷米普利、贝那普利、培哚普利、福辛普利等。

**2. 作用**

通过抑制循环和组织 ACE,使 ATII 生成减少,同时抑制激肽酶使缓激肽降解减少。降压起效缓慢,3~4 周时达最大作用,限制钠盐摄入或联合使用利尿剂,可使起效迅速和作用增强。ACEI 具有改善胰岛素抵抗和减少尿蛋白的作用,对肥胖、糖尿病和心脏、肾脏靶器官受损的高血压患者具有较好的疗效,特别适用于伴有心力衰竭、心肌梗死、房颤、蛋白尿、糖耐量减退或糖尿病肾病的高血压患者。

**3. 不良反应**

服用 ACEI 的不良反应主要有刺激性干咳和血管性水肿。干咳发生率为 10%~20%,可能与体内缓激肽有关,停用后可消失。高钾血症、妊娠妇女和双侧肾动脉狭窄患者禁用。血肌酐超过 3 mg/dL 的患者使用时需谨慎,应定期监测血肌酐及血钾水平。

### (四)β受体阻滞剂

**1. 种类**

β受体阻滞剂可分为选择性($\beta_1$)、非选择性($\beta_1$ 与 $\beta_2$)和兼有 α 受体阻滞三类。常用药物有阿替洛尔(又名氨酰心安)、美托洛尔(商品名倍他乐克)、盐酸普萘洛尔、盐酸索他洛尔等。

**2. 作用**

β受体阻滞剂可通过抑制中枢和周围 RAAS,抑制心肌收缩力和减慢心率而发挥降压作用。降压起效较强而且迅速,不同β受体阻滞剂降压作用持续时间不同。适用于不同程度的高血压患者,尤其是心率较快的中、青年患者或合并心绞痛和慢性心力衰竭者,对老年高血压疗效相对较差。各种β受体阻滞剂的药理学和药代动力学情况相差较大,临床上治疗高血压宜使用选择性β受体阻滞剂,或者兼有α受体阻滞作用的β受体阻滞剂,能达到有效减慢心率的较高剂量。β受体阻滞剂不仅可以降低静息血压,而且能抑制体力应激和运动状态下血压急剧升高。

**3. 不良反应**

服用β受体阻滞剂的不良反应主要有心动过缓、乏力、四肢发冷,较高剂量治疗时突然停药可导致撤药综合征。虽然糖尿病不是使用β受体阻滞剂的禁忌证,但它可以增加胰岛素抵抗,还可能掩盖和延长低血糖反应,使用时应注意。β受体阻滞剂对心肌收缩力、窦房结及房室结功能均有抑制作用,并可增加气道阻力。急性心力衰竭、病态窦房结综合征、房室传导阻滞患者禁用。

**（五）利尿剂**

**1. 种类**

利尿剂可分为噻嗪类、袢利尿剂和保钾利尿剂三类。噻嗪类使用的最多,常用的有氢氯噻嗪等。袢利尿剂有呋塞米(速尿)、依他尼酸、布美他尼等。保钾利尿剂常用的有螺内酯、安体舒通等。

**2. 作用**

利尿剂主要通过排钠,减少细胞外容量,降低外周血管阻力。降压起效较平稳、缓慢,持续时间相对较长,作用持久。适用于轻、中度高血压,对单纯收缩期高血压、盐敏感性高血压、高血压合并肥胖或糖尿病高血压、高血压更年期女性、合并心力衰竭和老年人高血压有较强的降压效应。

**3. 不良反应**

低血钾可影响血脂、血糖、血尿酸代谢,往往发生在大剂量使用利尿剂时,因此推荐使用小剂量。其他还包括乏力、尿量增多等,痛风患者禁用。保钾利尿剂可引起高血钾,不宜与 ACEI、ARB 合用,肾功能不全者慎用。袢利尿剂主要用于合并肾功能不全的高血压患者。

常用降压药的种类、服药时间及不良反应见表2.3。除上述五大类主要的降压药物外,在降压药发展历史中还有一些药物,包括交感神经抑制剂,例如利血平、可乐定;直接血管扩张剂,例如肼屈嗪;α受体阻滞剂,例如哌唑嗪、特拉唑嗪、多沙唑嗪,曾多年用于临床并有一定的降压疗效,但因副作用较多,目前不主张单独使用,但可用于复方制剂或联合治疗。

## 二、注意事项

（1）平稳降压、长期持续治疗。用降压药使血压降至理想水平后，应继续服用维持量，保持血压相对稳定，对无症状者更应强调。

（2）按时按量服药，不可突然停药或撤药。如果患者根据自己的感觉来判断血压高或低而增减药物，忘记服药或试着在下次吃药时补服上次忘记的剂量，都可导致血压波动，如果血压长期过高，会导致靶器官损害，出现心、脑、肾并发症，如血压下降过速、过快会导致心、脑、肾等重要脏器供血不足，出现头晕，甚至发生休克、急性脑血管病、肾功能不全等。

（3）定期随访，根据医嘱调整药物及剂量。

# 第四节　症 状 管 理

## 一、头痛

### （一）概念及表现

头痛为临床常见症状，通常是指局限于头颅上半部，包括眉弓、耳轮上缘和枕外隆凸连线以上部位的疼痛。可分为偏头痛、紧张性头痛等。疼痛性质可分为闷痛、胀痛等。高血压性头痛是高血压常出现的症状，其诱发原因有可能是高血压本身引起的，也可能是精神过度紧张。

### （二）处理措施

**1. 非药物护理**

可进行缓慢深呼吸，听轻音乐，练习气功，生物反馈治疗，引导式想象，冷、热敷以及理疗、按摩，采用指压止痛法等。

长期反复发作的头痛，患者可能会出现焦虑、紧张心理，要理解、同情患者的痛苦，耐心解释，适当诱导，解除其思想顾虑，训练其放松身心，鼓励其树立信心，积极配合治疗。

**2. 用药护理**

遵医嘱正确使用降压药物。降压药物详见本章第三节"药物指导"。未明确诊断前不可自行服用止痛药物。

## （三）预防措施

避免可能诱发或加重头痛的因素，包括情绪紧张、进食某些食物、饮酒、剧烈动作、频繁使用止痛药物等；保持环境安静、舒适、光线柔和。

## 二、头晕

### （一）概念及表现

头晕是一种常见的脑部功能性障碍，也是临床常见的症状之一。可有头昏、头胀、头重脚轻、脑内摇晃、眼花等感觉。头晕可由多种原因引起，最常见于发热性疾病、高血压病等，此外，还见于贫血、心律失常、心力衰竭、低血压等。头晕可单独出现，但常与头痛并发。头晕时患者常感到外周环境或自身旋转、移动或摇晃。偶尔头晕或体位改变而头晕不会有太大的问题，如果长时间头晕，可能是疾病的先兆，应引起重视。

### （二）处理措施

**1. 检查以明确病因**

突然出现头晕并不能自行缓解者，应及时前往正规医院就诊。对于头晕的患者，应详细了解病史并做全面的体格检查，必要时应做听力检查、前庭功能检查、眼底检查，并适当选做脑脊液检查、头颅或颈椎 X 射线、心电图、脑电图及颅脑 CT 扫描等以查出病因。

**2. 治疗方式**

头晕可从病因着手并配合物理、饮食、中医中药综合治疗。检查有无直立性低血压。询问有无高血压病史，有无低血糖。患者可取平卧位，每 15 分钟测量生命体征一次，静脉补液，必要时给予药物治疗。如站立时有头晕现象，应躺下休息，之后缓慢站立，颈动脉过敏者应避免穿着限制颈部活动的衣物，有短暂性脑缺血发作或基底动脉供血不足的患者转头应缓慢，并应积极进行规范治疗。

## 三、直立性低血压

### （一）概念及表现

直立性低血压是由于体位的改变，如从平卧位突然转为直立，或长时间站立发生的脑供血不足引起的低血压。通常认为，站立后收缩压较平卧位时下降 20 mmHg 或舒张压下降 10 mmHg，即为体位性低血压。直立性低血压的表现为乏力、头晕、心悸、出汗、恶心、呕吐等,在联合用药、服首剂药物或加量时应特别注意。

### (二)处理措施

在发生直立性低血压时,应采取头低足高位,抬高下肢超过头部,屈曲下肢肌肉并活动脚趾,以促进下肢血液回流。

### (三)预防措施

避免长时间站立,尤其在服药后最初几小时;改变姿势,特别是从卧位、坐位起立时动作宜缓慢;服药时间可选在平静休息时,服药后继续休息一段时间再下床活动;如在睡前服药,夜间起床排尿时应注意;避免用过热的水洗澡,更不宜大量饮酒。

# 第五节　常用护理技术

## 一、血压测量

规律监测血压是有效管理高血压的前提,是正确诊断、选择治疗手段和评估治疗效果的重要保障。

### (一)目的

(1)判断血压是否异常,诊断高血压。
(2)监测血压变化,间接了解心脏和血管的功能情况。

### (二)形式

**1. 诊室血压**

由医护人员在诊室按统一规范进行测量,是评估血压水平和临床诊断高血压并进行分级的标准方法和主要依据。

**2. 动态血压监测**

通过仪器自动、间断、定时测量日常生活状态下的血压。测血压的间隔时间是白天15～20分钟测量一次,晚上睡眠期间每30分钟测量一次。

**3. 家庭自测血压**

通常由患者自己或家属协助完成,条件是拥有合格且经过验证的血压测量仪器及了解血压测量知识。家庭自测血压一般低于诊室血压值,高血压诊断标准:≥135/85 mmHg。测量血压时应状态放松、不紧张,因此家庭自测血压值更能真实反映平常的血压水平。

## （三）方法

因诊室血压、动态血压在家庭及社区操作较少,本节重点论述家庭自测血压技术。

**1. 血压计选择**

推荐使用经认证的上臂式电子血压计或传统的台式水银血压计。血压计每年至少校准一次。

**2. 袖带选择**

袖带型号要合适,袖带过窄或缠得过松测得的血压值会偏高,袖带过宽或缠得过紧,测得的血压值会偏低。

（1）一般瘦型成人或少年:选择 12 cm×18 cm 袖带(超小号)。

（2）上臂围 22~26 cm:选择 12 cm×22 cm 袖带(成人小号)。

（3）上臂围 27~31 cm:选择 16 cm×30 cm 袖带(成人中号)。

（4）上臂围 35~44 cm:选择 16 cm×36 cm 袖带(成人大号)。

（5）长臂围 45~52 cm:选择 16 cm×42 cm 袖带(成人超大号)。

**3. 测量流程**

（1）去除可能有影响的因素(测量前 30 分钟内禁止吸烟、饮咖啡或茶等,排空膀胱),安静休息至少 5 分钟。

（2）选择高度合适的桌椅,桌子和椅子的理想高度差是 25~30 cm,测血压时患者取坐位,身体挺直,双脚自然平放,上臂置于桌上;测血压时要保持安静、不说话,具体见图 2.3。

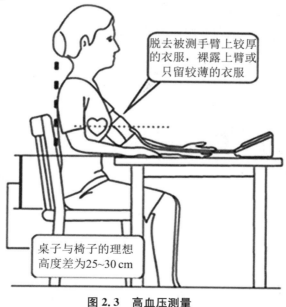

脱去被测手臂上较厚的衣服,裸露上臂或只留较薄的衣服

桌子与椅子的理想高度差为25~30 cm

**图 2.3　高血压测量**

（3）用手触摸肘窝，找到肱动脉跳动处，将袖带的胶皮袋中心置于肱动脉上；绑好袖带，袖带必须与心脏（乳头水平）保持同一水平；袖带下缘应在肘窝上 2.5 cm（约两横指），松紧合适，可插入 1～2 指为宜。

（4）电子血压计直接读取记录所显示的收缩压和舒张压数值。

**4. 测量频率**

（1）初诊或血压未达标及血压不稳定的患者，每日早晚各测一次，每次测量 3 遍，连续测量 7 天，取后 6 天血压的平均值作为治疗决策的参考。

（2）血压达标且稳定的患者每周自测 1～2 天，早晚各一次。

（3）血压长期控制不理想者或评估降压药治疗效果者，可增加测量次数。

**5. 测量习惯**

（1）固定时间：建议每日早、中、晚测量 3 次血压，选择固定时间自测坐位血压，早晨一般在起床后，服降压药和早餐前，排尿后。

（2）固定体位：每次选择同一体位测量血压。

（3）固定血压计：上臂式电子血压计操作简单，使用方便，准确性好，故目前推荐广泛使用。

**6. 注意事项**

（1）建议初次测量两侧上臂血压（肱动脉处），以血压高的一侧作为血压测量的上肢。

（2）当两臂血压（收缩压）差值＞20 mmHg 时，建议进行四肢血压测量。

（3）运动前后、饭后 1 小时、饮酒或咖啡前后、洗澡前后、吸烟后避免测量血压。

（4）不过分关注血压：血压有昼夜节律的变化，且受气候、环境、活动、情绪变化的影响，不同时间段测量的血压值有所不同。对血压过分关注，频繁测血压，会导致精神紧张，不利于血压控制。

（5）老年人、糖尿病患者、体位性低血压者应该加测站立位血压，在卧位改为站立位后 1 分钟和 3 分钟时测量。

（6）测量血压的同时，应测量脉率，脉率测量详见第五章第五节。

（7）认真记录每次血压及对应的用药记录、饮食、心理、情绪及睡眠情况，随诊时将记录交给医生。

# 第三章　社区脑卒中患者照护策略

脑卒中严重危害人类的健康,具有发病率高、病死率高、致残率高和复发率高的特点。脑卒中的发病率因地区、人们的生活习惯等不同而不同。WHO 数据显示,脑卒中已经成为全球第二致死疾病,全球每年因脑卒中死亡的人数约为 550万。《中国脑卒中防治报告 2018》指出,2017 年我国脑血管病死亡率城市居民为126.48/10 万,农村居民为 157.00/10 万,成为中国第一致死病因。脑卒中患者多数在家庭和社区生活中度过,在社区开展脑卒中的护理,对控制脑卒中的病死率、致残率、复发率,改善和提高患者的生活质量具有积极作用。

## 第一节　概　　述

脑卒中亦称脑血管意外,是指突然发生的,由脑血管病变引起的局限性或全脑功能障碍,持续时间超过 24 小时或引起死亡的临床综合征,可分为缺血性脑卒中和出血性脑卒中。前者包括脑血栓形成和脑栓塞;后者包括脑出血和蛛网膜下腔出血。

### 一、危险因素

与脑血管疾病的发生有密切因果关系的因素称为危险因素,可以是一种疾病,也可以是一种生活方式。

**1. 年龄与性别**

55 岁以后每增加 10 岁,脑卒中发病率增加 1 倍以上。男性脑卒中的发病率与病死率均比女性高。

**2. 高血压**

高血压是脑卒中的独立危险因素。血压越高,脑卒中风险越大。高血压人群发生脑卒中的危险性是血压正常人群的 3~6 倍。

**3. 糖尿病**

糖尿病是缺血性脑卒中的独立危险因素。糖尿病患者发生脑卒中的危险性是非糖尿病患者的 3 倍,占 2 型糖尿病死亡原因的 10%～15%。

### 4. 血脂异常

血脂异常是脑卒中的重要危险因素。总胆固醇每升高 1 mmol/L,脑卒中的发生率会增加 25%。

### 5. 心房颤动

心房颤动是脑卒中患者主要、普遍且独立的危险因素。

### 6. 生活方式

（1）吸烟与饮酒

吸烟与饮酒是缺血性脑卒中确定、独立的危险因素,其中被动吸烟也是脑卒中的一个重要因素。吸烟使出血性脑卒中的发生风险增加 2～4 倍。而酒精消耗和脑卒中发生危险度之间呈现 J 型关系,即轻中度饮酒有保护作用,过量饮酒则会使脑卒中风险升高。

（2）饮食

饮食中的一些营养素与脑卒中的危险性相关。钠的高摄入量伴随脑卒中危险性增加,同时钾的摄入增多可能伴随脑卒中风险性降低。而补充维生素 E 和 β 胡萝卜素不能降低脑卒中风险,且过量摄入维生素 E($\geqslant$400 IU/d)可能会增加致病率。每月至少进食一次鱼类的人群中,缺血性脑卒中风险降低 31%。

（3）肥胖

肥胖者发生缺血性脑卒中是非肥胖者的 2 倍。国外有研究显示,男性腹部肥胖和女性 BMI 增高是脑卒中的独立危险因素。目前,减轻体重对于降低脑卒中风险的有用性还不确定,但体重减轻可以引起血压的下降。

（4）缺乏锻炼

缺乏锻炼可增加总死亡率、心血管疾病的发病率和死亡率及脑卒中的风险。经常进行体力活动者发生脑卒中或死亡的风险较平时不运动者降低 25%～30%。

## 二、临床类型

### 1. 短暂性脑缺血发作

短暂性脑缺血发作(transient ischemic attack,TIA)是由于局部脑组织或视网膜缺血引起的短暂性神经功能缺损,临床症状一般不超过 1 小时,最长不超过 24 小时,且无责任病灶。TIA 既是一种脑卒中,也是脑卒中尤其是缺血性脑卒中的一种危险因素。

### 2. 脑出血

脑出血又称出血性脑卒中,是原发性非外伤性脑实质内出血。

### 3. 脑梗死

脑梗死又称缺血性脑卒中,是由各种原因所致的局部脑组织区域血液供应障碍,使局部脑组织发生不可逆性损害,导致脑组织缺血、缺氧性坏死。根据发病机制,脑梗死分为动脉粥样硬化性血栓性脑梗死(脑血栓形成)、脑栓塞等。其中,脑血栓是临床最常见的脑血管疾病,也是脑梗死最常见的临床类型,约占全部脑梗死的 60%。出血性脑卒中和缺血性脑卒中的区别见图 3.1。

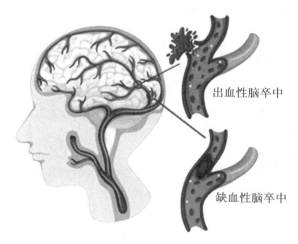

**图 3.1　出血性脑卒中和缺血性脑卒中的区别**

# 三、临床表现

不同临床类型、不同病变部位的脑卒中,临床表现亦不同。

**1. 短暂性脑缺血发作**

50～70 岁中老年人多见,男性多于女性;多伴有高血压、动脉粥样硬化、糖尿病、高血脂和心脏病等脑血管疾病的高危因素;突发局灶性脑或视网膜功能障碍,持续时间短暂,不遗留神经功能缺损症状;可反复发作,且每次发作表现相似。

**2. 脑出血**

临床表现的轻重主要取决于出血量和出血部位。出血量小者,可表现为某一单纯症状或体征,无全脑症状或较轻;出血量大者,发病后立即昏迷,全脑症状明显,出现脑水肿或脑疝。发生在脑干的出血,即使出血量不大,病情也较凶险。多见于 50 岁以上有高血压病史者,男性较女性多见,冬季发病率较高;体力活动或情绪激动时发病,多无前驱症状;起病较急,症状于数分钟至数小时达高峰;有肢体瘫痪、失语等局灶定位症状和剧烈头痛、喷射性呕吐、意识障碍等全脑症状;发病时血压明显升高。

**3. 脑梗死**

脑梗死的临床表现与梗死部位、受损区侧支循环等情况有关。多见于 50 岁以上有动脉粥样硬化、高血压、高血脂、糖尿病者;安静或休息状态发病,部分患者发病前有肢体麻木、无力等前驱症状或 TIA 发作;起病缓慢,症状多在发病后 10 小时或 1～2 天达高峰;以偏瘫、失语、偏身感觉障碍和共济失调等局灶症状为主;部分患者可有头痛、呕吐、意识障碍等全脑症状。

## 四、检查项目

### (一)实验室检查

**1. 血液检查**

血常规、血糖、血脂、肾功能、凝血功能等检查,有助于发现脑卒中的危险因素并对病因进行鉴别。

**2. 脑脊液检查**

大面积梗死时脑脊液压力增高,如非必要,应尽量避免此检查。一般采用腰椎穿刺测量法,成人取侧卧位的正常压力为 80～180 mmH$_2$O。

### (二)神经电生理检查

**1. 脑电图**

脑电图主要用于了解大脑功能有无障碍。脑电图检查前 24 小时需停服镇静药、兴奋药及其他作用于神经系统的特殊药物;检查前一天洗头,忌用发胶、头油等定形、护发用品;检查时不能空腹,宜在饭后 3 小时进行。

**2. 心电图**

心电图是利用心电图机从体表记录心脏每一心动周期所产生的电活动变化图形的技术。用于诊断心律失常、心肌梗死等。

### (三)影像学检查

**1. 头颅电子计算机断层扫描(CT)**

临床疑诊脑出血时首选 CT 检查,能清楚地显示颅脑不同横断面的解剖关系和具体的脑组织结构。

**2. 磁共振成像(MRI)**

MRI 可诊断颅内血管狭窄或闭塞,脑血管畸形等。MRI 检查是在一个几乎密闭的环境中进行的,且检查时间相对较长,震动声响很大,务必告知患者检查经过,使其全身放松,安静平卧,减少恐惧;指导患者摘除身上可移去的所有金属物和易受磁化的物品,如发卡、首饰、钥匙、手表、金属框眼镜、信用卡、手机等,以保证图像质量。体内有金属置入者如植有起搏器等不能接受 MRI 检查。

**3. 脑血管数字减影造影**

脑血管数字减影造影(digital subtraction angiography,DSA)可以帮助判断血

管狭窄的程度和范围、观察侧支循环情况、判断病变动脉的来源、数量、引流静脉的去向,是目前临床视其为诊断脑血管病变的"金标准"。

### (四)超声检查

**1. 颈动脉超声检查**

颈动脉超声检查是广泛应用于临床的一种无创性检测手段,可客观检测和评价颈部动脉的结构、功能状态或血流动力学的改变,对缺血性脑血管病的诊断有重要意义。

**2. 经颅多普勒超声检查(TCD)**

TCD对评估颅内外血管狭窄、闭塞、血管痉挛或侧支循环建立的程度有帮助。可用于溶栓治疗监测,对判断预后有参考意义。

## 五、治疗要点

### (一)治疗原则

治疗应遵循超早期、个体化和整体化的原则。

(1)超早期治疗:发病后力争于治疗时间窗内选用最佳治疗方案。

(2)个体化治疗:根据患者年龄、病情严重程度、临床类型及基础疾病等采取最适当的治疗。

(3)整体化治疗:采取病因治疗、对症治疗、支持治疗和康复治疗等综合措施,同时对高危因素进行预防性干预。重点是急性期的治疗。

### (二)急性期治疗

**1. 溶栓治疗**

溶栓治疗是目前公认的脑卒中最有效的救治方法,但有严格的时间窗要求(静脉溶栓限定在4.5小时内,动脉溶栓可以适当延长)。对已有脑卒中合并高血压患者,在脑卒中急性期血压的控制应按照脑卒中的指南进行,已有高血压、糖尿病、高血脂等疾病的患者有必要采取以下药物治疗:阿司匹林、β受体阻滞剂、血管紧张素转换酶抑制剂、他汀类药物。

**2. 外科或介入手术**

对于大脑半球的大面积梗死,可行开颅降压术和(或)部分脑组织切除术;伴有脑积水者可行脑室引流;颈动脉狭窄>70%的患者可考虑颈动脉内膜切除术、血管成形术和血管内支架植入术。

### (三)恢复期治疗

继续稳定患者病情,康复治疗是重要的治疗手段。原则是综合各种康复手段如物理疗法、针灸、言语训练、认知训练、吞咽功能训练、合理使用各种支具,促进患者患肢随意运动的出现,强化日常生活活动能力训练,为患者早日回归家庭和社会做好必要的准备。

# 第二节　生活方式指导

脑卒中的手术与药物治疗固然重要,但非药物治疗(饮食、运动、心理等)同样也是脑卒中治疗与康复的重要组成部分。

## 一、饮食指导

### (一) 饮食原则

**1. 平衡膳食**

选择多种食物,达到营养合理,以保证充足的营养和适宜的体重($18.5 \text{ kg/m}^2 \leqslant \text{BMI} < 24.0 \text{ kg/m}^2$)。每日推荐摄入谷薯类,蔬菜、水果类,肉、禽、鱼、乳、蛋类,豆类,油脂类共五大类食品,做到主食粗细搭配。

**2. 个体化膳食指导**

针对脑卒中的不同人群,进行相应的营养治疗,满足其在特定时期的营养需求。对于年轻的脑卒中患者,养成良好的饮食习惯,减轻高血脂、高血压、高血糖症状。对于老年脑卒中患者,提供适宜的能量和营养素并考虑其心理-社会因素。

**3. 烹调方法**

多用蒸、煮、炖、拌、汆、水溜、煨、烩等少盐、少油的烹调方式。减少咀嚼,易于消化和吸收。

**4. 食物质量与性状的改变**

针对吞咽障碍的患者,将固体食物改成泥状或糊状。固体食物经过机械处理使其柔软,质地更趋于一致,不容易松散,从而降低吞咽难度。脑卒中后大部分吞咽障碍患者最容易误吸的是稀液体,将稀液体内加入增稠剂以增加黏度,可减少误吸,增加摄入量。注意在结构改变的食物中强化可能丢失了的营养成分,尽量使食物能引起患者食欲。

### (二) 能量及营养素推荐摄入量

**1. 能量**

脑卒中患者的基础能量消耗约高于正常人的30%(采用Schofield修正公式计

算正常人群的基础代谢消耗）。建议能量摄入为 83.68～146.44 kJ/(kg·d)，即 20～35 kcal/(kg·d)，再根据患者的身高、体重、性别、年龄、活动度、应激状况进行系数调整。稳定期患者的能量供给量可与正常人相同，体重超重者应减少能量供给。发病后能量需要量应按照公式"基础能力消耗(BEE)×活动系数"计算。

注：Schofield 修正公式。18～44 岁，（男性）BEE＝[15.3×体重(kg)＋679]× 95%×4.184 kJ/d；（女性）BEE＝[14.7×体重(kg)＋496]×95%×4.184 kJ/d。45～59 岁，（男性）BEE＝[11.6×体重(kg)＋879]×95%×4.184kJ/d；（女性）BEE＝[8.7×体重(kg)＋829]×95%×4.184 kJ/d。

**2. 蛋白质**

脑卒中患者的蛋白质摄入量至少为 1 g/(kg·d)，在分解代谢过度的情况下（如有压疮时）应将蛋白摄入量增至 1.2～1.5 g/(kg·d)。动物蛋白与植物蛋白比例为 1:1 左右。

**3. 脂肪**

总脂肪能量占一天摄入总能量的比例不超过 30%，对于血脂异常的患者，不超过 25%。饱和脂肪酸能量占一天摄入总能量的比例不超过 7%，反式脂肪酸不超过 1%。n-3 多不饱和脂肪酸摄入量可占总能量的 0.5%～2%，n-6 多不饱和脂肪酸摄入量可占总能量的 2.5%～9%。

**4. 碳水化合物**

在合理控制总能量的基础上，脑卒中患者膳食中碳水化合物应占每日摄入总能量的 50%～65%。

**5. 维生素、矿物质**

均衡补充含多种维生素和矿物质的食品和特殊医学用途配方的食品，尤其是富含维生素 $B_6$、维生素 $B_{12}$、维生素 C、叶酸等维生素的食品，可预防微量元素的缺乏并降低患者的发病风险，具体内容见表 3.1～3.4。

**表 3.1　常见富含维生素 $B_6$ 的食物**

单位：mg/100 g(可食部)

| 食物名称 | 维生素 $B_6$ | 食物名称 | 维生素 $B_6$ |
|---|---|---|---|
| 圆酵母 | 3.00 | 豆麦混合物 | 0.67 |
| 啤酒酵母 | 2.50 | 熟糙米 | 0.62 |
| 米糠 | 2.50 | 全麦片粥 | 0.53 |
| 焙烤食品干酵母 | 2.00 | 黄香蕉(生) | 0.51 |
| 金枪鱼 | 0.90 | 甜玉米(生) | 0.47 |
| 脱脂大豆粉 | 0.72 | 金枪鱼罐头 | 0.43 |
| 低脂豆粉 | 0.68 | 硬粒小麦面粉 | 0.34 |
| 鲐鱼(烧煮) | 0.68 | | |

注：引自美国《食物与营养百科全书》选辑(4)营养素。

**表 3.2　常见富含维生素 C 的食物**

单位:mg/100 g(可食部)

| 食物名称 | 维生素 C | 食物名称 | 维生素 C |
|---|---|---|---|
| 冬枣 | 243.0 | 芥蓝 | 37.0 |
| 甜椒 | 130.0 | 红毛丹 | 35.0 |
| 酸木瓜 | 106.0 | 乌塌菜 | 33.9 |
| 彩椒 | 104.0 | 樱桃番茄 | 33.0 |
| 苜蓿 | 102.0 | 菜花 | 32.0 |
| 小白菜 | 64.0 | 木瓜 | 31.0 |
| 羽衣甘蓝 | 63.0 | 马铃薯(蒸) | 30.0 |
| 香瓜茄 | 60.0 | 马铃薯(煮) | 26.0 |
| 西兰花 | 56.0 | 结球甘蓝(紫) | 26.0 |
| 抱子甘蓝 | 38.0 | 马铃薯全粉 | 25.9 |
| 葡萄柚 | 38.0 | 甜脆荷兰豆 | 24.0 |
| 奶白菜 | 37.4 | 鸡毛菜 | 24.0 |

注:本数据源自《中国食物成分表 2004》。

**表 3.3　常见富含叶酸的食物**

单位:μg/100 g(可食部)

| 食物名称 | 叶酸 | 食物名称 | 叶酸 |
|---|---|---|---|
| 酵母粉 | 1 607.1 | 雪里蕻 | 82.6 |
| 红苋菜 | 419.8 | 营养豆奶 | 76.7 |
| 绿豆 | 393.0 | 芝麻 | 66.1 |
| 香菜 | 148.8 | 韭菜 | 61.2 |
| 腐竹 | 147.6 | 玉米 | 55.0 |
| 黄豆 | 130.2 | 橘 | 52.9 |
| 鸭蛋 | 125.4 | 枣(干) | 48.7 |
| 紫菜 | 116.7 | 小米 | 48.7 |
| 茼蒿 | 114.3 | 虾米 | 42.5 |
| 鸡蛋 | 113.3 | 香菇 | 41.3 |
| 花生米 | 107.5 | 鲤鱼 | 36.4 |
| 核桃 | 102.6 | 大米 | 23.7 |
| 蒜苗 | 90.9 | 面包 | 22.5 |
| 莲子 | 88.4 | | |

注:本数据源自《中国食物成分表 2002》和《中国食物成分表 2004》。

表 3.4　常见富含维生素 $B_{12}$ 的食物

单位：$\mu g/100\ g$（可食部）

| 食物名称 | 维生素 $B_{12}$ | 食物名称 | 维生素 $B_{12}$ |
|---|---|---|---|
| 生蛤肉 | 19.10 | 羊肉 | 2.15 |
| 蒸海蟹 | 10.00 | 牛肉 | 1.80 |
| 沙丁鱼罐头 | 10.00 | 黑鱼干 | 1.80 |
| 熏大麻哈鱼 | 7.00 | 鸡蛋 | 1.55 |
| 鸭蛋 | 5.40 | 鸡肉 | 1.11 |
| 脱脂奶粉 | 3.99 | 煎杂鱼 | 0.93 |
| 鸡蛋黄 | 3.80 | 全脂奶 | 0.36 |
| 猪肉 | 3.00 | 奶油 | 0.18 |
| 金枪鱼 | 3.00 | | |

注：引自美国《食物与营养百科全书》选辑（5）食物成分。

**6. 膳食纤维**

脑卒中患者膳食纤维每日摄入量可为 25～30 g/d，卧床或合并便秘患者应酌情增加膳食纤维摄入量。

**7. 胆固醇**

限制胆固醇摄入，每天不超过 300 mg，血脂异常者不超过 200 mg。

**8. 水**

无限制液体摄入的状况下，在温和气候条件下，脑卒中患者每日最少饮水 1 200 mL，对于昏迷的脑卒中患者可经营养管少量多次补充，保持水电解质平衡。

## （三）脑卒中患者食物选择

**1. 谷类和薯类**

保证粮谷类和薯类食物的摄入量为 200～300 g。优选低糖高膳食纤维的种类，如莜麦、荞麦、玉米面、小米、燕麦、麦麸、糙米等。

**2. 动物性食品**

（1）禽畜肉类

建议每日禽肉类食物的摄入量为 50～75 g。优选低脂肪高优质蛋白的种类，如鸽肉、火鸡腿、鸡胸肉、牛里脊、猪里脊等。

（2）鱼虾类

建议每日鱼虾类食物的摄入量为 75～100 g。优选低脂肪高优质蛋白的种类，且含丰富多不饱和脂肪酸的食物，如海参、鲢鱼、青鱼、鲤鱼、带鱼、鳗鱼、鳕鱼等。

（3）蛋类

建议每日蛋类的摄入量为 25～50 g。对伴有高血压、血脂异常、糖尿病的脑卒中患者,应少吃蛋黄,可 2～3 天吃 1 个。

（4）奶类及奶制品

建议每天饮 300 g 奶或相当量的奶制品。优选低脂肪、脱脂奶及其制品。

（5）豆类及其制品

建议每天摄入 30～50 g 大豆或相当量的豆制品。优选绿豆、黑豆、红小豆、黄豆、豆浆、豆腐、豆汁等。

（6）蔬菜

每日蔬菜摄入量为 500 g 以上,以新鲜绿叶类蔬菜为主,如菠菜、油菜、空心菜、生菜、莴笋叶等。

（7）水果

不伴有高血糖的患者每日水果摄入量为 150 g 左右。可优选西瓜、橙子、柚子、柠檬、桃子、杏、猕猴桃、枇杷、菠萝、草莓、樱桃、火龙果等。

（8）坚果

坚果含丰富的蛋白质、脂肪、维生素、矿物质,建议每周可摄入 50 g 左右。优选开心果、大杏仁、白瓜子、核桃等。

（9）油脂

以植物油为主,不宜吃含油脂过高及油炸类食物,如肥肉、动物油等。

（10）调味品

不宜吃含盐高的菜品或腌制品,如咸肉、咸菜、熏酱食物等。食盐应不超过每日 5 g,如果合并高血压,每日应不超过 3 g。不宜吃辛辣调味品及咖啡、浓茶等刺激食物。

（11）酒

脑卒中患者应限制饮酒。康复后如要饮酒,推荐女性一天饮用酒的酒精量不超过 15 g,男性一天饮用酒的酒精量不超过 25 g。15 g 酒精相当于 450 mL 啤酒、150 mL 葡萄酒或 50 mL 低度白酒。

**3. 其他**

（1）脑卒中患者合并糖尿病,应适量补充维生素 $B_6$、叶酸和维生素 $B_{12}$ 以降低患者的同型半胱氨酸水平,具体内容见表 3.1、表 3.3、表 3.4,随机血糖控制在 10 mmol/L 以下。

（2）脑卒中患者合并高血压,饮食应低盐低钠,营养管理措施同普通卒中患者。

（3）脑卒中患者合并脂代谢紊乱,建议给予含 n-3 多不饱和脂肪酸丰富的食物,如鱼类、芝麻等。

（4）脑卒中患者合并神经病变,应适量补充叶酸、维生素 $B_{12}$,具体内容见表 3.5、表 3.6。

（5）脑卒中合并吸入性肺炎、应激性溃疡、吞咽障碍、肝性脑病,应听从临床医生和(或)营养师的指导意见,给予肠内或肠外营养。

## 二、运动指导

脑卒中后常见的后遗症之一就是肢体运动障碍。有关资料显示,85%以上的患者发病后伴有不同程度的肢体运动障碍。康复锻炼是减少脑卒中后遗症的关键。脑卒中患者康复后,第一年约有60%可达到日常生活自理,20%只在复杂活动过程中需要帮助,15%需要较多帮助,5%需要全部帮助。大约30%患者在病后一年可以恢复工作。其实,脑卒中患者应尽早进行患肢功能锻炼,尽可能避免长期卧床,逐渐增加坐起、站立的角度;如果不能下床,应在力所能及的范围内,在床上进行双下肢的主动、被动运动。

### (一)常用康复技术

**1. 良肢位摆放**

良肢位摆放是脑卒中患者在迟缓期、痉挛期和连带运动期,取卧位或坐位时躯干及四肢所应该保持的一种良好的体位及姿势。目的是防止或对抗偏瘫后可能出现的痉挛模式,早期诱发出现分离运动以及保护肩关节而设计的一种治疗性体位。

(1)仰卧位

仰卧位为过渡性体位,因受颈牵张性反射和迷路反射的影响,异常反射活动增强,应尽可能少用。患者头下垫枕头,头部靠近健侧,脸朝向患侧,枕头不宜太高(以胸椎不出现屈曲为准);在患侧肩关节、臀部下方各垫一个枕头,上肢肘关节伸展放在枕头上,腕关节背伸,手指伸展(图3.2)。

(2)患侧卧位

患侧卧位是患侧肢体在下方的卧位,是所有体位中最重要的。该体位有利于增加知觉刺激,并使整个患侧上肢被拉长,从而减少痉挛;此外,保持患侧卧位时,健手能自由活动,肩关节屈曲,肘关节伸展,腕关节背伸,手指伸展;患侧下肢伸展,膝关节轻度屈曲;健侧下肢髋膝关节屈曲,两腿间垫一个枕头以防止压迫患侧下肢;背部放一个枕头,躯干可依靠其上,取放松体位(图3.3)。

(3)健侧卧位

健侧卧位是健侧肢体在下方的卧位。患侧上肢放松前伸,肩关节屈曲100°,下面用枕头支持,上肢高于心脏,肩前伸,肘伸直,腕背伸,五指伸展,健侧上肢可以自

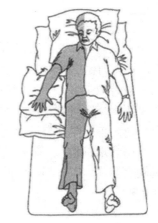

**图3.2　仰卧位**

由摆放；患侧下肢髋膝关节屈曲，置于枕头上，健腿在后，膝关节自然屈曲（图3.4）。

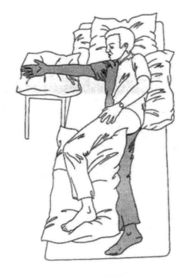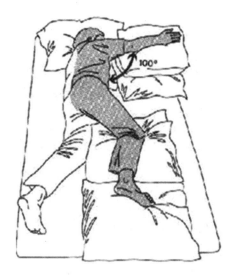

图3.3　患侧卧位　　　　　　　　图3.4　健侧卧位

**2. 翻身训练**

翻身训练能促进血液循环，同时有利于预防肺部感染和泌尿系统感染。

（1）向健侧翻身

患者取仰卧位，双手交叉握住放在胸前，将健侧脚穿过患侧小腿后方，健侧带动患侧完成向健侧的翻身动作。

（2）向患侧翻身

患者取仰卧位，双手交叉握住，由健侧上肢带动患侧上肢伸直，双侧下肢屈曲；健侧脚蹬床，使身体向患侧旋转，健侧上肢向患侧前伸，带动肩部旋转，使身体呈患侧卧位。

**3. 床上训练**

（1）握手

两手握在一起，食指交叉，患侧拇指位于最上面，双手叉握充分向前伸，然后上举至头上。鼓励患者在双手与躯体成90°和180°位置稍作停留，以放松上肢和肩胛的痉挛，避免手的僵硬收缩，刺激躯干活动与感知觉。应鼓励患者每天练习多次，即使静脉输液，也应小心继续上举其患肢，以保证肩关节无痛范围的活动。

（2）桥式运动

指导患者抬高臀部，使骨盆呈水平位，康复师一手下压患侧膝关节，另一只手轻拍患侧臀部，刺激其活动，帮助伸展患侧髋部。该运动可以训练患腿负重，为患者行走做准备，防止患者在行走中膝关节锁住（膝过伸位），同时有助于卧床患者在床上使用便器。

（3）关节被动运动

指导患者进行每个关节各方位的被动运动,可维持关节活动度,预防关节僵硬和肢体挛缩畸形。

（4）起坐训练

鼓励患者尽早从床上坐起来,由侧卧位开始,健足推动患足,将小腿移至床缘外。坐位时应保持患者躯干直立,可用大枕垫于身后,髋关节屈曲90°,膝关节屈曲90°,双上肢置于移动桌上,防止躯干后仰,肘及前臂下方垫软枕以防肘部受压。轮椅活动时,应在轮椅上放一桌板,保证患的手平放于桌板上,而不是悬垂在一边。

**4. 步行训练**

照顾者或家属人员站在偏瘫侧,一手握住患手,使患手掌心向前;另一手从患侧腋下穿出置于胸前,手背靠在胸前处,与患者一起缓慢向前步行。训练时要按照正确的步行动作行走或在平行杠内步行,然后由扶杖步行到徒手步行。

（二）注意事项

**1. 运动康复训练越早越好**

资料显示,脑卒中患者患病后的前3个月进行运动康复训练,肢体功能改善程度最大,这段时间也被称为"脑卒中康复黄金期"。一般认为,脑卒中患者在生命体征平稳,病情不再继续发展后的48小时,只要不妨碍治疗就应开始康复训练,康复训练越早,功能康复的可能性就越大,预后就越好。

**2. 脑卒中康复训练要持之以恒**

脑卒中运动康复训练要持之以恒,运动康复训练应与药物治疗同时进行。运动康复训练不是一个短期的过程,而是持续进行的过程,在脑卒中康复的不同时期,运动康复训练的目的也不同。比如在急性期,运动训练的目的是抑制异常的原始反射活动、重建正常的运动模式,其次是加强肌肉力量;而在康复期,运动训练的目的则是提高患者的主动运动能力,预防脑卒中并发症。

**3. 运动康复应循序渐进**

脑卒中患者进行运动康复应在专业康复师或医生的指导下进行,早期活动应先坐床边,再坐轮椅,最后站立和行走,特别要注意循序渐进。

**4. 运动康复训练避免过度**

脑卒中患者生病后,由于怕留下肢体残疾,从而进行超常规、超负荷的运动训练,但这种急于求成的运动量、运动次数超过了自身所能承受的运动强度,会引起全身性疲劳,局部肌肉、关节损伤等。临床上有些患者出现肩手综合征、肩关节周围炎、划圈步态等,均是由过早进行训练、进行不正确的运动康复训练等导致的。

### （三）运动误区

**1. 脑卒中病情稳定后，应保持绝对静养**

脑卒中急性期，家人给予患者周到的照料，有利于患者病情的恢复。而当患者病情稳定或进入恢复期后，有的家属担心患者病情复发或加重而阻止患者进行身体活动，甚至连翻身等简单的动作都不让患者自己进行。其实这样不但可导致患者瘫痪肢体关节挛缩变形、肌肉挛缩、心肺功能下降、骨质疏松、压疮等，使患肢丧失运动功能，还可导致患者健侧肢体因失用而废用，不仅降低了患者的生命质量，还会给家庭和社会带来沉重的负担。

**2. 凡是活动就比不活动好**

有的患者家属片面理解偏瘫患者早活动、多活动对运动功能恢复的重要性，他们缺乏正确指导，盲目地把传统的推拿、按摩用在患者身上，结果出现严重的肌痉挛和关节挛缩变形。他们认为按摩能促进血液循环、防止肌萎缩，所以急性期就非常积极地进行按摩。但是如果不了解哪些部位在急性期是康复技术中禁止刺激的，如上肢的屈肌和下肢的伸肌，按摩的结果会导致患者上肢屈曲疼痛，下肢伸肌痉挛和足下垂、内翻等误用综合征，严重者甚至挛缩。

**3. 锻炼的强度越大越好**

有的患者对运动功能恢复的期望值过高，过于刻苦锻炼，并顽强坚持，结果休息之后出现患肢肌肉疲劳、酸痛，关节肿胀等过用综合征。随后信心骤降，易走向消极一端，最终影响功能的恢复。因此，患者锻炼要遵循适度的原则，尤其是高龄及有其他器质性病变的患者，更要密切注意。

**4. 自主锻炼收不到良好效果，增加患者的医疗依赖性**

患者和家属都有等待医护人员为其治疗的依赖心理，治疗结束后缺乏主动锻炼。其实医护、患者、家属三方是与患者接近最多又最亲近的一个群体，是患者心理、行为的主要影响者和生活护理、康复训练的主要实施者，要充分发挥家属的协助、督促作用。患者和家属需要明白康复是一个从被动到部分主动再到主动的过程，须反复、经常地训练，才能提高互动过程。

**5. 出院意味着治疗结束**

有的患者和家属认为出院是治疗和运动功能恢复的结束。恢复满意的患者认为效果会永久保持，无需继续锻炼；效果不满意则失去信心而放弃锻炼。偏瘫的运动功能需要终生锻炼来维持，有的患者的运动功能在医院时并未恢复到最大限度，出院后经过锻炼还可以提高。

## 三、安全环境指导

营造安全的社区家庭环境，最大限度地改善和发挥患者的残余机能，提高患者的适应和独立能力。

## （一）家庭环境的评估

对患者的家庭环境进行改造，首先是对患者的家庭环境进行个体化的评估，参照无障碍改造标准，在家居环境及辅助器具的设置上落实改造，使患者在日常生活时更加顺畅及安全，提高患者自我照顾的能力，降低陪护和家属的护理强度，让患者能按部就班地重新学习和建立新生活，并力所能及地进行一些家务、学习、娱乐及社交活动，逐渐恢复对社会的适应能力，同时对减少患者负性情绪有积极的影响。

**1. 生活环境评估**

评定患者自我清洁、如厕、脱穿衣物，进食、喝水、照顾个人健康等项目的环境。

**2. 行动环境评估**

评估患者维持和改变身体姿势、移动自身、搬运物体、精巧手的使用、手和手臂的使用、行走环境、不同场所移动的环境、使用器具移动的环境等项目。

**3. 交流环境评估**

评估患者口语交流、非口语交流、交谈及使用交流器具和技术等项目。

**4. 居家环境评估**

评估患者从事家务活动的环境，包括准备膳食的环境、料理家务的环境、照管居室物品的环境、获得商品和服务的环境等。

**5. 就业环境和文体环境评估**

主要评估患者生活领域的工作和准备就业运动、业余爱好、参与社会活动等项目的环境。

脑卒中患者家庭环境评估最常见的内容有：空气是否流通；有无充足照明；通道的出入口宽度是否适宜轮椅通过；通道是否畅顺，有无家居陷阱；出入通道斜坡的角度是否合适，能否防滑并方便患者出行移动，利不利于防范跌倒；物品摆设是否妥善合理，是否易取并有助于锻炼，是否预防丢弃重要物品；尤其是浴室和卫生间的适用性如何，是否有利于避免烫伤及患者良好卫生习惯的养成。

## （二）家庭环境的改造

**1. 家庭环境改造的原则**

（1）根据个人需求确定最希望改造的环境。

（2）根据康复目标合理安排环境改造。16～50岁患者的康复目标是就业，则要重点改造就业环境；50岁以上患者，其康复目标主要是生活自理，则需重点改造生活环境。同时注意在环境改造的过程中，不能因为解决一个群体的障碍而对其他群体造成不便。

**2. 家庭环境改造的内容**

家庭环境改造是结合患者家庭经济条件、实际家庭环境进行的个体化改造。

环境改造的内容包括选择合适的轮椅;清除室内台阶与门槛,或放置坡路踏板,清理妨碍过道通行的杂物;常用物品就近放置于患侧肢体方向;通道宽度足够轮椅进出;可移动的垫子易阻碍患者或滑动导致患者摔倒,不宜铺设;床腿锯短以保证患者坐位时能全脚掌着地,便于患者起卧等;卧室、客厅、浴室、厕所地面平整,并进行防滑处理,减少高度落差;改造推拉门窗,设开关把手;厕所采用坐式便器,调整坐便器高度为 0.45 m,两侧设高度为 0.7 m 的扶手;水龙头改造为单杠杆龙头,调整毛巾架、置物架高度,安装防跌安全扶手;淋浴房配淋浴座椅并安装扶手;添置无障碍内开门式浴盆,或可整体调节角度的专用浴盆。

## 四、心理指导

### (一) 常见的心理反应分期及特点

由于脑卒中前的人格特点、身体情况、文化背景、风俗习惯、社会环境的不同和脑卒中后脑损伤的部位及体积不同,患者在疾病的康复过程中表现也不一样。根据脑卒中患者的情况不同,可能会经历以下 5 个时期的全部过程,也可能只经历其中 1～2 个时期。

**1. 震惊期**

脑卒中发生后,患者常表现为不知所措,不能正视和接受自己肢体的瘫痪,不敢想象后果,感情和身体处于麻木状态,沉默,可持续几小时或几天。

**2. 否认期**

患者面对自己的残疾或疾病抱有侥幸心理,拒绝承认所处境况及其影响,对病情产生部分或完全曲解,以躲避心理负担与痛苦。此期是机体应付痛苦的思想或情感的一种方式。可表现为:对康复的欲望值太高,超过身体恢复的实际可能性,要求恢复到病前的身体状况,还表现为惰性强和意志力减退。

**3. 抑郁期**

患者对前途悲观失望。临床表现有:心情沮丧、苦闷、消沉、忧伤等悲观情绪;有无用感,感到生活无意义、对前途悲观失望,放弃治疗。对周围环境反应迟钝,感情麻木,动力不足,缺乏活力,自觉乏力,精神不振,干事缺乏信心,少言寡语,对外界任何事情都不感兴趣,对赞扬无反应、愉快感消失,对以往的爱好失去兴趣,夸大自己的弱点,自我评价降低;持续表现警觉性、易激动、易发脾气、注意力不集中、睡眠障碍、失眠或早醒,体重下降。脑卒中患者抑郁的特点还有对情绪的控制能力弱,情感脆弱、波动性强、易伤感。

**4. 反对独立期**

部分患者随着悲伤、忧愁心情逐渐减轻,情绪相对平稳。凡事都想依靠别人的帮助,一旦失去帮助就会产生孤立无援的感觉。临床表现有:反对自己照顾自己,凡事不想自己动手，总想依靠别人帮助，懒惰乏力，精神不振，容易满足现状，不想参加康复锻炼；绝大多数患者有意志力减退、主动性差、惰性强等表现。

**5. 适应期**

随着时间的推移，患者身体逐渐康复，部分患者对身体遗留的残疾逐渐适应，接受自己的形象，能面对现实并较理智地考虑问题，努力自己照顾自己，从事一些力所能及的事情，从而进入适应期。临床表现有：承认自己有不同程度问题的残疾，了解身体康复的现实可能性，接受现实。尽最大努力将事情办好，能较理智地分析问题、处理问题，采取有效措施应付悲痛、忧伤、愤怒等情绪的冲动，心情压抑减轻或消失。

## （二）各期的应对方法

**1. 震惊期**

密切注意患者病情的变化，在紧急情况时给予照顾和处理，采用解释、安慰为主的支持疗法，减轻患者恐惧不安的情绪；可根据病情遵医嘱给予少量镇静药物。

**2. 否认期**

此时不宜将后遗症告知患者，应鼓励患者积极参加康复训练。在疾病的恢复过程中，患者会逐步对自己的病情有所认识，鼓励他做积极的努力，对脑卒中患者进行心理辅导，目的在于促进患者早日达到生活自理。

**3. 抑郁期**

脑卒中患者的抑郁期主要是对情绪的控制能力弱，情感脆弱，波动性强，易伤感。此时可转移其注意力，以达到稳定情绪的目的。教会患者用正常模式应付情绪的波动，帮助他渡过危机。脑卒中后抑郁多选用抗抑郁药物进行治疗，要督促患者按时用药。有些患者虽然情绪抑郁，但对病情的康复仍抱有不切实际的幻想，期望能恢复到病前的身体状况。此时不要打破患者的梦想，应鼓励他们积极做康复训练，随着身体状况的好转，抑郁消失，再逐渐帮助患者明白其身体恢复的情况。

**4. 反对独立期**

脑卒中患者依赖性强是普遍现象。鼓励患者积极参加康复锻炼，通过锻炼可减少并发症。此时的主要任务是改变患者的不适应行为，让患者在行动前先想一想，重新构建自己的内部语言，使不适应行为去习惯化，为产生新的适应行为提供基础。还可以将通过积极锻炼恢复较好的病友介绍给患者，提醒患者多与他们接触，增加患者新的适应行为。

**5. 适应期**

脑卒中患者多数有认知功能障碍，进入适应期时，虽然患者的认知功能可能会有些改善，但与正常人相比仍有差别。对患者的心理护理要持之以恒，耐心反复地强化患者出现的适应行为，继续改善不适应行为，帮助患者巩固疗效，坚持采用正确的方式进行康复锻炼，争取恢复到最佳状态。

# 第三节　用 药 指 导

脑卒中的常用药物有降压、降脂、抗血小板药物，神经保护剂等，降压药详见本书第二章，降脂药详见本书第五章，本节重点叙述抗血小板药物和神经保护剂。如果患者同时患有冠心病和脑卒中，阿司匹林等抗凝药还可以减少心脏病发作的可能性。

## 一、药物种类

### （一）抗血小板药物

**1. 种类**

抗血小板药物主要包括血栓素 $A_2$ 抑制剂（阿司匹林）、P2Y12 受体拮抗剂［包括噻吩吡啶类（氯吡格雷、普拉格雷）、非噻吩吡啶类（替格瑞洛）］、糖蛋白$II_b$/$III_a$ 受体抑制剂（阿西单抗和替罗非班）以及磷酸二酯酶抑制剂（如双嘧达莫和西洛他唑）。

**2. 作用**

能够抑制血小板在血管内聚集及黏附，并可减少凝血酶的形成和释放，从而降低血液的黏稠度，减少血栓的形成。

**3. 不良反应**

（1）胃肠道反应

轻度表现为恶心、反酸、呕吐、腹泻、上腹隐痛等。较重表现为糜烂性胃炎、胃及十二指肠球部溃疡，甚至并发消化道出血。

（2）肝肾毒性

这类药物都有一定的肝肾毒性，其中氯吡格雷的肝肾毒性较小。

（3）过敏反应

主要表现为荨麻疹、血管神经性水肿、哮喘、过敏性紫癜等。

### （二）神经保护剂

**1. 种类**

常用药物有钙离子拮抗剂（尼莫地平、盐酸氟桂利嗪等）、兴奋性氨基酸受体拮抗剂（硫酸镁、NBQX 等）、自由基清除剂（依达拉奉）等。此外，神经保护剂还有腺苷转运抑制剂、胞二磷胆碱、神经营养因子。

**2. 作用**

减少过度的谷氨酸递质释放和对受体的高频刺激，抑制细胞外 $Ca^{2+}$ 的大量内流,清除因自然再通和溶栓后血流再灌注产生的过量自由基,抑制缺血脑区的炎症反应等。有效地抑制这些生化过程,可减轻脑梗死引起的脑损伤。

**3. 不良反应**

大量使用两种以上作用类似的神经保护剂可能会加重缺血区的神经细胞代谢紊乱,因此,该类药物的联合应用应在专科医师的指导下,针对代谢紊乱的不同环节,全面考虑各种病理变化对药物的需求。

## 二、注意事项

(1) 按医嘱定时定量使用药物,不能擅自减量或停药。

(2) 定期抽血化验检查,以便了解所服用的药物的效果。

(3) 因其他疾病就诊时主动告诉其他科医生正在服用抗凝药。

(4) 服用维生素、退热药、催眠药或抗生素之前,应向医生咨询。

(5) 阿司匹林偶尔漏服一次对抗栓作用影响不大,在下一次服药时间服用常规剂量,无需加倍剂量。连续漏服将会导致血栓风险增加。氯吡格雷如果在常规服药时间的 12 小时内漏服,应立即补服一次标准剂量,并按照常规服药时间服用;氯吡格雷如果超过常规服药时间 12 小时后漏服,应在下次常规服药时间服用标准剂量,无需剂量加倍。

(6) 知晓抗凝药的不良反应,若发生副作用应及时就医。如尿液变红,粪便颜色变成红色,棕色或黑色,月经量增多,牙龈出血,经常碰伤或出现血肿,出现剧烈持续的头痛或胃痛。

# 第四节　症状管理

## 一、脑卒中后意识障碍

意识障碍是人对外界环境刺激缺乏反应的一种精神状态。任何病因引起的大脑皮质、皮质下结构、脑干上行网状激活系统等部位的损害或功能抑制,均可导致意识障碍。

### (一)意识障碍类型

**1. 以觉醒度改变为主的意识障碍**

(1) 嗜睡

嗜睡是意识障碍的早期表现。患者表现为睡眠时间过长,但能被唤醒,醒后可勉强配合检查及回答简单问题,停止刺激后患者又继续入睡。

（2）昏睡

昏睡是较嗜睡重的意识障碍。患者处于沉睡状态,正常的外界刺激不能唤醒,需大声呼唤或较强烈的刺激才能使其觉醒,可作含糊、简单而不完全的答话,停止刺激后很快入睡。

（3）昏迷

昏迷为最严重的意识障碍。患者意识完全丧失,各种强刺激不能使其觉醒,无意识的自主活动,不能自发睁眼。

**2. 以意识内容改变为主的意识障碍**

（1）意识模糊

意识模糊主要表现为情感反应淡漠,定向力障碍,活动减少,语言缺乏连贯性,对外界刺激可有反应,但低于正常水平。

（2）谵妄

谵妄是一种急性的脑高级功能障碍。患者对周围环境的认识及反应能力均有下降,表现为认知、注意力、定向与记忆功能受损,思维推理迟钝,语言功能障碍,错觉,幻觉,睡眠觉醒周期紊乱等。可表现为紧张、恐惧和兴奋不安,甚至可有冲动和攻击行为。

**3. 特殊类型的意识障碍**

（1）去皮质综合征

去皮质综合征是双侧大脑皮质广泛损害而导致的皮质功能丧失。患者对外界刺激无反应,无自发性言语及有目的的动作。能无意识地睁眼、闭眼或做吞咽动作。

（2）无动性缄默症

无动性缄默症又称睁眼昏迷。患者可注视检查者和周围的人,貌似觉醒,但缄默不语,不能活动。

（3）植物状态

植物状态是指大脑半球严重受损而脑干功能相对保留的一种状态。患者对自身和外界的认知功能全部丧失,呼之不应,有自发或反射性睁眼,存在吮吸、咀嚼和吞咽等原始反射。

## （二）意识障碍护理

**1. 日常生活护理**

睡按摩床,加保护性床栏;保持床单整洁、干燥,减少对皮肤的机械性刺激,保持肢体功能位,减少对皮肤的机械性刺激,保持肢体功能位,定时给予翻身、拍背,按摩骨突受压处;做好大小便护理,保持外阴部皮肤清洁干燥;注意口腔卫生,不能经口进食者应每天口腔护理 $2 \sim 3$ 次;体温不升或肢端发凉者,给予热水袋保温。

**2. 饮食护理**

给予高维生素、高热量饮食,补充足够的水分;鼻饲流质者应定时喂食,保证足够的营养供给;进食时至进食后 30 分钟抬高床头,防止食物反流。

**3. 保持呼吸道通畅**

患者取平卧位或侧卧位,开放气道,取下活动性义齿,及时清除口鼻分泌物,防止舌根后坠、窒息、误吸和肺部感染。

**4. 预防并发症**

预防压疮、尿路感染、口腔感染和肺部感染;谵妄躁动者给予适当约束并告知家属或照顾者,防止患者坠床、自伤或伤人;使用热水袋时应及时更换部位,防止烫伤;长期卧床者注意被动活动和抬高肢体,预防下肢深静脉血栓形成。

# 二、脑卒中后言语障碍

有研究表明,57%~69%脑血管病患者伴有语言障碍,严重危害患者的身心健康。言语障碍对患者生活质量的影响仅次于癌症和老年痴呆。因此,制订合理的训练计划,进行针对性的锻炼,可提高患者的生活质量。

## (一)言语障碍类型

### 1. 失语症

脑损伤所致的语言交流能力障碍,是优势大脑半球损害的重要症状之一。根据患者自发语言、听语理解、口语复述、匹配命名、阅读及书写能力的观察和检查可将失语症分为以下几种类型,其临床特点及伴随症状见表 3.5。

**表 3.5　常见失语症的临床特点及伴随症状**

| 类型 | 临床特点 | 伴随症状 |
|---|---|---|
| Broca 失语 | 典型非流利型口语,言语缺乏、语法缺失、电报样言语 | 轻偏瘫 |
| Wernicke 失语 | 流利型口语,口语理解严重障碍,语法完好;有新语、错语和词语堆砌 | 视野缺损 |
| 传导性失语 | 复述不能,理解和表达完好 | 书写障碍 |
| 命名性失语 | 命名不能 | |
| 完全性失语 | 所有语言功能明显障碍 | 偏瘫、偏身感觉障碍 |
| 失写 | 能抄写,不能自发书写或写出的句子有遗漏错误 | 运动或感觉性失语 |
| 失读 | 不认识文字、词语、图画 | 不能书写,也不能抄写 |

### 2. 构音障碍

神经肌肉的器质性病变,导致发音器官的肌无力及运动不协调所致。构音障碍为发音含糊不清而用词正确,与发音清楚用词不正确的失语不同,是一种纯言语障碍,表现为发声困难,发音不清,声音、音调及语速异常。

### (二) 言语障碍护理

**1. 心理护理**

患者常因无法表达自己的需要和感情而烦躁、自卑,家属应耐心向其解释不能说话或说话吐词不清的原因,关心、体贴、尊重患者,避免挫伤其自尊心的言行;鼓励患者克服羞怯心理,大声说话,当患者进行尝试和获得成功时要给予肯定和表扬;家属、朋友可多与患者交谈,并耐心、缓慢、清楚地解释每一个问题,直至患者理解、满意;营造一种和谐的亲情氛围和轻松、安静的语言交流环境。

**2. 沟通方法指导**

鼓励患者采取任何方式向家属表达自己的需要,可借助符号、描画、图片、表情、手势、交流板、交流手册或 PACE 技术(利用更接近实用交流环境的图片及其不同的表达方式,使患者尽量调动自己的残存能力,以获得实用化的交流技能,是目前国际公认的实用交流训练法)等提供简单而有效的双向沟通方式。与感觉性失语患者沟通时,应减少外来干扰,除去患者视野中不必要的物品(如关掉收音机或电视),避免患者精神分散,和患者一对一谈话等;对于运动性失语的患者应尽量提出一些简单的问题,让患者回答"是""否"或用点头、摇头示意;与患者沟通时说话速度要慢,应给予其足够的时间作出反应;听力障碍的患者可利用实物图片法进行简单的交流,文字书写法适用于有一定文化素质、无书写障碍的患者。

**3. 语言康复训练**

脑卒中患者病情稳定即可给予康复训练,并适当增加训练强度。构音障碍的康复以发音训练为主,遵循由易到难的原则。家属接触患者的时间最多,可在专业语言治疗师指导下,协助患者进行床旁训练。具体方法有:

(1) 肌群运动训练

指进行唇、舌、齿、软腭、咽、喉与颌部肌群运动。包括缩唇、叩齿、伸舌、卷舌、鼓腮、吹气、咳嗽等活动。

(2) 发音训练

由训练张口诱发唇音(a、o、u)、唇齿音(b、p、m),到反复发单音节音(pa、da、ka),当能够完成单音节发音后,让患者复诵简单句。如早—早上—早上好。

(3) 复述训练

复述单词和词汇,可出示与需要复诵内容相一致的图片,让患者每次复述 3～5 遍,轮回训练,巩固效果。

(4) 命名训练

让患者指出常用物品的名称及说出家人的姓名等。

（5）刺激法训练

采用患者所熟悉的、常用的、有意义的内容进行刺激,要求语速、语调和词汇长短调整合适;刺激后应诱导而不是强迫患者应答;多次反复给予刺激,且不宜过早纠正错误;可利用相关刺激和环境刺激法等,如听语指图、指物和指字。

语言康复训练是一个由少到多、由易到难、由简单到复杂的过程,训练效果很大程度上取决于患者的配合和参与。因此,训练过程中应根据病情轻重及患者的情绪状态,循序渐进地进行训练,切忌复杂化、多样化,避免使患者产生疲劳感、注意力不集中、厌烦或失望情绪,使其能体会到成功的乐趣,循序渐进地坚持训练。

## 三、脑卒中后感觉障碍

脑卒中后感觉障碍是机体对各种形式的刺激(如疼痛、温度、触、压、振动等)无感知、感知减退或异常的一组综合征。

### （一）感觉障碍类型

**1. 抑制性症状**

感觉传导通路受到破坏或功能受到抑制时,会出现感觉缺失或感觉减退。在同一部位各种感觉都缺失,为完全性感觉缺失。若在同一部位仅有某种感觉缺失,而其他感觉保存者,称为分离性感觉障碍。

**2. 刺激性症状**

感觉传导通路受刺激或兴奋性增高时出现刺激性症状。常见的刺激性症状有:

（1）感觉过敏

感觉过敏是指轻微刺激就能引起强烈的感觉。

（2）感觉过度

感觉过度多发生在感觉障碍的基础上,感觉的刺激阈增高,反应剧烈、时间延长。当刺激达到阈值,经过一段潜伏期,可产生一种强烈的、定位不明确的不适感,患者不能正确指出刺激的部位、性质与强度,且有刺激点向四周扩散之感,持续一段时间后才消失。

（3）感觉异常

感觉异常是指没有外界任何刺激而出现的感觉,常见的感觉异常有麻木感、痒感、沉重感、针刺感、蚁行感、电击感、紧束感、冷热感、肿胀感等。感觉异常出现的范围有定位的价值。

（4）感觉倒错

感觉倒错是指热刺激引起冷觉感,非疼痛刺激引起疼痛感觉。

（5）疼痛

疼痛为临床上最常见的症状，可分为局限性疼痛、放射性疼痛等。

### （二）感觉障碍护理

**1. 生活护理**

保持床单整洁、干燥、无渣屑，防止感觉障碍的身体部位受压或机械性刺激。避免高温或过冷刺激，慎用热水袋或冰袋，防止烫伤、冻伤。肢体保暖需用热水袋时，应外包毛巾，水温不宜超过 50 ℃，且每 30 分钟查看、更换一次部位，对感觉过敏的患者尽量避免不必要的刺激。

**2. 感觉训练**

在运动训练中，应建立感觉-运动训练一体化的概念。可在专业人员的指导下进行肢体的拍打、按摩、理疗、针灸、被动运动和各种冷、热、电的刺激。如每天用温水擦洗感觉障碍的身体部位，以促进血液循环；被动活动关节时反复适度地挤压关节，牵拉肌肉、韧带，让患者注视患肢并认真体会其位置、方向及运动感觉；让患者闭目寻找停滞在不同位置的患肢的不同部位，多次重复直至找准，这些方法可促进患者本体感觉的恢复。上肢运动感觉功能的训练可使用木钉盘，如使用砂纸、棉布、毛织物、铁皮等缠绕在木钉外侧，当患者抓木钉时，通过各种材料对患者肢体末梢的感觉进行刺激，提高中枢神经的感知能力。还可以通过患侧上肢的负重训练改善上肢的感觉和运动功能。

## 四、脑卒中后运动障碍

脑卒中后运动障碍是指运动系统的任何部位受损所导致的骨骼肌活动异常，可分为瘫痪、不自主运动及共济失调等。

### （一）运动障碍类型

**1. 瘫痪**

肌力下降或丧失而导致的运动障碍。按瘫痪的程度分为完全性瘫痪（肌力完全丧失）和不完全性瘫痪（肌力减弱）；按瘫痪的分布可分为偏瘫、交叉性瘫、四肢瘫、截瘫、单瘫等。

**2. 不自主运动**

患者在意识清醒的情况下，出现不受主观控制的无目的的异常运动。临床上可分为震颤、舞蹈、手足徐动、扭转痉挛、投掷动作等。所有不自主运动的症状随睡眠而消失。

**3. 共济失调**

共济失调是指小脑、本体感觉以及前庭功能障碍导致的运动笨拙和不协调，四肢和咽喉肌出现功能障碍时可引起身体平衡、姿势、步态及言语障碍。

## （二）运动障碍护理

### 1. 生活护理

卧床及瘫痪的患者应保持床单位整洁、干燥、无渣屑,减少对皮肤的机械性刺激;瘫痪患者垫气垫床或按摩床,抬高患肢并协助被动运动,必要时对骶尾部及足跟等部位遵医嘱给予减压贴保护,预防压疮和下肢静脉血栓形成。帮助患者建立舒适卧位,协助定时翻身、拍背;每天温水擦拭1～2次,促进肢体血液循环,增进睡眠;患者需在床上大小便时,为其提供方便的条件、隐蔽的环境和充足的时间;指导患者学会和配合使用便器,便盆置入与取出时动作要轻柔,勿拖拉和用力过猛,以免损伤皮肤;鼓励和帮助患者摄取充足的水分和均衡的饮食,养成定时排便的习惯,便秘者可适当运动和按摩下腹部,促进肠蠕动,预防肠胀气,保持大便通畅;注意口腔卫生,每天进行口腔护理2～3次,保持口腔清洁;提供特殊的餐具、牙刷、衣服等,方便和协助患者洗漱、进食、如厕、沐浴和穿脱衣服等,增进舒适感和满足患者的基本生活需求。

### 2. 运动训练

运动训练应考虑患者的年龄、性别、体能、疾病性质及程度,选择合适的运动方式、持续时间、运动频度和进展速度。

### 3. 安全护理

护理运动障碍的患者重点要防止坠床和跌倒,确保其安全。床铺应高度适中,有保护性床栏。运动场所要宽敞、明亮,无障碍通道。走廊、厕所要装扶手,以方便患者起坐、扶行;地面要保持平整干燥,防湿、防滑,去除门槛;患者最好穿防滑橡胶底鞋,穿棉布衣服,衣着应宽松;患者在行走时不要在其身旁擦过或在其面前穿过,同时避免突然呼唤患者,以免分散其注意力;上肢肌力下降的患者不要自行打开水或用热水瓶倒水,防止烫伤;步态不稳者,选用三角手杖等合适的辅助具,并有人陪伴,防止受伤。

### 4. 早期康复干预

告知患者和家属早期康复的重要性、训练内容与开始的时间。早期康复有助于抑制和减轻肢体痉挛姿势的出现与发展,能预防并发症、促进康复、减轻致残程度和提高生活质量。一般认为,缺血性脑卒中患者只要意识清楚,生命体征平稳,病情不再发展后48小时即可进行康复训练;多数出血性脑卒中患者康复可在病后10～14天开始;其他疾病所致运动障碍的康复应尽早进行,只要不妨碍治疗,康复训练开展得越早,功能康复的可能性就越大,预后也就越好。早期康复护理的内容包括:

（1）重视患侧刺激

通常患侧的体表感觉、视觉和听觉减少,加强患侧刺激,可以对抗其感觉丧失,避免忽略患侧身体和患侧空间。房间布置应尽可能地使患侧在白天自然地接受更多的刺激,如床头柜、电视机应置于患侧;所有护理工作如帮助患者洗漱、进食、测血压、脉搏等都应在患侧进行;家属与患者交谈时也应握住患侧手,引导偏瘫患者头转向患侧;避免手的损伤,尽量不在患肢静脉输液;慎用热水袋热敷等。

（2）保持良好的肢体位置

正确的卧位姿势可以减轻患肢的痉挛、水肿,增加舒适感。患者卧床时床应放平,床头不宜过高,尽量避免半卧位和不舒适的体位。如患手张开,手中不应放任何东西,以避免让手处于抗重力的姿势;不在足部放置坚硬的物体,以避免足部畸形。不同的体位均应备数个不同大小和形状的软枕以支持。避免被褥过重或过紧等。

（3）正确的体位变换（翻身）

翻身主要是躯干的旋转,它能刺激全身的反应与活动,是抑制痉挛和减少患侧受压最具治疗意义的活动。

（4）床上运动训练

正确的运动训练有助于缓解痉挛和改善已形成的异常运动模式。

## 五、脑卒中后吞咽障碍

脑卒中后吞咽障碍是指固体或液体从口腔至胃的传递过程中出现运动障碍或传送延迟。

### （一）吞咽障碍类型

**1. 口腔准备期及口腔期障碍**

口腔准备期及口腔期障碍主要表现为开口、闭唇困难,流口水,食物从口中洒落,咀嚼费力,食物向口腔后部推进困难。如果口腔控制食物的能力降低,则可导致食物过早地进入咽部,甚至进入(吸入)喉和气管,即发生"吞咽前吸入"。

**2. 咽期障碍**

（1）吞咽期吸入

吞咽期吸入是指吞咽时,食物逆流入鼻腔,如误入喉及气管则引起呛咳。

（2）吞咽后吸入

吞咽后吸入是指吞咽动作完成后,部分食物残留在咽壁、会厌谷和梨状窝,随时有可能溢入喉及气管而引起呛咳。

（3）食物吸入（或称误咽）

食物吸入的严重程度取决于吸入物的性质和量以及患者通过反射或主动咳嗽清洁气道的能力。吸入的量较少时,仅引起摄食时及摄食后的咳嗽、发声异常;如果吸入的食块较大,则引起咳嗽、喘息、呼吸困难、发绀、心动过速等;如果喉及声门下区的敏感性丧失,吸入物进入气管后也不能引起咳嗽反射,常导致发热和肺炎等。

### 3. 食管期障碍

食管期障碍包括食管平滑肌蠕动障碍,环状咽肌和食管、胃括约肌的弛缓不能或关闭不全,从而引起吞咽后胸部憋闷或吞入食物反流至口咽部。

### (二)吞咽障碍护理

#### 1. 生活护理

脑卒中患者应以清淡、少油腻、易消化的饮食为主。鼻饲护理详见本章第五节中的"鼻饲"。

#### 2. 运动训练

(1)吞咽器官的训练

吞咽器官的训练特点是安全性好,适用于各类吞咽障碍的患者。

① 下颌、面部及腮部训练:患者可以面对镜子独立进行,反复练习吸吮、鼓腮、吐气、咀嚼等动作,以收缩面颊部肌肉、口轮匝肌,并活动下颌。

② 唇部训练:口唇闭锁训练可以改善食物或水从口中漏出。患者可以面对镜子独立进行紧闭口唇的练习;无法主动闭锁口唇者,可予以辅助。运动及发音训练可增加唇部力量,减少因口角下垂、唇部封闭不全产生的流涎等问题。

③ 舌部训练:舌部训练可以促进对食物的控制及向咽部输送的能力。患者可向前及两侧尽力伸舌,伸舌不充分时,可用纱布裹住舌尖轻轻牵拉,然后让患者用力缩舌,促进舌的前后运动;通过舌尖舔吮口唇周围,练习舌的灵活性。

④ 呼吸训练:主要方法是腹式呼吸训练、缩唇呼吸训练、强化声门闭锁训练及模拟吞咽训练。详见第七章第二节"生活方式指导"。

(2)感觉促进训练

① 把食物送至患者口中时,使用汤匙下压舌部,可给予有触感或者有强烈味道的食物。

② 冷刺激:能有效地强化患者的吞咽反射,反复训练,可使之易于诱发且吞咽有力。在专业人员的指导下,用冰冻棉棒蘸少许水,轻轻刺激软腭、腭弓、舌根及咽后壁,然后嘱患者做吞咽动作。如出现呕吐反射即应终止。

③ 促进吞咽反射训练:用手指上下摩擦甲状软骨至下颌下方的皮肤,可引起下颌的上下运动和舌部的前后运动,继而引发吞咽。此方法可用于口中含有食物却不能产生吞咽运动的患者。

(3)进食训练

进食训练适用于清醒、全身状态稳定、轻度吞咽障碍者。

① 体位:卧床者可尝试取30°颈部前倾的健侧高卧位,偏瘫侧肩背部垫高,坐位更佳,协助从健侧喂食。

② 食物的选择:选择密度均一、有适当黏性、不易松散、通过咽及食道时不易

残留在黏膜上的食物,进食时由流质食物(如米汤等)逐步过渡到半流质食物(稀饭、面条等)。应根据患者的具体情况进行选择,兼顾食物的色、香、味等。

③ 一口量:最适于患者吞咽的每次喂食量。一口量过多,食物易从口中漏出或增加误咽的危险;一口量过少,难以触发吞咽反射。一般正常人的一口量为:流质食物 $1\sim20$ mL、糊状食物 $3\sim5$ mL、肉团平均 $2$ cm$^3$。应从小量($1\sim4$ mL)开始,逐步增加。

④ 放置位置:宜放置在口腔中最能感觉食物的位置,最佳位置是健侧舌后部及健侧颊部,有利于食物在口腔中的保持及输送。

⑤ 调整进食速度:指导患者以较常人缓慢的速度进行摄食、咀嚼和吞咽。一般每餐进食的时间控制在 45 分钟左右为宜,提倡和家人一起进餐,以增加食欲。

⑥ 协助进食方法:患者取合适体位,健侧口角低于偏瘫侧,协助者在偏瘫侧辅助。第一步,取适量准备好的糊状食物,以健侧白齿处喂入;第二步,食物倒入健侧颊部或舌后部,同侧退出勺子;第三步,协助并确认其完成吞咽动作。

# 第五节　常用护理技术

## 一、脑卒中识别与应对

### (一)脑卒中识别

脑卒中发作时并没有特定的表现。因为脑血管的堵塞可以发生在脑内任何血管,难以判断。但是,与其他疾病一样,脑卒中在发作时也有一些共同的特点:

(1)偏瘫,即一侧没有力气,有时表现为没有先兆的突然跌倒。

(2)偏身感觉障碍,即一侧面部或肢体突然麻木,感觉不舒服。

(3)偏盲,即双眼的同一侧看不见东西或视物模糊。

(4)失语,即说话不清楚,说不出话,或听不懂别人及自己说的话,不理解也写不出以前会读、会写的字句。

(5)眩晕伴恶心、呕吐,眩晕即看东西天旋地转或感觉自身旋转。

(6)复视,即看东西出现双影。

(7)发音、吞咽困难,说话时舌头发"木",饮水呛咳。

(8)共济失调,即走路不稳,左右摇晃不定,动作不协调。

上述表现可能只发生 1 种,也可能同时出现几种,可以是突然出现,可以是在安静时或晨起醒来时发生,也可在活动时或情绪激动时发生。美国心脏病脑卒中协会推荐患者自我进行脑卒中识别的方法简称"FAST"(面部 face、上肢 arm、语言测试 speech、时间 time）。研究证实，"FAST"方法可以作为我国非专业神经医生快速辨别脑卒中的一种手段。对于社区，推荐如图 3.5 所示的 120 快速脑卒中识别法，此法更适合中国国情，它特别强调"时间就是大脑"，一旦突然出现面部不对称、上肢单侧无力、语言困难的症状，必须立即拨打急救电话"120"，紧急送到有条件的医院就诊。

这些症状的持续时间可能短到几秒钟，但不论时间长短，只要发生以上症状，就应及时就医，记住口诀：1、2、0、快！

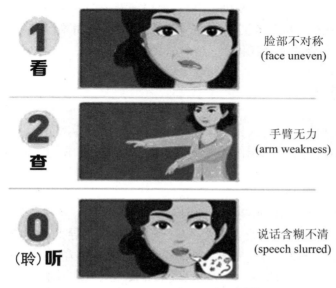

脸部不对称
(face uneven)

手臂无力
(arm weakness)

说话含糊不清
(speech slurred)

如果有以上任何症状突然发生，应即刻拨打**120**！快速送往附近有脑卒中救治能力的医院。

**图 3.5　120 快速脑卒中识别法**

## （二）脑卒中急救应对

发现患者脑卒中后，要沉着冷静，将患者放平，取仰卧位，不能抱住患者又摇又喊，应使昏迷者的头部与平面保持不超过 15°，同时小心地将其头偏向一侧，以防呕吐物误入气管发生窒息。解开衣领，取出义齿，尽量将嘴里的污物抠出，对于清醒患者设法缓解紧张情绪。另外，切忌依据经验给患者服用药物，因为脑卒中分为出血型和缺血型两种，两者症状可能相似，治疗却完全不同，故在没有确诊以前，不可随意用药，以免加重病情。家属或社区医生应首先拨打"120"急救电话，并简单叙述病情，让急救医生做好抢救的准备。

脑卒中急性期患者一般入住综合医院的神经内科进行救治。整个转运过程中，家属要尊重急救医生的意见。选择医院时，应选择有脑卒中治疗资质及有经验的医院。简单地说，选择至少可以 24 小时内都能做 CT 检查的医院。对脑卒中患者来说,越早治疗对将来的预后越有利。为脑卒中患者在超早期提供及时、规范、有效的治疗是脑卒中救治的关键环节。尤其对缺血性脑卒中患者,超早期溶栓治疗是目前最有效的方法,而医院有无必要的溶栓条件及经验(如能够进行必要的影像学检查、有专门的脑卒中团队、具备重症监护设施等),将直接影响治疗的效果。

脑卒中患者在送至有条件的医院后,家属要向医务人员详尽介绍病情,不要盲目急于让医生用药,要配合医生做好相关的必要检查。确定病情后,医生将有针对性的进行医治和抢救,需要家属共同承担风险。在脑卒中急救时,时间是十分关键的,医生会解释治疗的意义及风险,也需要患者及家属抓紧时间作出决策,并配合医生做好各项治疗的准备工作,为抢救赢得时间。家属要耐心等待,切忌打扰患者,患者保持稳定的情绪有利于病情的恢复。

## 二、鼻饲

### 1. 适用范围

鼻饲适用于重度吞咽困难、难以满足营养和水的需求、意识障碍、大量误吸的患者。

### 2. 方法

(1) 做好解释工作,取得患者的配合。

(2) 鼻饲饮食可以是自制匀浆,也可是在医生的指导下选用专业调配的匀浆,或购买商品营养素制剂,如安素、能全力、百普素、百普力等。自制匀浆可以是果汁、米糊,也可以将牛奶、鱼、肉、水果、蔬菜等食品去刺和骨后,用高速捣碎机搅成糊状,所含营养素与正常饮食相似,但在体外粉碎,故易消化吸收。制作鼻饲营养液时应将肉、蛋、菜等各种食物搅碎,现用现配。若鼻饲营养液在冰箱内存放时间<24 小时,可于鼻饲前充分煮沸 5 分钟。鼻饲温度为 39～41 ℃,以手腕处试温热为宜,温度切不可过高。

(3) 鼻饲前,在病情允许的情况下,抬高床头 30°～45°,进餐后 30～60 分钟再放下床头,以防食物反流。

(4) 鼻饲前,操作者洗手,回抽胃液,确保胃管位置正常。

(5) 每次鼻饲食物前后均用 30 mL 温开水冲洗鼻饲管。

(6) 鼻饲速度不宜过快,300 mL 鼻饲液一般在 30 分钟内注入为佳。

### 3. 注意事项

(1) 避免鼻胃管脱出。插入的深度要保持合适,成人一般为 45～55 cm。若怀疑鼻胃管脱出,应及时联系医护人员。如遇意识不清或躁动不合作的患者,需预防鼻胃管被拉出,必要时可对其双手进行保护性约束。

(2) 妥善固定鼻胃管。胃管可用绳子固定于双侧耳后,或加用医用透气胶布贴于鼻尖部。胶布定期更换,至少每周更换一次,卷边脱落时要立即更换。

（3）胃管末端开口处用清洁纱布包裹，及时更换，防止污染。

（4）观察胃液的颜色、性质，胃液颜色一般为墨绿色（混有胆汁），如出现颜色或性质的改变，应及时通知医生，给予相应处理。

（5）鼻饲营养液注入药物前，药物要充分研碎，并与少量鼻饲液混合后注入，这样可避免因药物沉淀而堵管，不同的药物分开注入，以免发生配伍禁忌。

（6）保持口腔清洁，协助患者刷牙或做口腔护理，每日 2～3 次。

（7）进行早期吞咽功能康复训练的患者，可在医师的指导下试行经口进食，尽早拔除胃管。

# 三、尿管护理技术

### 1. 适用范围

尿管护理技术适用于尿失禁或尿潴留的患者。

### 2. 方法

临床护理人员遵医嘱在无菌操作下行留置导尿。

### 3. 注意事项

（1）尿袋高度要低于膀胱位置，但不可放置于地上，以防尿液逆流，当患者离床活动或搬运患者时，可先将引流管夹住，再用别针等妥善固定于衣服上，避免尿液回流或尿管脱落。

（2）接头不可松脱，应保持密闭，以防止受污染，且尿袋出口处应在放尿后立即关闭，即应维持密闭的引流系统。

（3）尿管不可扭曲或受压，以防堵塞，且不可拉扯，避免过度活动，以防尿管摩擦出血。

（4）尿管正确固定的方法为用布胶布将尿管尾端固定于患者大腿内侧，减少牵拉，防止脱落。

（5）尿袋应每隔 8 小时或当尿袋尿量超过 500 mL 时放掉，不可积太多，倒尿时勿使尿袋出口处受到污染。定时更换集尿袋，一般不超过 1 周。

（6）鼓励多喝水，勤更换卧位，增加排尿量，每天尿量至少 1 500 mL 以上，避免感染及尿路阻塞。

（7）保持尿道口清洁。每天可用新洁尔灭消毒液或温开水冲洗尿道口，每天 1～2 次，以维持尿道口清洁和干燥。

（8）膀胱功能锻炼：每日夹管，膀胱有充盈感或 2 小时左右松开夹管一次。

# 第四章　社区糖尿病患者照护策略

随着城市化进程加快、生活方式的改变及人口老龄化,糖尿病的患病率正呈现快速上升趋势,已成为发达国家继心脑血管疾病、肿瘤之后第三大慢性非传染性疾病,严重危害人类健康。根据国际糖尿病联盟统计显示,2017年全球有4.25亿人患糖尿病,较2015年的4.15亿增加近2.4%,预计到2045年,全球将有6.29亿人患糖尿病。最新的一项全国性糖尿病流行病学调查报告显示,中国18岁以上人群糖尿病标化患病率为10.9%,男性略高于女性。目前,我国已成为世界上糖尿病患者数量最多的国家。糖尿病是社区常见病、多发病,是严重威胁居民健康的公共卫生问题,其预防及管理具有重要意义。

## 第一节　概　　述

糖尿病(diabetes mellitus,DM)是由遗传和环境因素共同作用而引起的一组以慢性高血糖为特征的代谢性疾病。因为胰岛素分泌和(或)作用缺陷会导致碳水化合物、蛋白质、脂肪、水和电解质等代谢紊乱。随着病程延长,可出现眼、肾、神经、心脏、血管等多系统损害;重症或应激时还可能发生酮症酸中毒、高渗高血糖综合征等。

## 一、危险因素

### 1. 年龄
随着机体各组织功能的老化、功能下降,糖尿病的发病率随着年龄的增长而逐渐增加。

### 2. 遗传因素
糖尿病有明显的家族聚集现象。有糖尿病家族史者患病率比无糖尿病家族史者高,其中2型糖尿病的遗传倾向更为明显。

### 3. 不良的生活方式
包括不合理的饮食(高热量、高脂肪、高胆固醇、高蛋白、高糖、低纤维素食物)、静坐生活方式、酗酒等。进食过多,体力活动减少导致的肥胖是 2 型糖尿病最主要的环境危险因素。

**4. 生物源和化学因素**

1 型糖尿病与柯萨奇病毒、风疹病毒、腮腺炎病毒感染有关,而持续性病毒感染引起的自身免疫反应,与 2 型糖尿病的发生有关。化学毒物和某些药物影响糖代谢并引起葡萄糖不耐受,而对这类药物敏感者可导致糖尿病。

## 二、临床分型

我国目前仍采用 1999 年 WHO 的病因学分型体系,将糖尿病分为以下四大类:

**1. 1 型糖尿病**

1 型糖尿病是指由于胰岛 B 细胞破坏和衰竭,而导致胰岛素绝对缺乏。绝大多数 1 型糖尿病是自身免疫性疾病,遗传因素和环境因素共同参与其发病,可分为免疫介导性和特发性(无自身免疫证据)。1 型糖尿病在亚洲较少见,我国 1 型糖尿病的比例小于 5%。其发病年龄通常小于 30 岁,起病迅速。

**2. 2 型糖尿病**

2 型糖尿病是指一种以胰岛素抵抗为主伴胰岛素进行性分泌不足和以胰岛素进行性分泌不足为主伴胰岛素抵抗的疾病。2 型糖尿病是糖尿病中最多见的类型(占 90%~95%),可发生在任何年龄,多见于 40 岁以上成人和老年人。

**3. 妊娠糖尿病**

妊娠糖尿病是指妊娠期间首次发生或发现的糖尿病或糖耐量降低,表现为不同程度的糖代谢异常。不包括孕前已诊断或已患糖尿病的患者,后者称为糖尿病合并妊娠。

**4. 其他特殊类型糖尿病**

其他特殊类型糖尿病是在不同水平上(从环境因素到遗传因素或两者间的相互作用)病因学相对明确的一类高血糖状态。比如:线粒体基因突变糖尿病、脂肪萎缩型糖尿病、胰高血糖素瘤以及由于内分泌疾病、药物或化学品等所致的糖尿病。

## 三、临床表现

**1. 多饮、多尿、多食和体重减轻**

由于血糖升高引起渗透性利尿导致尿量增多,尿多导致机体失水,继而口渴而频繁大量的饮水;此外,血糖升高刺激胰岛素的分泌,进而使患者食欲增加;但由于机体不能利用葡萄糖,脂肪分解消耗增多会引起消瘦、疲乏、体重减轻。故而出现典型的糖尿病"三多一少"(多尿、多饮、多食和体重减轻)症状,常见于 1 型糖尿病。

**2. 皮肤瘙痒**

由于高血糖及末梢神经病变导致皮肤干燥和感觉异常,患者常有皮肤瘙痒。女性患者可因尿糖刺激局部,出现外阴瘙痒。

**3. 其他症状**

血糖升高较快时可使眼防水、晶状体渗透压改变而引起屈光改变致视物模糊。还包括四肢酸痛、麻木、腰痛、性欲减退、阳痿不育、月经失调、便秘等。

# 四、检查项目

**1. 血糖测定**

血糖测定的方法包括静脉血浆葡萄糖测定、毛细血管血葡萄糖测定和 24 小时动态血糖测定 3 种。前者用于诊断糖尿病,后两者仅用于糖尿病的检测。血糖测定是诊断糖尿病的唯一标准。正常成人空腹血糖为 3.9～6.1 mmol/L,空腹血糖在 6.1～6.9 mmol/L 范围为空腹血糖受损,空腹血糖≥7.0 mmol/L 应考虑糖尿病。当存在糖尿病典型临床表现时,符合下面任何一条标准,排除应激事件,就可以初步诊断糖尿病:空腹(禁食 8 小时以上)血糖≥7.0 mmol/L,或餐后 2 小时血糖≥11.1 mmol/L,或糖尿病症状加随机血糖≥11.1 mmol/L。若无典型"三多一少"的症状,需再测一次予证实,诊断才能成立。

**2. 尿糖测定**

糖尿病患者的尿糖常为阳性。尿糖阳性只提示血糖值超过肾糖阈(大约为 10 mmol/L),尿糖阴性不能排除糖尿病可能。如并发肾脏疾病时,肾糖阈升高,虽然血糖升高,但尿糖呈阴性;而妊娠期肾糖阈降低,虽然血糖正常,尿糖可呈阴性。因此,尿糖测定不作为诊断标准。

**3. 葡萄糖耐量试验**

当血糖值高于正常范围而又未达到糖尿病诊断标准或疑有糖尿病倾向者,需进行口服葡萄糖耐量试验。葡萄糖耐量试验 2 小时血糖值<7.7 mmol/L 为正常的糖耐量;血糖值 7.8～11.0 mmol/L 为糖耐量减退;血糖值≥11.1 mmol/L 应考虑糖尿病。

**4. 糖化血红蛋白 A1**

糖化血红蛋白 A1(glycosylated hemoglobin A1, HbA1)是葡萄糖与血红蛋白非酶催化反应的产物,反应不可逆,HbA1 水平稳定,可反映患者 8～12 周的平均血糖水平,是判断血糖控制状态最有价值的指标。

**5. 胰岛 B 细胞功能检查**

胰岛 B 细胞功能检查包括胰岛素释放试验和 C 肽释放试验,用于评价基础和葡萄糖介导的胰岛素释放功能。

**6. 其他检查**

病情尚未控制的糖尿病患者,可出现高甘油三酯、高胆固醇;酮症酸中毒时血酮体升高,出现尿酮,$CO_2$结合力降低,$CO_2$分压降低,血 pH$<$7.35;血钾正常或偏低,血钠、血氯降低;血尿素氮和肌酐常偏高;发生糖尿病足者,X 线检查可见足的畸形,下肢多普勒超声检查可见足背动脉搏动减弱或缺失。

# 五、治疗要点

糖尿病的治疗强调早期、长期、综合、全面达标及治疗方法个体化的原则。国际糖尿病联盟提出糖尿病综合管理五个要点(有"五驾马车"之称):糖尿病健康教育、饮食治疗、运动治疗、病情检测和药物治疗。

**1. 健康教育**

健康教育是重要的糖尿病基础管理措施,包括患者及其家属和民众的卫生保健教育、糖尿病防治专业人员的培训等。每位糖尿病患者应充分认识糖尿病并掌握自我管理技能。

**2. 饮食治疗**

饮食治疗是所有糖尿病治疗的基础,是预防和控制糖尿病必不可少的措施,也是年长者、肥胖型、少症状轻型患者的主要治疗措施,对重症和 1 型糖尿病患者更应该严格执行饮食计划并长期坚持。详见本章第二节中的"饮食指导"。

**3. 运动治疗**

适当的运动,有助于减轻体重、提高胰岛素敏感性、改善血糖和脂代谢的紊乱,还可以减轻患者的压力和紧张情绪。运动的原则是适量、经常性和个体化。根据患者的年龄、性别、体力、病情及有无并发症等安排适宜活动,循序渐进,并长期坚持。详见本章第二节中的"运动指导"。

**4. 病情检测**

包括血糖检测(空腹血糖、餐后血糖、HbA1c)、其他心血管疾病和并发症的检测。① 建议使用便携式血糖仪进行自我血糖检测,指导调整治疗方案。② 对于血糖平稳且正在使用胰岛素者,建议每日自我监测至少 3 次,非胰岛素治疗者自我监测频率应适应治疗方案的需要;对于糖尿病孕妇,建议每周 1~2 天进行全天自我监测。③ HbA1c用于评价长期血糖控制情况,也是调整治疗方案的重要依据之一。对于糖尿病患者开始治疗时每 3 个月检测一次,血糖达标后每年应至少监测 2 次。

**5. 药物治疗**

包括口服药物和注射制剂两类,在饮食和运动不能使血糖控制达标时应及时应用降糖药物治疗。口服降糖药物包括促胰岛素分泌剂[磺脲类、非磺脲类和二肽基-4 抑制剂（DPP-4 抑制剂）〕、增加胰岛素敏感性药物（双胍类和噻唑烷二酮类）和α-糖苷酶抑制剂等。胰岛素注射制剂包括动物胰岛素、人胰岛素和胰岛素类似物。具体内容详见本章第三节"用药指导"。

# 第二节　生活方式指导

## 一、饮食指导

合理的饮食是糖尿病控制的基础，是防治糖尿病的第一步，也是糖尿病患者最为关注的问题之一。

### （一）饮食原则

饮食原则包括：根据患者实际需求（体重、劳动强度）合理控制总热量，维持理想体重；蛋白质、脂肪、糖类的比例合理，均衡各种营养素的摄入；合理配餐，定时定量，少食多餐，以减少单次餐后胰岛 B 细胞的负担；对于使用胰岛素治疗者，可在两餐间或者睡前加餐，预防低血糖的发生。

**1. 确定总热量**

根据患者的性别、年龄、标准体重〔男性标准体重（kg）＝身高（cm）－105，女性标准体重（kg）＝身高（cm）－100〕、工作性质、生活习惯计算每天所需总热量。成人在休息状态下每天每公斤理想体重给予热量 25～30 kcal，轻体力劳动 30～35 kcal，中度体力劳动 35～40 kcal，重体力劳动 40 kcal 以上。儿童、孕妇、乳母、营养不良和消瘦、伴有消耗性疾病者每天每公斤体重酌情增加 5 kcal，肥胖者酌情减少 5 kcal，使体重逐渐恢复至理想体重的±5％。

**2. 确定食物的组成和分配**

总的原则是高碳水化合物、低脂肪、适量蛋白质和高纤维的膳食。推荐蛋白质摄入量为每天每千克体重 0.6 g。提倡低血糖指数食物。胆固醇摄入量应在每天300 mg 以下。多食富含膳食纤维的食物，每天饮食中膳食纤维含量 14 g/1 000 kcal为宜。病情稳定的糖尿病患者可按每天 3 餐 1/5、2/5、2/5 或各 1/3 分配；对注射胰岛素或口服降糖药但病情有波动的患者，可每天进食 5～6 餐，从 3 次正餐中匀出 25～50 g 主食作为加餐用。

### （二）饮食要点

**1. 合理控制能量**

能量的控制，还应注意：

（1）选用复合糖类：碳水化合物占 45%～60%，选择低升糖指数食物。

（2）控制脂肪摄入：脂肪占 20%～30%，饱和脂肪酸和多不饱和脂肪酸均应小于 10%，单不饱和脂肪酸提供 10%～15%，胆固醇摄入量不超过 300 mg/d。

（3）选用优质蛋白：蛋白质占 15%～20%，一般情况下蛋白质摄入量需 0.8 g/(kg·d)，优质蛋白包括植物蛋白、乳清蛋白等。

（4）丰富维生素及矿物质：维生素 $D_3$、$B_1$、$B_2$、E、Mg、Zn 等。

（5）增加膳食纤维摄入：推荐摄入量为 25～30 g/d，或 10～14 g/1 000 kcal。

**2. 全谷物、杂豆类占 1/3**

稻米、小麦、玉米、大麦、燕麦、黑麦、黑米、高粱、青稞、黄米、小米、粟米、荞麦、薏米等，如果加工得当均是全谷物的良好来源。杂豆类品种有赤豆、芸豆、绿豆、豌豆、鹰嘴豆、蚕豆等。主食谷物搭配见表 4.1。

表 4.1　主食谷物搭配

| 主食定量 粗细搭配 | | | 等值谷薯类交换表 | | | |
|---|---|---|---|---|---|---|
| | | | 每交换份谷薯类供应蛋白质 2 g，碳水化合物 20 g，热能 90 kcal | | | |
| 全天主食所占能量（kcal） | | | 食品 | 重量（g） | 食品 | 重量（g） |
| | 碳水化合物占 45% | 碳水化合物占 60% | 大米、小米、糯米、薏米 | 25 | 绿豆、红豆、芸豆、干豌豆 | 25 |
| 女 1 800 | 810 | 1 080 | 高粱米、玉米渣 | 25 | 干粉条、干莲子 | 25 |
| 男 2 250 | 1 012 | 1 350 | 面粉、米粉、玉米面 | 25 | 油条、油饼、苏打饼干 | 25 |
| | | | 混合面 | 25 | 混合面 | 25 |
| 全天杂豆及全谷物所占能量（kcal） | | | 燕麦片、筱麦面 | 25 | 燕麦片、麦面 | 25 |
| | 碳水化合物占 45% | 碳水化合物占 60% | 荞麦面、苦荞面 | 25 | 生面条、魔芋生面条 | 35 |
| 女 1 800 | 270 | 360 | 各种挂面 | 25 | 马铃薯 | 25 |
| 男 2 250 | 337 | 450 | 通心粉 | 25 | 鲜玉米（带棒心） | 200 |

从表 4.1 可知，女性（按 1 800 kcal 算）全天可摄入 3～4 份全谷物及杂豆类，男性（按 2 250 kcal 算）全天可摄入 3.7～5 份全谷物及杂豆类。

**3. 多吃蔬菜、水果适量，种类、颜色要多样**

蔬菜的升糖指数明显低于水果，建议每日蔬菜摄入量为 300～500 g，深色蔬菜占 1/2，其中绿叶菜不少于 70 g；两餐之间选择低升糖指数的水果为宜。常见蔬菜水果的升糖指数,可参考表 4.2。

表 4.2　蔬菜水果的升糖指数

| 食品 | 升糖指数 | 食品 | 升糖指数 |
|---|---|---|---|
| 南瓜 | 75 | 西瓜 | 72 |
| 胡萝卜 | 71 | 菠萝 | 66 |
| 山药 | 51 | 葡萄(淡黄) | 56 |
| 绿笋 | <15 | 芒果 | 55 |
| 绿菜花 | <15 | 香蕉 | 52 |
| 菜花 | <15 | 猕猴桃 | 52 |
| 芹菜 | <15 | 柑 | 43 |
| 黄瓜 | <15 | 葡萄 | 43 |
| 茄子 | <15 | 苹果 | 36 |
| 鲜青豆 | <15 | 梨 | 36 |
| 莴笋 | <15 | 桃 | 28 |
| 生菜 | <15 | 柚 | 25 |
| 青椒 | <15 | 李子 | 24 |
| 西红柿 | <15 | 樱桃 | 22 |
| 菠菜 | <15 | | |

**4. 常吃鱼、禽,蛋类和畜肉适量,限制加工肉类**

(1) 畜肉类包括猪、羊、牛、驴等的肌肉和内脏,脂肪含量较高,饱和脂肪酸较多,平均为 15%。猪肉最高,羊肉次之,牛肉最低,应适量食用。

(2) 每周不超过 4 个鸡蛋,或每两天 1 个鸡蛋,不弃蛋黄。研究表明,鸡蛋的摄入(每周 3～4 个)对血清胆固醇水平影响微弱;适量摄入与心血管疾病的发病风险无关。

(3) 限制腌制、烘烤、烟熏、酱卤等加工肉制品的摄入。

(4) 熏制食品的熏烟中含有 200 多种化合物,有些已证明有致癌作用,如环芳烃类和甲醛等,在熏制过程中可污染食品,增加肿瘤发生的风险。

**5. 奶类豆类天天有,零食加餐合理选择**

(1) 保证每日 300 g 液态奶或者相当量的奶制品的摄入。

(2) 重视大豆及其制品的摄入,零食可选择少量坚果,每天别超过 25 g。

(3) 甜味剂可选择山梨醇、木糖醇等。

**6. 足量饮水,限制饮酒**

(1) 烹调注意少油、少盐,成人每日烹调油 25～30 g,食盐用量不超过 6 g。

（2）推荐饮用白开水，每天饮用量 1 500～1 700 mL，饮料可选淡茶或咖啡。

（3）饮酒后易出现低血糖，乙醇在体内代谢可减少来自糖原异生途径的糖量，还会抑制升糖激素释放。

（4）饮酒时常减少正常饮食摄入，酒精吸收快，不能较长时间维持血糖水平。

（5）饮酒还可使糖负荷后胰岛素分泌增加，对用胰岛素、降糖药治疗的糖尿病患者，更易发生低血糖。

**7. 细嚼慢咽，注意进餐顺序**

（1）改变进餐顺序，先吃蔬菜再吃肉类，最后吃主食，细嚼慢咽。研究表明细嚼慢咽可助减肥、防癌、保护口腔黏膜，有利于唾液分泌，防止牙龈炎及口腔溃疡、减少食道损伤和食道疾病发生、有利于胃肠的消化和吸收等优点。

（2）控制进餐速度，早晨 15～20 分钟，中晚餐 30 分钟，餐次安排视病情而定。

**8. 注重自我管理，定期接受个体化营养指导**

（1）注重饮食控制、规律锻炼、遵医用药、监测血糖、足部护理及高低血糖预防和处理等 6 方面的自我管理。

（2）定期接受营养医师和营养师的个性化专业指导，至少每年 4 次。

## （三）注意事项

（1）超重者忌吃油炸、油煎食物，炒菜宜用植物油，少食动物内脏、蟹黄、鱼子等高胆固醇食物，戒烟酒。

（2）每天食盐量＜6 g，适量补充维生素和微量营养素。

（3）严格限制各种甜食，包括食用糖、糖果、甜点心、饼干及含糖饮料；可使用非营养性甜味剂，如蛋白糖、木糖醇、甜菊片等；对于血糖控制接近正常范围者，可在两餐间或睡前加食水果，如苹果、橙子、梨等。

（4）每周定期测量体重一次，如果体重增加＞2 kg，要进一步减少饮食的总热量。

（5）关注饮食治疗的重要性，加强对饮食治疗与药物治疗的关系、与血糖控制的因果关系、与并发症的关系相关知识的掌握。

（6）不可过度节食及限水。

# 二、运动指导

合理的运动可以提高胰岛素的敏感性，减轻胰岛素抵抗，有利于血糖的控制，并能够改善机体内分泌紊乱状态、氧化应激状态，减少口服降糖药或胰岛素的使用剂量。

## （一）运动方式

迈开腿，是防治糖尿病最为关键的第二步。糖尿病患者的运动方式，应选择强度较低、持续时间长、有节奏的有氧运动，从而使心肺功能得到充分的锻炼。

　　有氧运动是指能够调节全身的肌肉,增强体内氧气吸入,以满足体内消耗的氧气量,是一种强度低、持续时间较长,能够增强心肺功能的运动。比如:散步、快走、慢跑、游泳、跳绳、打太极拳、练八段锦、骑自行车等。有氧运动30分钟就能达到有效降低血脂和血糖的目的。最佳运动时间是餐后1小时(以进食开始计时)。如无禁忌证,每周最好进行2次抗阻运动。若有心脑血管疾病或者严重微血管病变者,应按具体情况选择运动的方式。

### (二)运动强度

　　运动应量力而行、个性化、循序渐进、持之以恒,以运动后有点疲劳,周身发热出汗,但感觉舒服为主。合适的运动强度为个人最大运动强度的60%～70%,保持活动时心率=(170-年龄)。

　　美国糖尿病协会推荐糖尿病患者每周至少进行150分钟的中等强度运动或是90分钟的高强度运动。活动时间为每次30～40分钟,包括运动前准备活动和运动结束整理运动的时间。可根据患者具体情况逐渐延长。

　　每次运动以消耗8 kcal的热量为宜,运动的强度相当于:

　　(1)低强度运动30分钟,相当于散步、打太极拳、做家务活、打高尔夫球。

　　(2)中强度运动20分钟,相当于慢跑、做操、跳舞、骑车、打羽毛球。

　　(3)高强度运动10分钟,相当于快跑、游泳、跳绳、爬山、打篮球、踢足球。

### (三)注意事项

　　(1)运动前,对血糖的控制情况(血糖、糖化血红蛋白、血酮)、心电图、肺活量、血压、下肢血管情况、负荷后心率变化进行全面的评估,根据具体情况决定运动方式、时间以及运动量。用胰岛素或者口服降糖药者,最好每天定时活动。运动量大或激烈运动时应建议患者调整食物及药物,以免发生低血糖。

　　(2)1型糖尿病患者应避免血糖波动过大,体育锻炼宜在餐后进行;运动中需注意补充水分;在运动中若出现胸闷、胸痛、视力模糊等应立即停止运动,并及时处理;运动后做好运动日记,以便观察疗效和不良反应。

　　(3)运动前、后要检测血糖,对于空腹血糖≥14 mmol/L且出现酮体者应避免活动;当空腹血糖>16.7 mmol/L,应减少活动;血糖>14 mmol/L,近期频繁发作低血糖或者血糖波动较大、有较严重的糖尿病急性并发症和严重心、脑、眼、肾等慢性并发症者,忌运动。

　　(4)运动不宜在空腹时进行,为防止低血糖发生,应常备糖果;运动时注意随身携带包括个人联系方式、糖尿病病情说明等信息的卡片。

## 三、心理护理

　　糖尿病是一种慢性终身性疾病,在患糖尿病之初以及在长期的治疗过程中,严格的饮食控制及多器官、多组织结构功能障碍易使患者对治疗缺乏信心,不能有效地应对,从而产生各种心理问题。调查显示,糖尿病患者心理障碍的发生率高达30%~50%。

## (一)常见心理问题

### 1. 负性情绪

糖尿病患者的异常心理过程与个性心理特征主要表现为抑郁状态、焦虑状态、恐惧状态等。焦虑、抑郁等负性情绪也会影响到血糖的控制,因而保持良好的心态至关重要。

### 2. 糖尿病痛苦

糖尿病痛苦是患者在复杂、困难的糖尿病管理过程中所体验到的焦虑、沮丧、压力、担心等心理情感体验,主要来源于疾病的自我意识/耻辱、日常糖尿病管理的困难、医疗体系的不足以及对治疗途径、远期后果、情感负担及支持和怀孕等具体事件的过度忧虑,是困扰患者的重要心理问题。其不同于抑郁等负性心理,糖尿病相关特异性、指向性更为明确,但在一定程度上与抑郁、焦虑等负性心理有症状重叠。

## (二)应对技巧

### 1. 支持性心理护理

向患者提供糖尿病相关知识,使患者正确认识疾病,糖尿病并不是不可控制的,协助患者建立应对疾病的信心;认真倾听患者的叙述并观察其心理活动,给予充分的支持和理解,及时肯定患者取得的进步;鼓励患者及家属参与到糖尿病控制当中,使得患者感受到支持和关心。

### 2. 常用心理调适技巧

学习放松技巧,如:冥想、控制呼吸、放松训练(听音乐、下象棋、打太极、渐进性肌肉放松训练)等,缓解负性情绪,以减轻不良感受或行为。

### 3. 正念干预

针对糖尿病患者的正念干预方法包括正念减压疗法、正念认知疗法以及专注于特定健康行为(如进食)的正念饮食觉察训练或正念行走。其训练的主要技术包括:躯体扫描、正念观呼吸、正念行走及正念瑜伽等,练习中观察和体验当下的情绪与感受,保持清醒的觉知。正念练习可作为辅助健康教育方式,以结构化教育和技能为基础,从而缓解糖尿病患者相关的负性情绪以及由应激、抑郁和焦虑等心理问题引起的症状。

### 4. 八段锦

八段锦是中国传统的养生功法,属于中医气功的一种,以调身、调息、调心三者合一为基础,以中医理论为具体指导思想,将体势、心理、呼吸有机结合起来,对练习者的身体、心神进行全面整体的调节。现代研究发现,通过舒缓伸展的运动,进行调息、凝神,达到心神合一,还可改善患者的心理健康状况,以达到缓解焦虑、强身健体、提高心肺功能、缓解疼痛的效果。

# 第三节 用 药 指 导

## 一、口服药

### (一) 促胰岛素分泌剂

**1. 磺脲类**

(1) 种类

代表药物有格列本脲(优降糖)、格列吡嗪及其控释片(美吡达、瑞易宁)、格列齐特(达美康)、格列喹酮(糖适平)、格列美脲(亚莫利)等。

(2) 作用

该类药物作用于胰岛 B 细胞上的受体,促进胰岛素释放,使血糖下降。作为单药使用,主要应用于新诊断的 2 型糖尿病患者通过饮食和运动血糖控制不理想时,以及肥胖 2 型糖尿病患者应用双胍类药物治疗后血糖控制不满意或因胃肠道反应不能耐受者。

(3) 不良反应

① 低血糖反应:是最常见且重要的副作用,常发生于老年患者(60 岁以上)、肝肾功能不全或营养不良者。通常药物剂量过大、体力活动过度、进食不规律或减少、饮用含酒精饮料等为常见诱因。

② 体重增加。

③ 皮肤过敏反应:皮疹、皮肤瘙痒等。

④ 上腹不适、食欲减退等,偶见肝功能损害、胆汁瘀滞性黄疸。

(4) 注意事项

① 建议从小剂量开始,应在饭前 20～30 分钟口服。

② 最主要的不良反应是低血糖,故服药后应及时进食,做到不进餐不服药,血糖下降时应及时减量,以防止低血糖反应的发生。

③ 不宜同时使用两种磺脲类药物,也不宜与其他胰岛素促泌剂合用。

④ 1 型糖尿病,处于应激状态或有严重并发症、晚期的 2 型糖尿病,儿童糖尿病,孕妇及哺乳妇女等不宜选择。

⑤ 轻度肾功能减退时,几种药物均可使用;中度肾功能减退时,宜使用格列喹酮;重度肾功能减退时,格列喹酮也不宜使用。

**2. 非磺脲类**

（1）种类

主要为格列奈类药物，如：瑞格列奈（诺和龙）、那格列奈（唐力）、米格列奈（法迪）。

（2）作用

该类药物可以直接刺激胰岛 B 细胞释放胰岛素，用于控制餐后血糖，具有吸收快、起效快和作用时间短的特点。较适用于 2 型糖尿病早期餐后高血糖阶段或以餐后高血糖为主的老年患者。

（3）不良反应

该类药物的常见不良反应是低血糖和体重增加，但低血糖的风险和程度较磺脲类药物轻。

（4）注意事项

① 应在饭前 15 分钟或饭前即刻口服。

② 其他注意事项，同磺脲类。

**3. 二肽基肽酶 4 抑制剂**

（1）种类

代表药物有西格列汀（捷诺维、捷诺达）、沙格列汀（安立泽、安立格）、维格列汀（佳维乐、宜合瑞）、利格列汀（欧唐宁、欧双宁）和阿格列汀。

（2）作用

该类药物能够抑制胰高血糖素样肽-1 的分解和葡萄糖依赖性促胰岛素分泌多肽的灭活，促进胰岛 B 细胞释放胰岛素，同时抑制胰岛 A 细胞分泌胰高血糖素，从而提高胰岛素水平，降低糖尿病患者的血糖。二肽基肽酶 4 抑制剂是一类治疗 2 型糖尿病的药物。

（3）不良反应

该类药物出现低血糖反应的概率小，大部分患者只出现轻微的药物不良反应，如腹泻、上呼吸道感染等。

（4）注意事项

① 服用时间不受进食影响。

② 禁用于 1 型糖尿病或糖尿病酮中毒患者，慎用于孕妇、儿童和有胰腺炎病史的患者。

③ 有肾功能不全的患者建议减少用量。

（二）胰岛素增敏剂

**1. 双胍类药物**

（1）种类

代表药物有二甲双胍、格华止等。

（2）作用

该类药物可以减少肝糖原的输出,改善外周组织对胰岛素的敏感性和外周胰岛素抵抗,增加对葡萄糖的摄取和利用,加速糖代谢并延缓葡萄糖从胃肠道的重吸收,从而降低血糖。双胍类药物是 2 型糖尿病患者的一线用药和药物联合中的基本用药。

（3）不良反应

① 消化道反应,为主要副作用,通过进餐时服药可减少不良反应。

② 皮肤过敏反应。

③ 乳酸性酸中毒,为严重副作用,但罕见,须严格按照推荐用药。

④ 低血糖反应,单独用药时较少出现,但与胰岛素或促胰岛素分泌剂联合使用时会增加发生低血糖的风险。

⑤ 长期使用可导致维生素 $B_{12}$ 缺乏。

（4）注意事项

① 饭前、饭后均可服药。

② 1 型糖尿病患者不能单独使用。

③ 禁用于肝、肾功能不全,严重感染,缺氧,高热,外伤或接受大手术的患者。

④ 80 岁以上患者慎用;酗酒者、慢性肠胃疾病和营养不良患者不宜使用。

⑤ 准备做静脉注射碘造影剂检查的患者,使用造影剂检查者应暂停服用至少 48 h。

⑥ 80 岁以上的老年人禁用双胍类药,以免发生乳酸酸中毒。

**2. 噻唑烷二酮类**

（1）种类

代表药物有罗格列酮(文雅迪)和吡格列酮。

（2）作用

该类药物可以增强靶组织对胰岛素的敏感性,减轻胰岛素抵抗。可单独或与其他降糖药物合用治疗 2 型糖尿病患者,尤其是肥胖、胰岛素抵抗明显者。目前,噻唑烷二酮类尚不作为 2 型糖尿病的一线临床用药。

（3）不良反应

① 低血糖反应,单独用药时不出现,但与胰岛素或促胰岛素分泌剂联合使用时会增加发生低血糖的风险。

② 体重增加和水肿是常见副作用,在与胰岛素合用时更加明显。

③ 与骨折和心力衰竭风险增加相关。

（4）注意事项

① 65 岁以上老年人禁用。

② 禁用于有心力衰竭、肝病、严重骨质疏松和骨折病史的患者。

③ 1 型糖尿病、孕妇和儿童慎用。

④ 所有服用噻唑烷二酮类药物者必须定期监测肝功能,最初一年每 2 个月复查一次肝功能,以后定期检查。

### (三) α-葡萄糖苷酶抑制剂

(1) 种类

目前临床应用的代表性药物有阿卡波糖(拜糖平)、伏格列波糖(倍欣)等。

(2) 作用

该类药物主要通过抑制碳水化合物在小肠上部的吸收,从而降低餐后高血糖。适用于以碳水化合物为主要食物成分和餐后血糖升高的患者。可作为 2 型糖尿病的一线药物,尤其适用于餐前血糖正常而餐后血糖明显升高者。不能作为 1 型糖尿病患者的主要治疗药物。

(3) 不良反应

该类药物除存在发生低血糖的风险之外,还存在胃肠道反应,如:腹胀、腹痛、腹泻、恶心、呕吐,也可出现胃肠痉挛性疼痛、顽固性便秘等,服用后常有腹胀、排气增加等症状。

(4) 注意事项

① 与第一口淀粉类食物同时嚼服。

② 常规检查肝肾功能,肝肾功能损害者禁用,不宜用于胃肠道紊乱者、孕妇和儿童。

③ 单独使用时一般不会出现低血糖反应,与其他降糖药合用时应注意观察有无低血糖的发生,口服蜂蜜或者葡萄糖就可以缓解,使用淀粉类甜食则无效。

④ 先从小剂量开始,逐渐增加药量,可减少胃肠道不良反应(腹胀、排气增多等)。

### (四) 钠-葡萄糖协同转运蛋白 2

(1) 种类

代表药物有达格列净、恩格列净。

(2) 作用

该类药物能够阻断肾近曲小管对葡萄糖的重吸收,进而降低肾糖阈,增加尿糖排泄,降低血糖水平,是一种具有全新作用机制的降糖药物,临床上用于治疗 2 型糖尿病。

(3) 不良反应

主要有泌尿生殖道感染,发生率达 10%,较少出现低血糖反应,不良反应总体较轻,患者耐受性良好。

(4) 注意事项

① 晨起空腹或者进食时口服。

② 不能用于 1 型糖尿病和糖尿病酮中毒患者。

③ 会引起血容量下降而导致低血压。

④ 要监测急性肾损伤的情况。

## 二、胰岛素

### (一)适应证

(1) 1 型糖尿病患者需终身使用胰岛素。

(2) 各种严重的糖尿病伴急、慢性并发症或处于应激状态,如急性感染、创伤、手术前后、妊娠和分娩。

(3) 2 型糖尿病经饮食、运动、口服降糖药物治疗后血糖控制不满意者,胰岛 B 细胞功能减退者,新诊断伴有明显高血糖者,无明显诱因体重下降者。

(4) 新发病且与 1 型糖尿病鉴别困难的消瘦患者。

### (二)制剂类型

胰岛素制剂一般皮下或静脉注射,根据来源不同可分为:动物胰岛素、人胰岛素和胰岛素类似物。根据作用时间的快慢和维持时间的长短,可分为 5 类:

**1. 速效胰岛素**

如:门冬胰岛素、优泌乐。餐前 15 分钟注射,作用高峰是 1～3 小时,持续 3～5 小时。

**2. 短效胰岛素**

如:普通胰岛素、诺和灵 R、优泌林 R。餐前 30 分钟注射,作用高峰是 2～4 小时,持续 6～8 小时。

**3. 中效胰岛素**

如:诺和灵 N、优泌林 N。注射后 2～4 小时起效,作用高峰是 6～12 小时,持续 13～16 小时。

**4. 长效胰岛素**

如:甘精胰岛素和地特胰岛素。注射后 4 小时起效,甘精胰岛素无作用高峰时间,地特胰岛素高峰时间是 3～14 小时,持续时间 30 小时。

**5. 预混胰岛素**

如:诺和灵 30R、优泌林 70/30,诺和灵 50R、优泌林 50/50,注射 0.5 小时起效,作用高峰是 2～8 小时,持续 24 小时。

其中,速效和短效胰岛素主要控制餐后高血糖;中效胰岛素主要控制两餐后高血糖,以第二餐为主;长效胰岛素主要提供基础水平胰岛素;预混胰岛素为速效或短效与中效胰岛素的混合制剂。

### （三）注射部位

胰岛素采用皮下注射时,宜选择皮肤疏松部位,如上臂三角肌、腹部、大腿前侧等。不同类型胰岛素建议注射部位如下(图4.1):

（1）速效胰岛素类似物可选择身体任何注射部位。

（2）短效胰岛素选择腹部位置。

（3）基础胰岛素选择大腿和臀部。

（4）长效胰岛素选择在睡前时间注射。

（5）注射预混胰岛素早餐前选择腹部,晚餐前选择大腿和臀部。

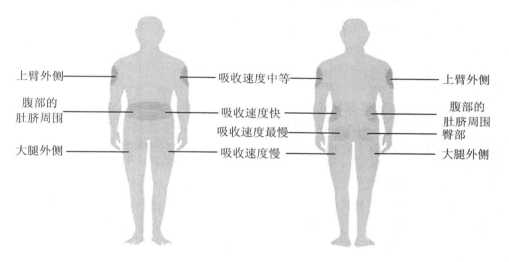

上臂外侧 —— 吸收速度中等 —— 上臂外侧

腹部的肚脐周围 —— 吸收速度快 —— 腹部的肚脐周围 臀部

—— 吸收速度最慢 ——

大腿外侧 —— 吸收速度慢 —— 大腿外侧

**图4.1 胰岛素注射部位**

## 三、用药居家管理

（1）应严格遵医嘱用药,根据所服药物的特点,掌握正确服药的方法,同时熟悉药物可能会引起的副作用,并做好应对。

（2）服药剂量应从小量开始,遵医嘱根据血糖逐渐增加剂量。不可随意停止注射胰岛素。

（3）忘记服药,应立即补服,但需留意服用药物的种类,若为磺脲类药物忘记服用,且时间已接近下一餐,补服的时候应考虑发生低血糖的可能,而葡萄糖苷酶抑制剂要求餐前服用,若忘记服用,餐后不用补服。

（4）水杨酸类、磺胺类、保泰松、利血平、β受体阻滞剂可以增加磺脲类药物的降糖效果,而噻嗪类利尿药、糖皮质激素等可降低磺脲类药物的降血糖作用。

（5）α-葡萄糖苷酶抑制剂与胰岛素促泌剂或胰岛素合用所致低血糖,应直接予葡萄糖口服或者静脉注射,进食淀粉类食物或蔗糖无效。

（6）胰岛素的注射时间尽量在每天同一时间,注射部位要经常轮换,避免局部皮下脂肪萎缩或增生、局部硬结。

（7）胰岛素泵应定期更换导管和注射部位以避免感染及针头堵塞。

# 第四节　症　状　管　理

## 一、低血糖

### （一）概念及表现

低血糖是糖尿病患者最常见的急性并发症。非糖尿病患者血糖<2.8 mmol/L,糖尿病患者血糖≤3.9 mmol/L,就属于低血糖范畴。低血糖临床表现呈发作性,发作时间、频率随病因不同而异,与血糖水平以及血糖下降速度有关。具体可分为两类:

**1. 交感神经兴奋**

多有肌肉颤抖、心悸、出汗、饥饿感、软弱无力、紧张、焦虑、流涎、面色苍白、心率加快、四肢冰冷等。老年糖尿病患者由于常有自主神经功能紊乱而掩盖交感神经兴奋表现,导致症状不明显,特别应注意观察夜间低血糖症状的发生。

**2. 中枢神经症状**

初期为精神不集中、思维和语言迟钝、头晕、嗜睡、视物不清、步态不稳,后可有幻觉、躁动、易怒、性格改变、认知障碍,严重时发生抽搐、昏迷。有的患者屡次发生低血糖后,可表现为无先兆症状的低血糖昏迷。持续6小时以上的严重低血糖常导致永久性脑损伤。

### （二）预防及处理措施

（1）胰岛素、口服降糖药应按时按量注射、服用,不要随意调整降糖药及剂量。

（2）准时就餐,若不能按时进餐,应在进餐时间吃点水果、果汁或饼干等;随时携带自备碳水化合物、含糖食物及糖尿病就诊卡。

（3）运动量增加时,在运动前及时增加碳水化合物摄入量。

（4）遵从医生和护士的指导,合理治疗,防止低血糖的发生,避免反复发生低血糖。

（5）了解低血糖发生时的先兆症状,明确自身的特征,并且能够告诉他人,以便救助。如:出虚汗(轻:手心、额头湿;重:全身大汗淋漓)、乏力、饥饿感、头晕、心慌、心跳加快、双手颤抖、手足和口唇麻木或刺痛、视力模糊、面色苍白、昏睡、肢冷、烦躁不安、神志不清甚至昏迷。

（6）告诉家人或朋友紧急处理的办法。患者无法自己处理低血糖或神志不清甚至突发昏迷，不管什么原因，事先要教会他人进行紧急处理的办法。

（7）发生低血糖时，有条件的患者可即刻用血糖仪进行测定，血糖低于 3.9 mmol/L 者应做以下处理（可任选一种方案）：进食糖果或方糖 2～4 块；饮用含糖饮料 200 mL；食用 15 g 碳水化合物类的食品；10～15 分钟后，若症状还未消失可再吃一次。如症状消除但离下一餐还有一个多小时，可加食一份主食，如一片面包、一个馒头等。若发生在夜间，可另吃含蛋白质及碳水化合物的点心。

（8）神志清楚的患者可及时补充饼干、糖果等；神志不清的患者，家属在其牙龈或口腔黏膜处涂抹蜂蜜；使用拜糖平、倍欣等药的患者，需用葡萄糖，而不用蔗糖处理。如若症状无缓解，应及时前往医院进行治疗。

## 二、糖尿病酮症酸中毒

### （一）概念及表现

糖尿病酮症酸中毒是由于胰岛素不足和升糖激素不适当升高引起的糖、脂肪和蛋白质严重代谢紊乱的综合征，临床以高血糖、高血酮和代谢性酸中毒为主要表现。

糖尿病酮症酸中毒早期可表现为乏力和"三多一少"症状加重，随后出现食欲减退、恶心、呕吐，常伴头痛、嗜睡、烦躁、呼吸深快有烂苹果味。随着病情的进展，还可出现尿量减少、皮肤弹性差、眼球下陷、脉搏细速、血压下降、四肢厥冷。晚期，患者出现意识障碍，称为糖尿病酮症酸中毒昏迷，为内科急症之一。少数患者表现为腹痛，酷似急腹症，易被误诊。血糖多为 16.7～33.3 mmol/L。临床上酮症酸中毒的发生通常具有一定的诱因，最常见的为感染，其次为降糖药物的不规范使用、某些影响糖代谢药物的不规范使用以及机体处于应激状态等。

### （二）预防及处理措施

（1）注意心理平衡，避免情绪过分激动，根据体力情况适当进行体育活动。

（2）控制感染发生的可能性，保持口腔、皮肤卫生，勤擦洗、勤更衣。注射胰岛素时，局部皮肤严格消毒，以防感染。创伤、手术后观察有无与感染发生有关的症状和体征，应及早发现，及时处理。

（3）勿擅自终止正规胰岛素治疗，应按时按剂量注射胰岛素。生活规律化，按糖尿病标准控制好饮食，定时定量进餐，防止暴饮暴食。

（4）做好血糖以及尿酮体的监测工作，将血糖和尿酮体的含量维持在正常水平,并对糖尿病各种诱因(如:感染、胰岛素治疗中断或剂量不足、饮食不当、酗酒、精神刺激、心脑血管疾病、妊娠与分娩以及创伤手术等情况)做好防治。

(5)当出现发热、呕吐或腹泻等症状时应警惕发生酮症酸中毒的可能。建议早期检测酮症,并建议入住专科医院增加胰岛素剂量,防止严重的高血糖。

(6)增加液体摄入量,多喝一些无糖、无咖啡因的流食;如持续呕吐或腹泻,不能进流食时,应立刻找医生,寻求医疗帮助。

(7)当发现存在糖尿病酮症酸中毒的症状(如:恶心、呕吐、腹部疼痛、呼吸功能不全、烦渴等情况)时,需立即就医,鼓励患者多喝水,昏迷患者可分次少量喂温开水。

# 三、微血管病变

微血管是指微小动脉和微小静脉之间,直径在 $100\ \mu m$ 以下的毛细血管及微血管网,是糖尿病的特异性并发症。

## (一)糖尿病肾病

### 1. 概念及表现

糖尿病肾病是最严重的并发症之一,也是造成糖尿病残疾和死亡的重要原因之一。常见于糖尿病病史超过 10 年者,其病理改变有 3 种类型:结节性肾小球硬化型、弥漫性肾小球硬化型(最常见,对肾功能影响最大)和渗出性病变。临床特征可表现为高血压、蛋白尿、贫血、水肿和渐进性的肾功能损害,甚至发展为肾衰竭。

### 2. 预防及处理措施

(1)控制血压

通过严格服用降压药,一般选用血管紧张素 II 受体阻滞剂和血管紧张素转换酶抑制剂,使血压控制在收缩压<125 mmHg,舒张压<75 mmHg 范围之内。

(2)饮食禁忌

戒烟酒或少喝酒,饮食要清淡,限制食盐和蛋白质的摄入。少吃芹菜、菠菜、沙丁鱼、肉汤、动物内脏等含嘌呤高的食物;尽量减少植物蛋白的摄入,植物蛋白含非必需氨基酸,是劣质蛋白,适当限制主食,如大米、白面,因主食里含有一定量的植物蛋白;适当地补充牛奶、鸡蛋、鱼和瘦肉等含有必需氨基酸的优质蛋白,每千克的体重每天蛋白质摄入量不超过 0.8 g,食盐不超过 2 g,如果已出现水肿和肾功能不全的症状,每千克的体重每天蛋白质摄入量不超过 0.6 g,应保证少盐或者无盐饮食;每天的饮水量在前一天尿量的基础上加 500 mL,以减轻肾脏的负担。

(3)定期检查肾功能

只要确诊为糖尿病,即使没有任何症状,也要定期检查肾功能,看 24 小时尿蛋白、肌酐和尿素氮情况,建议糖尿病患者每年检查一次。

（4）防止感染的发生

平时注意个人卫生，特别女性要注意会阴部的清洁卫生，泌尿道的感染若不及时治疗，会导致败血症甚至加重肾功能损害。

（二）糖尿病视网膜病变

**1. 概念及表现**

糖尿病视网膜病变是糖尿病高度特异性的微血管并发症，是糖尿病最严重的并发症之一。除视网膜病变外，糖尿病还可引起黄斑病、白内障、青光眼、屈光改变、缺血性视神经病变。患者可出现瞳孔变小、玻璃体混浊、青光眼、白内障和常有发黑的物体漂浮在眼前等，其中白内障最为常见，甚至会导致失明。若早发现、早干预，糖尿病的致盲是可以避免的。

**2. 预防及处理措施**

（1）控制血压、血脂和血糖

高血压、高血脂会损害视网膜的健康，影响视力，控制好血糖可以延缓病情的发展。

（2）饮食禁忌

糖尿病患者禁烟、酒，不要吃辛辣刺激性食物，因为烟、酒及辛辣刺激食物会导致血管扩张，引起眼底出血，加重视网膜的病变；多食富含叶黄素的食物，叶黄素是视网膜黄斑的主要色素，对视网膜具有保护作用，柑橘类水果和新鲜蔬菜中的叶黄素含量高；吃富含维生素 A 和胡萝卜素的食物，可以滋养眼睛，如胡萝卜、西红柿和鱼类等。

（3）定期眼部检查

糖尿病患者要全面检查视力、眼压、结膜、角膜、晶状体、玻璃体及眼底等，应每年复查一次。

（4）防止过度用眼

特别是眼底出血患者，禁止长时间看书、看电视和电脑，每隔 1 h 起身看远处或者眨眨眼。每天坚持做眼保健操，加速眼部血液循环。

# 四、动脉粥样硬化性心血管疾病

（一）概念及表现

糖尿病患者比非糖尿病患者患心脏病的概率高 2～4 倍，心血管病的死亡率是非糖尿病患者的 10～20 倍。动脉硬化主要侵犯冠状动脉、脑动脉、主动脉、肾动脉和肢体动脉等，而引起冠心病、缺血或出血性的脑血管疾病、肾动脉硬化和肢体动脉硬化等。常见症状为心慌、胸闷、胸痛、心律不齐，甚至有濒死感。

## （二）预防及处理措施

### 1. 保持良好作息

保证充足的睡眠，缓解疲劳，减轻心脏的负荷。清晨是心脑血管疾病的多发时刻，刚刚醒来的时候最危险，糖尿病合并冠心病患者早晨醒来不要急于起床。① 先平卧 3 分钟，完全清醒后取半卧位坐起来。② 在被窝里取半卧位 3 分钟。③ 缓缓起身，在床沿边坐 3 分钟，然后再起床。睡眠时间不能超过 10 小时，因为睡眠时血液流动缓慢，血栓形成的风险增加，会造成心脑血管疾病的发生。

### 2. 饮食禁忌

忌吸烟，烟草中的尼古丁等物质会引起血管病变、血管阻塞而引起心肌缺血缺氧导致冠心病甚至心肌梗死。少饮或者不饮咖啡和茶，咖啡中的咖啡因、茶叶中茶碱会兴奋中枢神经，使心率加快、血压升高，加重心脏负担。限制脂肪和胆固醇的摄入，每周吃 2~3 次海产品，因为海产品中富含的脂肪酸可降低血脂和血液黏稠度，可预防心肌梗死。增加纤维素含量多的蔬菜的摄入，粗细粮搭配合理。

### 3. 保持大便通畅

避免用力排便，以防心率加快、心肌收缩力增强而引起心脏负荷加重，诱发心绞痛。养成每日定时排便的习惯，如果有便秘，应在医务人员的指导下服用缓泻剂或使用开塞露辅助通便。

### 4. 定期检查

定期检查各种代谢指标以及心电图，复查颈动脉及心脏彩超。

## 五、糖尿病足

### （一）概念及表现

糖尿病足是指与下肢远端神经异常和不同程度的周围血管病变相关的足部感染、溃疡和（或）深部组织的破坏，可根据足部病变的严重程度分为 6 级（表 4.3，图 4.2）。糖尿病足是糖尿病最严重的和治疗费用最高的慢性并发症之一，重者可导致截肢，给患者带来身心损坏，给家庭和社会带来巨大的负担。患者主要感觉肢体麻木、异物感、烧灼感、疼痛。

表 4.3　糖尿病足的分级

| 分级 | 临床表现 |
| --- | --- |
| 0 级 | 存在发生溃疡的风险，但没有溃疡 |
| 1 级 | 皮肤表面发生了溃疡，但无感染 |
| 2 级 | 较深的溃疡，合并软组织感染，但无深部脓肿和骨组织感染 |

续表

| 分级 | 临床表现 |
| --- | --- |
| 3 级 | 深度溃疡,伴深部脓肿和骨组织感染 |
| 4 级 | 缺血性溃疡并坏疽,无严重疼痛 |
| 5 级 | 全足坏疽 |

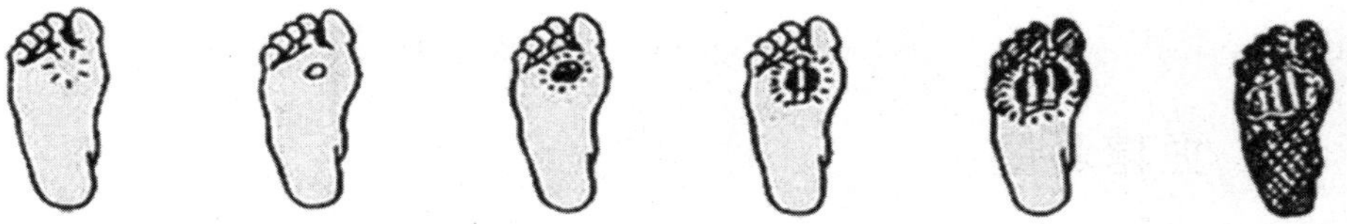

0级　　　1级　　　2级　　　3级　　　4级　　　5级

图 4.2　糖尿病足的分级

### （二）预防及处理措施

**1. 足部观察与检查**

每天检查双足一次,了解足部有无感觉减退、麻木、刺痛感;观察足部皮肤有无颜色、温度改变及足背动脉搏动情况;注意检查趾甲、趾间、足底部皮肤有无胼胝、鸡眼、甲沟炎、甲癣,是否发生红肿、青紫、水疱、溃疡、坏死等。定期做足部保护性感觉测试,如:尼龙单丝测试,及时了解足部感觉功能。

**2. 保持足部清洁**

每天清洗足部一次,不超过 10 分钟,水温保持在 37～40 ℃,可用肘部或者家人代试水温,洗完后用软毛巾擦干,尤其是脚趾间。皮肤干燥者,可涂抹油膏类护肤品。

**3. 选择合适的鞋袜**

最好选择透气性好、吸水性好的纯棉、浅色的袜子。袜口不要太紧,以免影响血液循环;如袜子有破损,应尽快更换新的袜子,不要修补后再穿,因为修补后的位置不平整,长期摩擦容易引起足部损伤。

**4. 预防外伤**

不要赤脚走路,外出时不可穿拖鞋。应选择轻巧柔软、透气性好、前端宽大、圆头、有带或鞋袢的鞋子,鞋底要平且厚。新鞋第一次穿 20～30 分钟,之后逐渐增加穿鞋的时间。穿鞋前需要检查鞋子,清除异物和保持里衬的平整。修剪趾甲与脚趾平齐,并锉圆边缘尖锐部分,避免自行修剪胼胝或用化学制剂处理,应及时寻求专业人员的帮助。

**5. 对症处理**

发生缺血性溃疡或者感染时,切勿自行处理伤口,请及时前往医院进行清创治疗。当足部皮肤感觉正常,但皮温低,足背动脉和(或)胫后动脉搏动明显减弱或消失时,可采取内科保守治疗或者行血管重建手术。有骨髓炎或者深部脓肿者,必须早期切开排脓减压。

# 第五节　常用护理技术

## 一、血糖测量

### (一)血糖检测仪器

临床中最为常见的检验仪器为常规生化仪和快速血糖仪。

(1)常规生化仪为传统检验方式,该项检验要求患者空腹静脉采血后进行检验,检验过程较为复杂,结果等待时间较长,若患者病情较急,极有可能影响病情。

(2)快速血糖仪是一种体积较小的检验仪器,应用灵活性较强,且避免了静脉采血,需血量较小,患者操作的接受度更高。其因携带方便、操作简单、能够较为准确地检测血糖水平,可为居家糖尿病患者有效监测和控制个体血糖水平提供较好的参考。

因此,此部分主要介绍快速血糖仪(即便携式血糖仪)的使用方法。

### (二)测量部位

常用部位有:指尖侧面或耳垂下缘,特殊情况下也可于足趾、前臂处采血。

### (三)测量方法

便携式血糖仪的操作步骤如下(图4.3):

(1)首先血糖仪开机,测定前,先取试纸盒内的密码胶带插入仪器左上方的范围内,抽拉,即会发出声响(其他型号血糖仪若无密码胶带,此步骤可省略),表板上显示符号,然后取1条试纸条插入测试孔,按下蓝色键,表板上便会显示出符号,接着显示出与试纸条和密码胶带相同的密码编号。

(2)用75%酒精消毒手指,待自然晾干。采血针穿刺皮肤后,轻压,使血液自然流出,用消毒棉球轻拭去第1滴后,将第2滴血液滴入试纸区上的指定区域。穿刺皮肤后勿过度用力挤压,以免组织液混入血样导致结果产生偏差。血滴要全部盖满测试区,等待血糖仪显示结果,记录血糖值。

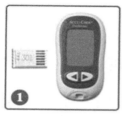 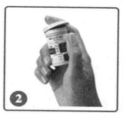 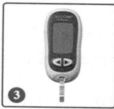 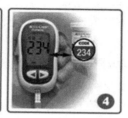

关机状态下安装　　　取出试纸，并迅　　　插入试纸　　　血糖仪自动开机，屏幕显
或更换密码牌　　　速将瓶盖盖严　　　　　　　　　示密码号，并开始系统检
　　　　　　　　　　　　　　　　　　　　　　　　　查，这时请核对密码号

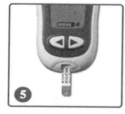 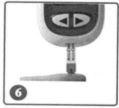 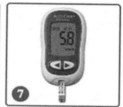

屏幕出现血滴符号　　　添加血样标本　　　5秒后得出结果

**图 4.3　便携式血糖仪的操作步骤**

## （四）正常值范围

通常情况下,空腹血糖(葡萄糖氧化酶法)的正常范围是 3.9～6.1 mmol/L。

## （五）注意事项

(1) 血糖高不一定是糖尿病。由于空腹血糖决定着全天血糖水平,控制糖尿病千万要注重空腹血糖的变化。

(2) 采血部位不同,血糖值也不相同,一般来说:动脉血＞动脉毛细血管血＞静脉毛细血管血＞静脉血。有研究发现耳垂部位的血糖值高于手指、前臂及足趾部位,手指与足趾之间的血糖值无明显差异。

(3) 测血浆血糖(静脉血糖),抽血前一天正常饮食和使用降糖药,勿饮浓茶、咖啡和酒,禁食、水 8 小时以上,晨起空腹采血;餐后 2 小时血糖,是以进食第一口饭开始计时,具体到分钟。

(4) 测全血血糖(指测血糖),选择手指侧面,垂直扎针,此处毛细血管丰富,血量充足,神经末梢分布少,疼痛较轻。如果血量不足,不要挤压指尖,应从指根处向指尖方向挤压。

(5) 一般来说,血糖仪的保存温度为－10～60 ℃,测试温度适宜 10～40 ℃。故测试温度＞15 ℃或＜10 ℃时,检测结果一般低于常温下 0.3～0.5 mmol/L,故居家使用时应避免将血糖仪放置于厨房、洗漱间等接近高温、高湿的环境中;也不应将血糖仪,尤其是测试片放置于冰箱冷藏,冬天使用前可打开空调,调节室温至15~25 ℃,提前预温。

(6) 采血消毒用75%酒精,禁用碘伏消毒。采血时应在穿刺点旁轻柔挤压出血,严禁用力挤压出血,吸血要足量,以充满反应区为宜。过度挤压出血、吸血量不足会导致错误结果。

(7) 当检测结果超出正常血糖值,检测结果与患者自觉症状不符,或者与日常检测预期值差异较大等情况时,应结合患者日常生活、饮食及用药等情况综合考虑。排除上述原因后,应对血糖仪进行重新检查、重新校正后重新检测。

## 二、胰岛素注射

### (一)注射仪器

目前注射装置有两种类型:注射器和(注射笔用)针头,包括胰岛素注射笔、胰岛素专用注射器、胰岛素泵、无针注射器。其使用过程中的优缺点见表4.4。一般根据治疗的需要和个人喜好作为选择的依据。对比不同注射器的优缺点,将有助于选择合适的注射工具。

**表4.4 临床常用胰岛素注射装置的优点与缺点**

| 注射装置 | 优点 | 缺点 |
| --- | --- | --- |
| 胰岛素注射笔 | 注射笔上标有刻度,剂量更加精确,免去繁琐的胰岛素抽取过程,携带及使用方便,针头细小,可减轻注射疼痛 | 当使用不同类型的胰岛素时,不能自由配比,除非使用预混胰岛素,否则需分次注射 |
| 胰岛素专用注射器 | 价格便宜,能够按需混合胰岛素 | 使用时需抽取胰岛素,携带和注射较为不便 |
| 胰岛素泵 | 模拟人体胰岛素的生理性分泌,可在有效降低血糖的同时,减少夜间低血糖的发生,操作简便,生活自由度大,尤其适合生活不规律的患者 | 价格较为昂贵,胰岛素泵需要24 h佩戴,对使用者要求较高(如自我血糖监测、生活自理能力和经济能力等) |
| 无针注射器 | 药液分布广,扩散快,吸收快且均匀,可消除针头注射引起的疼痛和恐惧感 | 价格较高,拆洗安装过程较为复杂,且瘦弱的患者往往可造成皮肤青肿 |

### (二)注射部位

上臂外侧的中 1/3(上臂三角肌下缘)、双侧大腿前外侧上 1/3(膝关节上

10 cm)、双侧臀部外上侧、腹部(即耻骨联合以上约 1 cm,最低肋缘以下约 1 cm,以肚脐为中心直径 2.5 cm 以外的部位)。

### (三)注射步骤

(1) 注射前先洗净双手,核对胰岛素笔芯和剂量。

(2) 将笔帽拔出,用 75% 的酒精棉签消毒笔芯注射端的橡皮膜,将针头保护膜撕开,让针头与橡皮膜顺时针旋转吻合。调节 1 单位的剂量,针头垂直朝上排气后,充分摇匀胰岛素,调节所需注射的剂量。

(3) 选择合适的部位,用 75% 的酒精以注射点为中心,向外螺旋式消毒,半径大于 5 cm,消毒 2 次,皮肤待干。

(4) 注射前必须排尽针头内的死腔,确保至少 1 滴药液挂在针尖上。

(5) 捏起皮肤,垂直进针(见图 4.4)。注射笔用针头垂直完全刺入皮肤后,才能触碰拇指按钮;之后,应当沿注射笔轴心按压拇指按钮,不能倾斜按压。

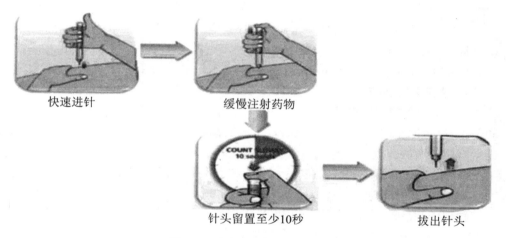

快速进针　　　　　缓慢注射药物

针头留置至少10秒　　　　　拔出针头

**图 4.4　胰岛素注射的操作要点**

(6) 注射完毕后至少停留 10 秒后再拔,最后用干棉签按压针眼 30 秒。

(7) 注射笔的针头在使用后应废弃,不得留在注射笔上,以防空气或其他污染物进入笔芯,或因药物渗漏而影响剂量的准确性。

### (四)注意事项

**1. 准确用药**

熟悉各种胰岛素的名称、剂型及作用特点,每次注射前确认笔内是否有足够剂量,药液是否变质。

**2. 注射部位的选择与轮换**

(1) 腹部吸收胰岛素最快,其次是上臂、大腿和臀部。如患者参加运动锻炼,不要选择在大腿、上臂等活动的部位注射胰岛素。

（2）要避开有硬结、感染、破损的部位，注射部位要经常轮换。尽量每天在同一时间同一部位注射，并进行腹部、上臂、大腿外侧及臀部的"大轮换"，如餐时注射在腹部，晚上注射在上臂等；在同一部位注射时，也需要进行"小轮换"，即每次注射点应相距 1 cm 以上。

### 3. 注射针头的选择

注射针头建议选择 4 mm 针头，原因如下：

（1）4 mm 针头最安全，适合成人和儿童，可以不分年龄、性别和体质指数。

（2）因为手抖或其他障碍无法握住 4 mm 针头的患者，建议使用更长的针头。

（3）使用 6 mm 及以上长度的针头在上臂注射时，必须由他人协助捏皮注射。

（4）在四肢或脂肪较少的腹部注射时，无论针头长短，都建议捏皮注射或 45°角倾斜注射。

（5）注射时应避免按压皮肤使之出现凹陷，防止针头刺入过深而达到肌肉组织。

（6）对于儿童、青少年和过瘦的患者，针头应尽可能选择短型、捏皮、垂直或倾斜进针，以免注射至肌肉。

（7）对于肥胖患者，4 mm 针头安全有效，5 mm 亦可接受。

### 4. 胰岛素的储存

（1）未使用的胰岛素可存放在 2～8 ℃的冰箱里（不要放在冷冻室），勿放在冰箱门上，避免冰箱门频繁开关对胰岛素造成震荡，也不要放在冰箱的后壁，以免冻结影响胰岛素的药效。

（2）已打开的胰岛素可以在 15～30 ℃的室温下保存 1 个月。

### 5. 胰岛素的混匀

预混的胰岛素，在室温下 5 秒内，要先用双手滚动胰岛素笔芯 10 次，然后在 10 秒内上下翻转 10 次，摇匀，以没有混悬的云雾状为标准。建议每次滚动和翻转后，肉眼检查确认胰岛素混悬液是否充分混匀，如笔芯中仍有晶状物则需重复操作；混匀过程应避免剧烈摇晃，以免产生气泡降低给药的准确性。

### 6. 防止感染

严格无菌操作，针头一次性使用。除绝对不能公用的"胰岛素注射笔"和"笔芯"外，也不可共用"药瓶"，这类物品都必须专人专用。

### 7. 预防胰岛素不良反应

（1）低血糖反应（参见本章第四节低血糖的预防及处理措施）。

（2）过敏反应，表现出注射部位瘙痒或荨麻疹样皮疹，严重过敏反应罕见。严重者需停止和中断胰岛素治疗。

（3）注射部位皮下脂肪萎缩或增生，采用多点、多部位皮下注射可预防。若发生则停止该部位注射后使其缓慢自然恢复。

（4）水肿,胰岛素治疗初期可发生轻度水肿,可自行缓解。

（5）视力模糊,多为晶状体屈光改变,常于数周内自然恢复。

## 三、中医适宜技术

### 1. 针灸法

针灸法治疗糖尿病的优势在于不良反应少。针刺穴位有较好的降糖效果,并能调节胃肠功能,促进胃肠蠕动。穴位的选择,以足三里、三阴交、脾俞为主。灸法以艾叶为主要原料,有扶阳固脱、温经散寒、消瘀散结、防病保健的功效。

### 2. 八段锦

八段锦是我国传统中医养生的健身方法,通过柔和缓慢的舒展动作,可兼调身、心和息,疏通经络,从而达到调节人体全身脏腑经络的作用。经常练习八段锦有利于减少体脂,提高机体对葡萄糖的吸收,减少外周组织对于胰岛素的抵抗,提高肌肉组织对葡萄糖的利用率,调节糖代谢。

### 3. 中药足浴

利用人体足部 72 个与机体各脏器相对应的反射区与穴位,将药物置于足浴盆,使药物透过皮肤渗入穴位,从而行气活血、调和阴阳,达到内病外治、上病下治。中药足浴适用于下肢凉、麻、痛、肿的糖尿病患者。足浴水温需要保持在 37～40 ℃,时间以 20～30 分钟为宜,若在足浴过程中,局部皮肤出现瘙痒、红疹或出现胸闷、心慌现象,应立即停止。

# 第五章　社区冠心病患者照护策略

冠心病是一种严重威胁人类健康的常见慢性疾病之一。据 WHO 统计数据表明，全世界每年约有 1 700 万人因心血管疾病死亡，已超过世界疾病死亡总人数的 50％以上。在我国，根据 2015 年数据统计显示，心血管疾病的患病率和死亡率呈现不断上升趋势，其中冠心病患者已达 1 100 万，且发病年龄提前、呈年轻化的趋势越来越明显。冠心病患者需要长期进行治疗和护理，社区照护目前已成为改善冠心病患者自我管理、预后和生活质量的重要手段。

## 第一节　概　　述

冠心病（coronary heart disease，CHD）是冠状动脉粥样硬化性心脏病的简称，是冠状动脉发生粥样硬化引起血管腔狭窄或闭塞，导致心肌缺血缺氧或坏死而引起的心脏病，也称缺血性心脏病（图 5.1）。冠心病是动脉粥样硬化导致器官病变的最常见类型，也是危害中老年人健康的常见病。

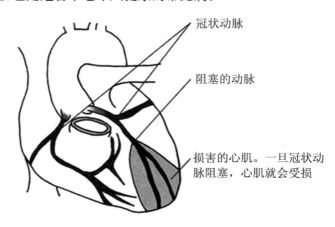

图 5.1　冠状动脉阻塞示意图

# 一、危险因素

本病病因尚未完全明确，它是多病因的疾病，即由多种因素作用于不同环节所致。

## （一）年龄与性别

### 1. 年龄

冠心病一般见于 40 岁以上人群，但近年来发病年龄越来越趋向年轻化。

### 2. 性别

冠心病的女性发病率低于男性，这与雌激素有抗动脉粥样硬化的作用有关，故当女性处于绝经期时，其发病率明显增加。

## （二）不良生活方式

### 1. 吸烟

吸烟可造成动脉氧含量不足，促进动脉粥样硬化的形成。烟草中的尼古丁还可直接作用于冠状动脉和心肌，导致动脉痉挛和心肌损伤。吸烟者与不吸烟者相比，其发病率和死亡率均增高 2~6 倍，且与每天吸烟的支数成正比，被动吸烟也是本病的危险因素之一。

### 2. 饮食

进食较多的高热量、高动物脂肪、高胆固醇、高糖食物容易导致冠心病，过量饮酒也易导致本病。

### 3. 缺少体力活动

## （三）血脂异常

脂质代谢异常是冠心病最重要的危险因素，如总胆固醇过高、低密度脂蛋白胆固醇过高、甘油三酯过高、高密度脂蛋白胆固醇过低等。

## （四）高血压

血压增高与冠心病关系密切。60%~70%的冠状动脉粥样硬化患者有高血压，高血压患者患冠心病的概率增高 3~4 倍，无论收缩压和（或）舒张压增高都与本病关系密切。

## （五）糖尿病和糖耐量异常

糖尿病心血管疾病的发病风险比非糖尿病患者高 2~5 倍，且动脉粥样硬化进展迅速，未来 10 年发生心肌梗死的风险高达 20%。糖耐量降低也常见于本病患者。近年来,研究认为胰岛素抵抗和动脉粥样硬化的发生密切相关,2 型糖尿病患者常有胰岛素抵抗和高胰岛素血症伴发冠心病。

### (六) 其他因素

包括肥胖、家族史、A 型性格以及社会心理因素等。

## 二、临床分型

根据病理解剖和病理生理变化,本病有不同的临床分型。

### (一) 根据 WHO 分型

1979 年,WHO 将冠心病分为无症状性心肌缺血、心绞痛、心肌梗死、缺血性心肌病、猝死 5 型。

### (二) 根据发病特点和治疗原则分型

根据发病特点和治疗原则,将本病分为慢性冠状动脉病(或称慢性缺血性综合征)和急性冠状动脉综合征两大类。

**1. 慢性冠状动脉病**

包括稳定型心绞痛、冠状动脉正常的心绞痛、无症状性心肌缺血和缺血性心力衰竭。

**2. 急性冠状动脉综合征**

急性冠状动脉综合征是由于冠状动脉粥样硬化斑块破裂、血栓形成或血管持续痉挛而引起急性或亚急性心肌缺血和(或)坏死的临床综合征,是内科系列临床急症之一,主要包括不稳定型心绞痛、非 ST 段抬高型心肌梗死、ST 段抬高型心肌梗死和冠心病猝死。

## 三、临床表现

本部分重点介绍心绞痛与心肌梗死。

### (一) 心绞痛

心绞痛是指在冠状动脉狭窄的基础上,由心肌急剧的、暂时的缺血与缺氧所引起的,以发作性胸痛或胸部不适为主要表现的临床综合征,包括稳定型心绞痛与不稳定型心绞痛。

**1. 稳定型心绞痛**

稳定型心绞痛也称劳力性心绞痛,是在冠状动脉狭窄的基础上,由于心肌负荷的增加而引起心肌急剧的、暂时的缺血与缺氧的临床综合征。本病的临床重要特征是在数周至数月内,疼痛发作的程度、频率、性质和诱因无明显变化。

（1）症状

临床表现以发作性疼痛为主,典型疼痛的特点表现在以下几点。

① 部位:主要在胸骨体中/上段之后或心前区,界线不是很清楚,常常放射至左肩、左臂内侧无名指和小指,或至颈、咽或下颌部。

② 性质:常为压迫样、憋闷感或紧缩样感,也可有烧灼感,但与针刺或刀割样的锐性疼痛不同,偶有濒死感。有些患者仅觉胸闷而非胸痛。发作时,患者往往不自觉地停止原来的活动,直至症状缓解。

③ 诱因:体力劳动、情绪激动、饱餐、寒冷、吸烟、休克等,其疼痛的发生是在体力劳动或情绪激动的当时,而不是在其之后。

④ 持续时间:疼痛出现后常逐渐加重,持续 3～5 分钟,一般休息或舌下含服硝酸甘油可缓解。

（2）体征

本病平时无明显体征,发作时可出现面色苍白、出冷汗、心率增快、血压升高等,心尖部听诊时出现第四或第三心音奔马律;可有暂时性心尖部收缩期杂音,是乳头肌缺血以致功能失调引起二尖瓣关闭不全所致。

**2. 不稳定型心绞痛**

不稳定型心绞痛是除稳定型心绞痛以外的缺血性胸痛的统称。常表现为静息状态下发生心绞痛或原有稳定型心绞痛的恶化、加重。

（1）症状

不稳定心绞痛的胸痛部位、性质与稳定型心绞痛相似,但具有以下特点之一:安静状态下、夜间发作心绞痛,或者轻微活动即可诱发;发作时表现为有 ST 段抬高的变异型心绞痛;原有稳定型心绞痛在 1 个月内疼痛发作的频率增加、程度加重、时限延长、诱因发生改变,硝酸酯类药物缓解的作用减弱;1～2 个月内新发生的较轻负荷所诱发的心绞痛。

（2）体征

患者体检时能听到一过性第三或第四心音,以及二尖瓣反流引起的一过性收缩期杂音,不具有特异性,但是详细的体格检查可发现潜在的加重心肌缺血的危险因素,并成为判断预后非常重要的依据。

## （二）心肌梗死

心肌梗死是指在冠状动脉狭窄的基础上,因冠状动脉供血急剧减少或中断,使相应的心肌严重而持久地缺血导致心肌坏死。临床表现有持久的胸骨后剧烈疼痛、发热、白细胞计数和血清心肌坏死标志物增高以及心电图进行性改变;可发生心律失常、休克或心力衰竭,属急性冠脉综合征的严重类型。

心肌梗死的临床表现与梗死的部位、大小、侧支循环情况密切相关。

**1. 先兆**

50%～81%的患者在起病前数天有乏力,胸部不适,活动时心悸、气急、烦躁、心绞痛等前驱症状,以新发生心绞痛或原有心绞痛加重最为突出。心绞痛发作较以往频繁、性质较剧烈、持续时间长,硝酸甘油疗效差,诱发因素不明显。心电图显示 ST 段一过性明显抬高或压低,T 波倒置或增高,即出现不稳定心绞痛情况。及时发现、处理先兆情况,可使部分患者避免发生急性心肌梗死。

**2. 典型症状**

(1)疼痛

疼痛为最早出现的最突出的症状,多发于清晨。表现为突然发作剧烈而持久的胸骨后或心前区压榨性疼痛,常伴有烦躁不安、大汗、恐惧或濒死感,持续时间可达数小时或数天,休息和含服硝酸甘油不能缓解。部分患者疼痛可向上腹部放射而被误诊为急腹症或因疼痛向下颌、颈部、背部放射而被误诊为其他疾病。少数患者无疼痛,一开始即表现为休克或急性心力衰竭。

(2)全身症状

一般在疼痛发生后 24～48 小时,表现为发热、心动过速、白细胞增高和血沉增快等,由坏死物质吸收所引起。体温可升高至 38 ℃左右,很少超过 39 ℃,持续约 1 周。

(3)消化道症状

疼痛剧烈时常伴有恶心、呕吐、上腹胀痛,与迷走神经受坏死心肌刺激和心排血量降低,组织灌注不足等有关。肠胀气亦不少见,重者可发生呕逆。

(4)心律失常

心律失常见于 75%～95%的患者,多发生在起病的 1～2 周内,以 24 小时内多见,各种心率失常中以室性心律失常最多,尤其是室性期前收缩,如室性期前收缩频发(每分钟 5 次以上),成对出现或呈非持续性室性心动过速,多源性或落在前一心搏易损时(R on T),常为心室颤动的先兆。室颤发生在急性心肌梗死早期,是患者入院前的主要死因。下壁心肌梗死易发生房室传导阻滞及窦性心动过缓;前壁心肌梗死易发生室性心律失常,如发生房室传导阻滞表明梗死范围广泛,情况严重。

(5)心力衰竭

心力衰竭的发生率为 32%～48%,主要是急性左心衰竭,在起病的最初几小时内易发生,或在疼痛、休克好转阶段出现,为心肌梗死后心脏舒缩力显著减弱或不协调所致。心力衰竭表现为呼吸困难、咳嗽、发绀、烦躁等症状,重者可发生肺水肿,随后可发生颈静脉怒张、肝大、水肿等右心衰表现。右心室心肌梗死者一开始就出现右心衰竭表现,伴血压下降。

(6)低血压和休克

疼痛发作期间血压下降,但未必是休克。如疼痛缓解而收缩压仍低于 80 mmHg,

且患者表现为烦躁不安、面色苍白、皮肤湿冷、脉细而快、大汗淋漓、少尿、反应迟钝，甚至昏厥则为休克表现。一般多发生在起病后数小时至1周内，约20%的患者会出现，主要为心源性休克，为心肌广泛坏死、心排出量急剧下降所致。

**3. 体征**

心脏浊音界可正常或轻至中度增大；心率多增快，也可减慢；心尖部第一心音减弱，可闻及第四心音（心房性）或第三心音（心室性）奔马律；可有各种心律失常；10%～20%患者在起病第2～3天出现心包摩擦音，为反应性纤维性心包炎所致；亦有部分患者在心前区可闻及收缩期杂音或喀喇音，为二尖瓣乳头肌功能失调或断裂所致；除心肌梗死早期血压可增高外，几乎所有患者都有血压下降现象。

## 四、检查项目

### （一）实验室检查

**1. 血脂与血糖**

采血测定血脂与血糖水平，评估是否存在冠心病的危险因素。

**2. 心肌损伤标志物**

心肌损伤标志物是急性心肌梗死诊断和鉴别诊断的重要手段之一。目前临床上以心肌肌钙蛋白、肌酸激酶（CK）和同工酶（CK-MB）为主。

### （二）心电图检查

心电图是诊断冠心病最简便与常用的方法，是患者症状发作时最重要的检查手段。不发作时多数无特异性，可有陈旧性心肌梗死的改变或非特异性ST段和T波异常。

**1. 心绞痛**

发作时ST段异常压低，变异型心绞痛患者出现一过性ST段抬高。不稳定型心绞痛多有明显的ST段压低和T波倒置。

**2. 心肌梗死**

发作时心电图表现为：急性期有异常Q波、ST段抬高。亚急性期仅有异常Q波和T波倒置（梗死后数天至数星期）。慢性或陈旧性期（3～6个月）仅有异常Q波。若ST段抬高持续6个月以上，则有可能并发室壁瘤。若T波持久倒置，则称陈旧性心肌梗死伴冠脉缺血。

### （三）24小时动态心电图

24小时动态心电图可以长时间连续记录并分析患者在活动和安静状态下心电图的变化，如一过性心肌缺血导致的ST-T变化等。该方法无创且方便，患者容易接受。

### （四）超声心动图

超声心动图可以对心脏形态、结构、室壁运动以及左心室功能进行检查，是目前最常用的检查手段之一。对室壁瘤、心腔内血栓、心脏破裂、乳头肌功能等有重要的诊断价值。但是，其准确性与超声检查者的经验关系密切。

### （五）多层螺旋 CT 冠状动脉成像

多层螺旋 CT 冠状动脉成像（CT angiography，CTA）是一项无创、低危、快速的检查方法，已逐渐成为一种重要的冠心病早期筛查和随访手段。

CTA 适用于不典型胸痛症状的患者，冠心病低风险患者的诊断；可疑冠心病，但不能进行冠状动脉造影；无症状的高危冠心病患者的筛查；已知冠心病或介入及手术治疗后的随访。

### （六）冠状动脉造影

冠状动脉造影是目前冠心病诊断的"金标准"，可以明确冠状动脉有无狭窄，狭窄的部位、程度、范围等，对明确诊断、指导治疗和预后判断意义重大。

## 五、治疗要点

### （一）心绞痛

**1. 稳定型心绞痛**

稳定型心绞痛的治疗原则是改善冠状动脉血供和降低心肌耗氧，减轻症状和（或）缺血发作，积极治疗动脉粥样硬化，避免各种诱发因素和纠正各种危险因素；预防心肌梗死和猝死。

（1）发作时的治疗

① 休息：发作时应立即休息，一般患者停止活动后症状即可消除。

② 药物治疗：宜选用作用较快的硝酸酯制剂，这类药物除可以扩张冠状动脉、增加冠状动脉血流量之外，还可以扩张外周血管，减轻心脏负荷和减少心肌耗氧量，从而缓解心绞痛。常用药物有：a. 硝酸甘油，0.5 mg 舌下含服，1～2 分钟显效，约 30 分钟后作用消失；每隔 5 分钟可重复一次，但一般连续服用不超过 3 次。b. 硝酸异山梨酯，5～10 mg 舌下含化，2～5 分钟见效，作用维持 2～3 小时。

（2）缓解期的治疗

缓解期一般不需卧床休息。应尽量避免各种明确的诱因。药物治疗以减轻症状、改善缺血及预后的药物为主。非药物治疗包括运动锻炼疗法、血管重建疗法、增强型体外反搏等。

① 药物治疗:常用药物有硝酸酯类、抗血栓药物、纤溶药物、β 受体阻滞剂、钙通道阻滞剂、肾素血管紧张素系统抑制剂以及调脂治疗。

② 非药物治疗。

a. 运动锻炼疗法。

合理的运动有利于提高运动耐量,减轻症状。建议稳定型心绞痛患者每天坚持有氧运动 30 分钟,每周运动不少于 5 天。

b. 血管重建治疗。

稳定型心绞痛患者可择期进行血管重建治疗。常用方法包括经皮冠状动脉介入治疗(percutaneous coronary intervention,PCI)和冠状动脉旁路移植术(coronary artery bypass graft,CABG)。PCI 是用心导管技术疏通狭窄甚至闭塞的冠状动脉管腔,从而改善心肌血流灌注的方法,包括经皮冠状动脉腔内成形术(percutaneous transluminal coronary angioplasty,PTCA)、经皮冠状动脉内支架植入术、冠状动脉内旋切术、旋磨术和激光成形术。适用于药物控制不良的稳定型心绞痛、不稳定型心绞痛和心肌梗死患者。心肌梗死急性期首选急诊介入治疗。CABG 也称冠脉搭桥术,是通过选取患者自身的大隐静脉作为旁路移植材料,一端吻合在有病变的冠状动脉的远端;或游离内乳动脉与病变冠状动脉远端吻合,引主动脉的血流以改善病变冠状动脉所供心肌的血流供应。

c. 增强型体外反搏。

增强型体外反搏(enhanced external counterpulsation,EECP)装置是具有我国自主知识产权的下半身序贯加压式体外反搏器。EECP 治疗能降低患者心绞痛发作频率,改善运动负荷试验中的心肌缺血情况,能使 75%～80% 的患者症状获得改善。对于药物治疗难以奏效又不适宜血管重建术的难治性慢性稳定性心绞痛可试用。一般每天 1 小时,12 天为 1 个疗程。

**2. 不稳定型心绞痛**

不稳定型心绞痛病情发展难以预料,应使患者处于监控之下,疼痛发作频繁或持续不缓解及高危患者应立即住院,做到即刻缓解心肌缺血和预防心肌梗死等急性事件的发生。

(1)一般处理

卧床休息,24 小时心电监护,严密观察血压、脉搏、心率、心律变化,有呼吸困难、发绀者应给氧,维持血氧饱和度达 95% 以上。如有必要可重复检测心肌坏死标志物。

(2)缓解疼痛

不稳定型心绞痛患者单次含化或喷雾吸入硝酸酯剂往往不能缓解症状,一般建议每隔 5 分钟一次,共用 3 次,再用硝酸甘油持续静脉滴注或微量泵输注。无低血压等禁忌者,应及早开始用 β 受体阻滞剂。必要时可给予镇静药吗啡。

### 3. 抗凝(栓)

不稳定型心绞痛患者应用阿司匹林、氯吡格雷和肝素或低分子肝素可以防止血栓形成,阻止病情进展为心肌梗死。

### 4. 冠状动脉血管重建治疗

冠状动脉血管重建治疗可参考稳定型心绞痛血管重建治疗的 PCI 和 CABG。

### 5. 其他

患者经治疗后病情稳定,出院后应继续进行抗凝和调脂治疗,特别是应用他汀类药物以促使斑块稳定。

## (二)心肌梗死

强调早发现、早入院治疗,加强入院前的就地处理,并尽量缩短患者就诊、处置、转运等延误的时间。治疗原则是尽早使心肌血液再灌注,以挽救濒死的心肌,防止梗死面积扩大和缩小心肌缺血范围,保持和维护心脏功能,及时处理严重心律失常、泵衰竭和各种并发症,防止猝死。

### 1. 一般治疗

(1)休息

患者未行再灌注治疗前,应绝对卧床休息,保持环境安静,防止不良刺激,解除恐惧心理。

(2)给氧

患者如果存在呼吸困难和血氧饱和度降低,在最初几日应通过鼻管或面罩间断或持续给氧。

(3)监测

进行心电、血压、呼吸监测 3~5 天,除颤仪处于随时备用状态。严重泵衰竭者应监测肺毛细血管压和静脉压。

(4)药物

选用抗血小板聚集药物,无禁忌证者应立即口服水溶性阿司匹林或嚼服肠溶性阿司匹林。

### 2. 解除疼痛

选择以下药物可尽快解除疼痛:① 哌替啶(杜冷丁)50~100 mg 肌注或吗啡 4 mg 静注,必要时 5~10 分钟可重复使用,从而减轻交感神经过度兴奋和濒死感。用药期间,注意防止呼吸功能抑制和血压下降等不良反应。② 硝酸甘油或硝酸异山梨酯 5~10 mg 舌下含服或静滴,注意心率增快和血压降低。再灌注心肌疗法能有效解除疼痛。

### 3. 再灌注心肌

血管开通时间越早,心肌得到再灌注,濒临坏死的心肌可能得以存活或使坏死范围缩小,对梗死后心肌重塑有利,改善预后。包括 PCI 以及 CABG。

**4. 消除心律失常**

心律失常必须及时消除,以免演变为严重心律失常甚至猝死。

(1)室性期前收缩或室性心动过速

立即用利多卡因 50~100 mg 静注,每 5~10 分钟重复一次,至期前收缩消失或总量达 300 mg,继以 1~3 mg/min 的速度静滴维持,如室性心律失常反复发作者可用胺碘酮。

(2)心室颤动或持续多形性室性心动过速

尽快采用电除颤或同步直流电复律。单形性室性心动过速不满意时应及早同步直流电复律。

(3)缓慢性心律失常

可用阿托品 0.5~1 mg 肌注或静推。

(4)第二度或第三度房室传导阻滞伴有血流动力学障碍

宜用临时心脏起搏器。

(5)室上性快速心律失常

药物治疗不能控制时,可考虑同步直流电复律。

**5. 控制休克**

心肌梗死时可有心源性休克,也伴有血容量不足、外周血管舒缩障碍等因素存在。因此,应在血流动力学监测下,采用升压药、血管扩张药、补充血容量和纠正酸中毒等抗休克处理。为降低心源性休克的病死率,可考虑主动脉内球囊反搏术辅助循环,然后做选择性动脉造影,立即行 PCI 或 CABG。

**6. 治疗心力衰竭**

主要是治疗急性左心衰,以应用吗啡(或哌替啶)和利尿药为主,也可选用血管扩张药减轻左心室的前、后负荷。心力衰竭发生后 24 小时内不宜用洋地黄制剂,有右心室梗死的患者慎用利尿剂。

**7. 其他治疗**

(1)抗凝疗法。

(2)β受体阻滞剂、钙通道阻滞剂和血管紧张素转换酶抑制剂。

(3)极化液疗法。


# 第二节　生活方式指导


## 一、饮食指导

膳食营养是影响心血管疾病的主要环境因素之一。现有的循证医学证据显示,从膳食中摄入的能量、饱和脂肪和胆固醇过多以及蔬菜水果摄入不足等可增加心血管病发生的风险,而科学合理的膳食可降低心血管疾病的风险,且经济、简单、有效,无副作用。

（一）饮食原则

**1. 总能量摄入与身体活动的平衡**

保持健康体重,BMI 在 18.5～24.0 kg/m² 范围内。

**2. 食物种类与数量的平衡**

（1）食物种类多样化,粗细搭配。

（2）足量摄入膳食纤维,每天可摄入量为 25～30 g。

（3）足量摄入新鲜蔬菜和水果,包括绿叶菜、十字花科蔬菜、豆类、水果等。

**3. 钠与钾摄入的平衡**

（1）每天食盐不超过 6 g,包括味精、防腐剂、酱菜、调味品中的食盐,提倡食用高钾低钠盐（肾功能不全者慎用）。

（2）每天可通过摄入蔬菜和水果适量增加钾摄入,摄入量为 70～80 mmol/L。

**4. 脂类食物的摄入**

（1）少食富含胆固醇的动物性食物,胆固醇摄入量不应超过 300 mg/d。

（2）适量摄入单不饱和脂肪酸,约占总能量的 10%。

（3）摄入充足的多不饱和脂肪酸,约占总能量的 6%～10%。

（4）减少反式脂肪酸的摄入,控制其不超过总能量的 1%。

（5）脂肪提供的能量不超过总能量的 30%,其中饱和脂肪酸不超过总能量的 10%。

（二）饮食方案

**1. 冠心病患者饮食**

（1）降低低密度脂蛋白、饱和脂肪与反式脂肪酸的摄入,降低总能量。鼓励多不饱和脂肪酸以鱼类或鱼油胶囊的形式摄入,适当选择植物甾醇补充剂。

（2）严格控制饱和脂肪和肉类食品,适量控制精制碳水化合物食物（如精白米面、糕点、糖果、含糖果汁等）,保证蔬菜和水果的摄入。

（3）中度限制钠盐,盐摄入量不超过 6 g/d。

（4）适量饮酒应因人而异,并取得医师的同意。不饮酒者,不建议适量饮酒。如有饮酒习惯,建议男性每天的饮酒量（酒精）不超过 25 g,相当于 50°白酒 50 mL,或 38°白酒 75 mL,或葡萄酒 250 mL,或啤酒 750 mL。女性减半。

（5）少量多餐,避免过饱,忌烟和浓茶。

（6）可选择食物具体见表 5.1。

表 5.1　高血脂/动脉粥样硬化/冠心病膳食营养方案

| 食物类别 | 摄入量(g/d) | 选择品种 | 减少或避免的食物种类 |
|---|---|---|---|
| 谷类 | 250～400 | 标准粮(米、面)、杂粮 | 精粮(米、面)、糕点、甜食、油炸油煎食品 |
| 肉类 | 75 | 瘦猪、牛、羊肉,去皮禽肉,鱼类 | 肥肉、加工肉制品(肉肠类)、鱼、虾蟹黄、鱿鱼、动物内脏 |
| 蛋类 | 3～4(个/周) | 鸡蛋、鸭蛋蛋清 | 蛋黄 |
| 奶类 | 250 | 脱脂或低脂鲜牛奶、酸奶 | 全脂牛奶、奶粉、乳酪等奶制品 |
| 大豆 | 30～50 | 黄豆、豆制品 | 油豆腐、豆腐泡、素什锦 |
| 新鲜蔬菜 | 400～500 | 深绿叶菜、红黄色蔬菜、绿色蔬菜 | |
| 新鲜水果 | 200 | 各种新鲜水果 | 加工果汁、加糖果味饮料 |
| 食用油 | 20 | 橄榄油、茶油、低芥菜菜籽油、豆油、花生油、葵花油、芝麻油、亚麻籽油 | 棕榈油、椰子油、奶油、黄油、猪油、牛羊油,其他动物油 |
| 添加糖类 | <10 | 白砂糖、红糖 | |
| 盐 | <6 | 高钾低钠盐 | 酱类、腐乳、咸菜等腌制品 |

**2. 急性心肌梗死患者饮食**

(1) 低脂肪、低胆固醇、高多不饱和脂肪酸饮食。病情稳定逐渐恢复活动后,饮食可逐渐增加或进软食。脂肪限制在 40 g/d 以内,伴有肥胖者应控制能量和碳水化合物。

(2) 注意维持血液钾、钠平衡。对合并有高血压或心衰者仍应注意限钠摄入。应用利尿剂有大量电解质自尿中丢失时,则不宜限制过严。镁对缺血性心肌有良好的保护作用,膳食中应有一定的镁,建议成人镁的适宜摄入量为 300～450 mg/d,主要从富含镁的食物如有色蔬菜、小米、面粉、肉、水产品、豆制品等中获取。

(3) 对于治疗后需要服用华法林等抗凝药物的患者,应注意 Vit K 与抗凝药的拮抗作用,保持每天 Vit K 摄入量稳定。Vit K 含量丰富的食物有绿色蔬菜、动物肝脏、鱼类、肉类、乳和乳制品、豆类、麦麸等。

(4) 可选择食物种类具体见表 5.2。

**表 5.2　急性心肌梗死膳食营养方案**

| 食物类别 | 选择品种 | 减少或避免的食物种类 |
|---|---|---|
| 谷类及制品 | 大米、面粉、小米、玉米、高粱 | 各种黄油面包、饼干、糕点、油条、油饼等多油食物 |
| 肉类 | 瘦猪、牛、羊肉,去皮禽肉 | 含钠罐头食品、香肠、咸肉、腊肉、肉松 |
| 水产类 | 新鲜淡水鱼及海鱼 | 咸鱼、熏鱼 |
| 奶蛋类 | 鸡蛋或鸭蛋(1 个/天)、牛奶 | 咸蛋、皮蛋、奶酪等 |
| 豆类及制品 | 各种豆类、豆浆、豆腐 | 油炸臭豆腐、豆腐乳 |
| 新鲜蔬菜 | 深绿叶菜、红黄色蔬菜、绿色蔬菜 | 咸菜、酱菜、榨菜等腌制菜 |
| 新鲜水果 | 各种新鲜水果 | 葡萄干、含有钠盐水果罐头或果汁、水果糖等 |
| 食油类 | 植物油为主,动物油少量 | 棕榈油、椰子油、奶油、黄油、猪油、牛羊油,其他动物油 |
| 饮料 | 白开水、淡茶 | 汽水、啤酒 |

### (三) 注意事项

**1. 膳食个体化**

合理的饮食既要符合一般的营养卫生要求,又要注意个体化的原则。

(1) 热能摄取不宜过多,每日总热量一般控制在 6 694.4～8 368 kJ(1 600～2 000 kcal)。

(2) 膳食中蛋白质总量不宜过多。一般每日宜为 60～70 g,占总热量的 12%～15%,但要供给足量的优质蛋白质。

(3) 避免过多甜食,特别是蔗糖和果糖。

(4) 低脂饮食,每日脂肪摄取量控制在 50 g 左右,占总热量的 20%～25%。其中烹调用油<25 g。

(5) 低盐饮食,避免过咸食物,适当增加钙、维生素、纤维素和水分。

**2. 不提倡"素食主义"**

为了身体的健康,每天必须从饮食中摄入充足的营养,包括蛋白质、脂肪、维生素、无机盐、水和纤维素等。许多冠心病患者推崇素食,认为只有素食才不会导致血脂增高,不会加重冠心病。但长期素食易导致某些人体必需的氨基酸、维生素及微量元素缺乏,这些对冠心病患者也是不利的。冠心病患者不宜完全素食,应合理地搭配饮食,以保证机体充足的营养。

**3. 不宜饱餐**

过饱餐可增加心肌耗氧,诱发或加重心绞痛,甚至引起急性心肌梗死或猝死。

**4. 不宜饮酒**

饮酒可使血压升高,长期饮酒者高血压发病率升高,脑血管意外增多,而且饮酒会增加降血压基础药物的抗药性。提倡高血压患者戒酒,对有饮酒习惯者须限酒。有冠心病及动脉硬化者,切忌多饮白酒。有冠心病者,切忌长期多饮啤酒。

**5. 忌烟**

吸烟者冠心病的发病率和病死率是不吸烟者的 2～6 倍,且与每日吸烟数量呈正相关。

# 二、运动指导

冠心病的本质是生活方式病,大量流行病学研究和干预性研究表明,药物治疗与生活方式治疗相结合是最有效的冠心病二级预防策略。通过有效强度的运动刺激,可改善血管内皮功能,稳定冠状动脉斑块,促进侧支循环建立,改善心功能,降低再住院率和死亡率,提高生活质量。2015 年,中华医学会心血管病学分会预防学组与中国康复医学会心血管病专业委员会的相关专家制定了冠心病患者运动治疗中国专家共识,对于冠心病患者的院外运动推荐如下:

## (一)适应证

急性 ST 段抬高心肌梗死;非 ST 段抬高急性冠状动脉综合征;稳定性心绞痛;冠状动脉旁路移植术后;冠状动脉支架置入术后;缺血性心肌病和心脏猝死综合征。

## (二)禁忌证

不稳定性心绞痛;安静时收缩压＞200 mmHg 或舒张压＞110 mmHg;直立后血压下降＞20 mmHg 并伴有症状;重度主动脉瓣狭窄;急性全身性疾病或发热;未控制的房性或室性心律失常;未控制的窦性心动过速(＞120 次/分钟);未控制的心力衰竭;三度房室传导阻滞且未置入起搏器;活动性心包炎或心肌炎;血栓性静脉炎;近期血栓栓塞;安静时 ST 段压低或抬高(＞2 mm);严重的可限制运动能力的运动系统异常;其他代谢异常,如急性甲状腺炎、低血钾、高血钾或血容量不足。

## (三)运动方式

冠心病患者院外运动包括有氧运动和抗阻运动,另外还有柔韧性运动、神经肌肉训练等。

**1. 有氧运动**

(1)类型

有氧运动方式有步行、慢跑、骑自行车、游泳和爬楼梯,以及在器械上完成的步行、踏车和划船等。出院后 1 个月内不建议选择慢跑、骑自行车、爬楼梯和游泳等运动,建议以步行为主。

（2）时间

经历心血管事件的患者建议初始运动时间从 15 分钟开始,包括热身运动和放松运动各 5 分钟,运动训练每次 5 分钟,根据患者的体能水平、运动目的、症状和运动系统的限制情况,每周增加 1～5 分钟的有氧运动时间。

（3）频率

运动频率为 3～5 次/周。

（4）强度

为使患者获得心血管健康或体能益处,推荐的最小有氧运动强度是中等强度的运动。建议患者开始运动从 50% 最大心率开始运动,运动强度逐渐达到最大心率(年龄推测的最大心率＝220－年龄)。

**2. 抗阻运动**

（1）类型

冠心病的抗阻运动形式为一系列中等负荷、持续、缓慢、大肌群和多次重复的肌肉力量训练,常用的方法有如下 3 种:徒手运动训练,包括克服自身体质量(如俯卧撑)、仰卧蹬腿、腿背弯举、仰卧起坐、下背伸展和提踵等;运动器械,包括哑铃、多功能组合训练器、握力器、腹力器和弹力带等;自制器械,包括不同重量的沙袋和500 mL 矿泉水瓶等。运动器械训练受场地和经费限制,徒手运动训练、弹力带和自制器械都是同样有效的抗阻训练形式,有利于患者在家庭或社区开展运动训练指导。

（2）频率

肢肌群、核心肌群(包括胸部、肩部、上背部、下背部、腹部和臀部)和下肢肌群可在不同日期交替训练;每次训练 8～10 个肌群,每个肌群每次训练 1～4 组,从 1组开始循序渐进,每组 10～15 次,组间休息 2～3 分钟。老年人可以增加每组重复次数(如 15～25 次/组),减少训练次数至 1～2 组。

（3）时间

每周应对每个肌群训练 2～3 次,同一肌群练习时间应间隔至少 48 小时。

（4）强度

应注意训练前必须有 5～10 分钟的有氧运动热身,推荐初始运动强度,上肢为一次最大负荷量(即在保持正确的方法且没有疲劳感的情况下,仅一次重复能举起的最大重量)的 30%～40%,下肢为一次最大负荷量的 50%～60%,通常抗阻运动的最大运动强度不超过一次最大负荷量的 80%。记住运动过程中的正确呼吸方式,举起时呼气,放下时吸气,避免屏气动作。

（5）时期选择

如果无禁忌证,康复早期可开始关节活动范围内的肌肉活动和 1～3 kg 重量的抗阻训练,促进患者体能尽快恢复。常规的抗阻训练是指患者能举起≥50%一次最大负荷量的训练,它要求在 PCI 术后至少 3 周,且应在连续 2 周有医学监护的有氧训练之后进行;心肌梗死或 CABG 术后至少 5 周,且应在连续 4 周有医学监护的有氧训练之后进行;CABG 后 3 个月内不应进行中到高强度的上肢力量训练,以免影响胸骨的稳定性和胸骨伤口的愈合。

**3. 柔韧性运动**

老年人和心血管病患者柔韧性差,使日常生活活动能力降低,保持躯干上部、下部、颈部和臀部的柔韧性尤其重要。训练原则应以缓慢、可控制方式进行,逐渐加大活动范围。训练方法:每一部位拉伸时间为 6～15 秒,并逐渐增加到 30 秒,如可耐受可增加到 90 秒,期间正常呼吸,强度为有牵拉感觉同时不感觉疼痛,每个动作重复 3～5 次,总时间为 10 分钟左右,每周 3～5 次。

**4. 神经肌肉训练**

包括平衡性、灵活性和本体感觉训练。老年人摔倒的危险性增高,建议将神经肌肉训练作为心血管病老年患者综合提高体适能和预防摔倒的重要内容活动形式,包括太极拳、蛇形走、单腿站立和直线走等。活动频率为每周 2～3 次。

**(四)康复时机**

患者出院后应尽快开始门诊运动康复计划。除禁忌证外,大多数患者可在出院后 1～3 周内开始运动康复。建议患者出院后参加院内门诊心脏康复项目,即患者定期回到医院,参加有医师参与、心电监护下的运动康复指导,一般每周 3 次,持续 36 次或更长时间。如患者不能坚持门诊康复,建议低危患者至少参加心电监护下运动 6～18 次(或至出院后 1 个月),中危患者至少参加心电监护下运动 12～24 次(或至出院后 2 个月),高危患者至少参加心电监护下运动 18～36 次(或至出院后 3 个月)。

**(五)运动程序**

**1. 准备活动**

即热身运动,多采用低水平有氧运动和静力拉伸,持续 5～10 分钟。目的是放松和伸展肌肉,提高关节活动度和心血管的适应性,帮助患者为高强度锻炼阶段做准备,通过逐渐增加肌肉组织的血流量和关节的运动准备来降低运动损伤的风险。

**2. 训练阶段**

包含有氧运动、抗阻运动和柔韧性运动等,总时间为 30～60 分钟。其中,有氧运动是基础,抗阻运动和柔韧性运动是补充。

**3. 放松运动**

放松运动是运动训练必不可少的一部分。通过让运动强度逐渐降低,可以保证血液的再分布,减少关节和肌肉组织的僵硬和酸痛,避免静脉回流突然减少导致运动后低血压和晕厥的风险。放松方式可以是慢节奏有氧运动的延续或是柔韧性训练,根据患者病情轻重可持续 5～10 分钟,病情越重放松运动的持续时间宜越长。

### (六)注意事项

(1)了解自己在运动康复过程中身体的警告信号,包括胸部不适或其他类似心绞痛症状、轻度头痛或头晕、心律不齐、体质量增加和气喘等。

(2)在运动中若出现胸痛、头昏目眩、过度劳累、气短、出汗过多、恶心呕吐以及脉搏不规则等,应马上停止运动。停止运动后上述症状仍持续,特别是停止运动 5～6 分钟后,心率仍增加,应继续观察和处理。如果感觉到有任何关节或肌肉不寻常疼痛,可能存在骨骼、肌肉的损伤,也应立即停止运动。

(3)意识到严格遵循运动处方运动的重要性,即运动强度不超过目标心率或自感用力程度,并应注意运动时间和运动设备的选择。

(4)重视热身运动和整理运动性,这与运动的安全性有关。

(5)根据自身情况、环境变化(冷热、湿度)等灵活调整运动计划。

(6)严格遵循循序渐进的运动原则,做到有序、有度、有恒。

## 三、心理指导

冠心病是一种心身疾病,A 型性格的人由于一系列的紧张积累,极易导致冠心病,甚至发生心肌梗死而猝死。同时,在疾病的发展过程中,由于疾病的进展,以及对今后工作能力和生活质量的担心,患者极易产生一系列的负性情绪,严重影响疾病的治疗和康复。

### (一)A 型性格与冠心病

**1. A 型性格的特征**

(1)强烈持久的目标动机。

(2)处处追求完美的内在倾向。

(3)强烈持久的追求赞誉与进步的欲望。

(4)连续卷入多项事务,挑战极限压力。

(5)习惯于突击完成工作。

(6)经常特意地使自己的心理与身体处于机警状态。

**2. A 型性格的改善**

合理地安排生活,学会释放压力。每个人都会承受着不同的压力,关键是如何让压力紧张而有序。此类性格者往往在事业上多有所成,如能注意调整身心,就能减少患病危险。A 型性格的人首先是调适期望,实事求是估量自己,尊重别人,多听别人意见,并调整奋斗目标;其次,注意劳逸结合,防备疲劳过度;再次,善与人处,少挑剔,戒急躁,多关心别人,建立良好的人际关系。具体可尝试以下方法:

(1)注意自己的行为,放慢节奏,保持平和,降低音调,注意聆听,善于理解,保持微笑。

(2)选择环境:定时自我放松,一般20分钟即可。不看描写暴力行为的电影,多看喜剧,听听音乐。工作上不对自己要求过高,多与人沟通,友好待人。

(3)当自己觉得要发火时进行自我暗示地放松。

(4)回避易引起自身强烈情绪反应的人与事。

(5)培养艺术修养、绘画、垂钓、跳舞、养宠物等,使紧张的思想和肌肉得到休息。

## (二)常见心理问题

### 1. 焦虑

多见于冠心病初次发病的患者,而且可能通过激活交感神经系统和下丘脑垂体肾上腺轴,导致并发症和不良预后。由于冠心病患者心律失常呈昼夜变化,患者对自己所患疾病能否治愈常常产生焦虑心理,特别是当心律失常频繁发作时,患者顾虑重重,心神不定,焦虑不安,睡眠减少,情绪低落,使原有病情加重。

### 2. 恐惧

多见于再发性心肌梗死、心衰反复发作、不稳定型心绞痛患者。这类患者往往因病情反复发作,药物疗效差,对疾病的恢复失去信心,患者总感到身体不适,表现为抑郁、悲观、愁眉不展,对人冷漠。恐惧心理在临床上常常表现为紧张状态。冠心病患者常在夜间发作或夜间症状加重,有的患者每到晚上睡觉前即开始精神紧张。

## (三)应对技巧

### 1. 改变认知

(1)主动寻求对疾病有益的康复信息,包括冠心病的基础知识、相关康复训练的意义和作用、疾病的家庭预防和应对措施等,掌握自我病情监测、自我饮食管理、自我疾病正确认识、自我情绪调解和控制及自我护理技能。从而建立战胜疾病的信心和自我效能。

(2)认识到自己存在心理问题是正常的表现,同时也要认识到不良心理情绪对病情的稳定、疾病的发展和预后及生活质量有很大的影响,主动寻求家人或医护人员的帮助,尽快从不良情绪中解脱出来,积极接受并配合医务人员的诊治。

### 2. 改变行为

(1)积极参与运动锻炼(具体详见本章第二节中的"运动指导")。

(2)建立健康行为模式,即科学的作息及饮食(具体内容详见本章第二节中的

"饮食指导")。

（3）寻求自己的兴趣爱好，比方说听音乐、下象棋等，通过从事自己感兴趣的事情来转移注意力，从而缓解自身负性情绪。

**3. 获取社会支持资源**

（1）亲人、朋友、同事等在给予患者实际的物质帮助同时，还要给予必要的情感支持。当患者的病情发生变化时，陪伴在患者身边，安抚患者，给予患者战胜疾病的信心。夜间患者睡觉前情绪较为紧张时，允许患者充分表达内心感受，给予目光交流、肢体接触、语言安慰等心理支持手段。也可在睡前协助患者泡热水脚促进其睡眠。

（2）及时寻求社区及医院的专业人员的帮助。

# 第三节　用药指导

目前，冠心病常用药物治疗包括硝酸酯类药物、β 受体阻滞剂、钙通道阻滞剂、肾素血管紧张素系统抑制剂、抗血栓药物及调脂类药物，其目的在于减少心肌耗氧量、扩张冠状动脉、调脂、抗血小板以及抗凝。

## 一、药物分类

### （一）硝酸酯类药物

**1. 种类**

本类药物主要有：硝酸甘油、硝酸异山梨酯（消心痛）、5-单硝酸异山梨酯、长效硝酸甘油制剂（硝酸甘油油膏或橡皮膏贴片）等。

**2. 作用**

扩张静脉，降低心脏前负荷，并降低左心室舒张末压、降低心肌耗氧量，改善左心室局部和整体功能。此外，硝酸酯类药物还可以扩张冠状动脉，缓解心肌缺血。

适用于各种类型心绞痛的治疗。既可用于缓解急性发作，又可作为预防用药，也能用作诊断性的治疗。是稳定型心绞痛患者的首选药，控制急性发作时，应舌下含服或气雾吸入。

**3. 不良反应**

常见的不良反应部分是由血管扩张作用继发引起，常见的有搏动性头痛，皮肤潮红，颅内压增高。偶见体位性低血压、皮疹等。剂量过大时，按照发生率高低，依次为：口唇指甲青紫、眩晕欲倒、头胀、气短、高度乏力、心跳快而弱、发热甚至抽搐。

### （二）抗血栓药物

**1. 种类**

包括抗血小板和抗凝药物。其中,抗血小板药物主要有阿司匹林、氯吡格雷（波立维）、替罗非班等。抗凝药物包括普通肝素、低分子肝素、璜达肝癸钠、比伐卢定等。

**2. 作用**

抗血小板药物是抗血小板聚集和黏附的药物,可防止血栓形成,有助于防止血管阻塞性病变发展,用于预防动脉血栓形成和栓塞,通常用于不稳定型心绞痛和心肌梗死的急性期,以及介入治疗术中。抗血小板药物中阿司匹林为首选药物,所有冠心病患者没有禁忌证应该长期服用。

抗凝药物是通过影响凝血过程中的某些凝血因子阻止凝血过程的药物,可用于深静脉血栓以及急性心肌梗死,也可用于心血管手术、心导管等抗凝治疗。

**3. 不良反应**

部分患者可引起自发性出血,如皮肤、黏膜、牙龈、颅内等部位。

### （三）调脂类药物

**1. 种类**

本类药物主要有:洛伐他汀、普伐他汀、辛伐他汀、氟伐他汀、阿托伐他汀等。

**2. 作用**

他汀类药物主要以降血清、肝脏、主动脉中的胆固醇及降低极低密度脂蛋白胆固醇、低密度脂蛋白胆固醇水平为主。

适于高胆固醇血症和以胆固醇升高为主的混合型高脂血症。可以防治冠心病、心肌梗死、脑卒中,延缓动脉粥样硬化。

**3. 不良反应**

该药安全性较高,其不良反应与用药剂量密切相关,常见的有肌病和肝脏等不良反应。

β受体阻滞剂、钙通道阻滞剂、血管紧张素转换酶抑制剂等详见本书第二章第三节"用药指导"。

## 二、注意事项

（1）应遵医嘱服药,不可擅自增减药量。

（2）应熟知并观察药物的不良反应,必要时请及时就医。

（3）外出时请携带硝酸甘油以备急需,且硝酸甘油见光容易分解,应放在棕色瓶内并置于干燥处,以免潮解失效。

（4）药瓶开封后每 6 个月更换一次，以确保疗效。

（5）定期进行常规血液检查、肝肾功能及凝血功能检测。

（6）严格遵医嘱用药，不可随意加药、减药、停药。

（7）若服药过程中，仍出现胸痛发作频繁、程度较重、时间较长、服用硝酸酯制剂疗效较差时，提示急性心血管事件，应及时前往正规医院就医。

# 第四节　症状管理

## 一、胸痛

胸痛常由心肌缺血所致，多见于心绞痛、心肌梗死，由冠状动脉粥样硬化导致心肌缺血引起。其他原因可见于主动脉瓣关闭不全或狭窄、肥厚型心肌病等。

（一）概念及表现

胸痛的临床表现详见本章第一节"概述"。

（二）处理措施

（1）患者及家属应掌握胸痛典型的症状，并密切观察脉搏、血压、呼吸的变化情况；以及疼痛的部位、性质、范围、放射性、持续时间、诱因及缓解方式，以利于及时正确地判断、处理。

（2）心绞痛急性发作时应立即就地休息，停止一切活动，并给予硝酸甘油舌下含服，如服药 3～5 分钟仍不缓解可重复使用，严重者请及时就医。

（3）急性心肌梗死时胸痛发病突然，应及早发现，及早治疗，并加强入院前处理。发作时请及时拨打急救电话，并嘱患者绝对卧床休息，尽量减少不必要的体位变化。若患者出现心搏骤停，应立即行心肺复苏术。

（4）给予患者安慰和疏导，向其解释疾病发展中出现的不同问题，稳定其情绪。告知患者偶尔感觉到心悸属于正常情况。

## 二、晕厥

晕厥是指因各种原因导致一过性脑供血不足引起的意识障碍。任何引起心排出量下降或外周血管阻力降低的原因都可以引起晕厥。

## （一）概念及表现

患者突然感到头昏、恍惚、视物模糊或两眼发黑、四肢无力，这就是晕厥先兆。随之意识丧失，摔倒在地，数秒钟至数分钟内即恢复如常，起立行走，有的患者半小时以内可有全身乏力感。

## （二）处理措施

无论何种原因引起的晕厥，都要立即将患者置于平卧位，取头低脚高位，松开腰带，保暖。目击者也可从下肢开始做向心性按摩，促使血液流向脑部；同时可按压患者合谷穴或人中穴，通过疼痛刺激使患者清醒；晕厥患者清醒后不要急于起床，以避免引起再次晕厥；如考虑患者有器质性疾病，在进行现场处理后如低血糖患者给予补充糖分、咳嗽晕厥者予以止咳等，要及时到医院针对引起晕厥的病因进行治疗。

# 三、心律失常

## （一）概念及表现

心律失常是冠心病常见的并发症之一，其轻重程度与冠心病的性质及其严重程度有关。正常的心脏先有电的激动，后有机械性收缩和舒张，激动源于心脏的窦房结，并按一定的顺序和时间依次下传到心房和心室，激发心脏相应的部位产生激动，从而产生心跳。如果心脏跳动的节律和频率失去规律性就称为心律失常。

心脏在规律跳动时一般不会有感觉。一旦心脏的跳动失去了正常的规律，人就会感到不舒服，有的感到"心脏忽然停顿一下"，有的感到"心脏突然猛烈冲击胸部"，有的则觉得"心脏快跳到喉咙里了"，这些都可能是心律失常的表现。更多的感觉是胸闷、心慌、气短、手足发冷。中重度心律失常发作时常伴有头晕、胸闷、胸痛、气急、多汗、颜面苍白或青紫、四肢发冷、抽搐、昏厥等。也有一部分人有心电图改变，但完全没有不舒服的感觉。

## （二）处理措施

### 1. 环境

室内光线一般不宜过强。尤其对严重的心律失常患者，应尽可能创造清静舒适的环境，禁止喧哗，嘈杂声音的刺激可以加重病情。

随季节、气候变化调节生活起居。在气候变化大、季节交替的时候要采取措施预防感冒，以免加重病情。

### 2. 稳定情绪

心律失常的发生与加重，多在过度疲劳、紧张和情绪激动时容易诱发。如窦性心动过速、偶发房性早搏、偶发室性早搏、阵发性室上性心动过速等功能性改变,经过休息及调理情绪,早搏及过速的心率可恢复正常。

**3. 休息**

合理安排休息与活动。对于偶发、无器质性心脏病的心律失常,不需卧床休息,注意劳逸结合,对有血流动力学改变的轻度心律失常患者应适当休息,避免劳累。严重心律失常者应卧床休息,直至病情好转后再逐渐起床活动。但对于严重心律失常、心功能极差的患者应长期休息,绝对卧床静养,注意劳逸结合。

**4. 卧位**

穿衣不要太紧,尤其是呼吸困难时,应将纽扣松开。喘息不能平卧者,应用被褥垫高背部或采用半卧位。

**5. 饮食**

注意合理安排饮食,生活规律,不宜过饱,改变不良饮食习惯。戒烟,少饮或不饮酒,避免浓茶、咖啡、可乐等刺激性食物。

**6. 锻炼**

非器质性心脏病者应积极参加体育锻炼;器质性心脏病患者宜适当锻炼,如养鱼、种花、散步、打太极拳、做保健操等。

# 四、心力衰竭

## (一) 概念及表现

心力衰竭是急性心肌梗死的常见并发症之一。绝大部分心肌梗死发生在左心室,所以急性心肌梗死引起的心力衰竭绝大部分为左侧心力衰竭。临床上因心力衰竭的程度不同表现也不全相同。有些患者症状不明显或有气短和端坐呼吸(平卧时气短需要坐起来),呼吸次数加快,肺底可闻及湿性啰音,心率也快,并可听到奔马律。如拍 X 线胸片则有肺淤血现象。左侧心力衰竭严重时患者常突然发生严重呼吸困难。有的患者咳粉色泡沫痰,躁动不安,呼吸浅速或呈哮喘样;皮肤发绀湿冷,两肺常遍布湿性啰音,有时以哮鸣音为主称为心源性哮喘;心率很快,常有奔马律,这是急性肺水肿的表现。在起病的最初几小时内发生。表现为呼吸困难、咳嗽、发绀、烦躁等症状。

## (二) 处理措施

(1) 一旦出现上述症状应及时就医,遵医嘱进行各项治疗,高流量吸氧 4～6 L/min,病情稳定后改为持续低流量吸氧,改善心肌缺血、缺氧,减轻疼痛。

(2) 合理安排休息。绝对卧床休息,避免活动或紧张心情加重心力衰竭。

(3) 保持大便通畅,合理膳食,保证热量摄入,适当增加高纤维食物的摄入,合理使用通便药物,可最大限度地减轻心肌负担。

（4）限制热量摄入,以流质饮食为主,避免过冷、过热饮食刺激。保证胃肠道通畅,预防便秘,给予低脂清淡、高营养饮食。注意钾钠平衡,适当增加镁的摄入,减轻并发症的发生。病后6周内,应采用冠心病饮食治疗。改进不良生活方式、戒烟、限酒,可起到减轻动脉硬化的作用。

# 第五节　常用护理技术

## 一、脉搏的测量

脉搏是由于心脏搏动而形成的。每当心脏搏动一次,脉搏就出现一次。脉搏在一天中不断变化,早晨睡醒后每分钟脉搏次数最低,也称为基础脉搏,参加劳动和体育锻炼时,脉搏则加快。脉搏是反映身体状况和机能水平比较灵敏的简易指标,也是心脏功能强弱的反应。自我监测脉搏的频率、强度和节律,能了解心血管的机能状况和变化。

### （一）正常范围

**1. 脉搏**

脉搏即动脉搏动。正常人的脉搏和心跳是一致的。正常成人为60～100次/分钟,常为70～80次/分钟,平均约72次/分钟。老年人较慢,为55～60次/分钟。正常人脉搏强弱均等,不会出现强弱交替的现象。

**2. 脉率**

脉搏频率即脉率。正常人脉率规则,不会出现脉搏间隔时间长短不一的现象。

### （二）测量部位

测量脉搏时一般触摸桡动脉,把自己一个手的食指、中指和无名指,放到另一个手大拇指的根部的掌面的桡侧（那儿有骨头结节隆起,就挨着隆起的手掌面）可以摸到动脉搏动,就是桡动脉。触摸脉搏也可以在肱动脉,肱动脉在肘上肱二头肌的内侧,也是测量血压时听诊器放置的位置。其他:足背动脉,股动脉等。

### （三）测量方法

**1. 测量基础脉搏**

早晨起床前,用手指触摸腕部的桡动脉,计算1分钟的脉搏数,一般基础脉搏次数较少,身体机能状况较好。

**2. 运动前后的脉搏测量**

通常采取数 10 秒的跳动次数乘以 6,连测 3 次,取平均值,记录下来,这就是每分钟的脉搏数。运动前的脉搏在参加体育运动前测量,作为相对安静时的脉搏。脉搏应在运动后即刻进行测量。一般以运动后每分钟脉搏达 180 次以上为大强度,150 次为中等强度。在运动后,如果脉搏经过 5～10 分钟恢复到运动前的安静状态水平时说明运动强度是合适的。

**3. 测量某一练习后的脉搏**

每次做某一练习前后测量脉搏,与前一次练习后的脉搏数进行比较分析,根据机体的机能情况,及时调整体育锻炼的内容和次数。

**(四) 临床意义**

**1. 脉率**

除测量脉率快慢外,还应检查脉率与心率是否一致。某些心律失常如心房颤动或频发期前收缩时,由于部分心脏收缩的搏出量低,不足以引起周围动脉搏动,故脉率可少于心率。

**2. 脉律**

脉搏的节律可反映心脏的节律。各种心律失常患者均可影响脉律,如心房颤动者脉律绝对不规则,脉搏强弱不等,脉率少于心率。

**3. 紧张度与动脉壁状态**

将桡动脉压紧后,虽远端手指触不到动脉搏动,但可触及条状动脉的存在,并且硬而缺乏弹性似条索状、迂曲或结节状,提示动脉硬化。

**4. 强弱**

脉搏减弱而振幅低,是由于心搏量少、脉压小和外周阻力增高所致,见于心力衰竭、主动脉瓣狭窄与休克等。

**5. 脉波**

(1) 水冲脉

常见于甲状腺功能亢进、严重贫血、脚气病,主动脉瓣关闭不全、先天性心脏病动脉导管未闭、动静脉瘘等。

(2) 迟脉

主要见于主动脉瓣狭窄、心肌梗死、缩窄性心包炎、严重的心力衰竭等。

(3) 重搏脉

见于肥厚型梗阻性心肌病、长期发热使外周血管紧张度降低的患者,亦可见于心脏压塞、严重心力衰竭和低血容量休克等。

(4) 交替脉

常见于高血压性心脏病、急性心肌梗死和主动脉瓣关闭不全等。交替脉的特点为节律正常而脉搏的强弱出现交替的改变,此乃因心室收缩强弱交替引起,是心功能损害的一个重要体征。可见于高血压性心脏病及冠心病。

（5）奇脉

吸气时脉搏明显减弱或消失,而在呼气终末时变强则称为奇脉。

（6）无脉

无脉即脉搏消失,可见于严重休克及多发性大动脉炎,后者是由于某一部位动脉闭塞而致相应部位脉搏消失。

# 二、心肺复苏术

心搏骤停(cardiac arrest,CA)是指各种原因引起的、在未能预计的情况和时间内心脏突然停止搏动,从而导致有效心泵功能和有效循环突然中止,引起全身组织细胞严重缺血、缺氧和代谢障碍。心搏骤停后,如得不到即刻及时地抢救复苏,4～6分钟后会造成患者脑组织和其他人体重要器官组织的不可逆的损害。

心肺复苏是针对呼吸、心搏骤停对象所采取的一种抢救措施,即用心脏按压或其他方法形成暂时的人工循环,恢复心脏自主搏动和血液循环,用人工呼吸代替自主呼吸,达到恢复苏醒和挽救生命的目的。操作程序如图5.2所示。

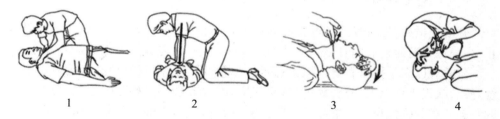

1　　　　　2　　　　　3　　　　　4

**图5.2　心肺复苏简易流程图**

## （一）识别

当发现无反应或突然倒地的患者时,轻拍肩部并呼叫"您怎么了",判断呼吸运动、大动脉有无搏动(10秒内完成)。突发意识丧失,无呼吸或无正常呼吸,视为心搏骤停,呼救并立即开始CPR。

## （二）呼救

高声呼救,请求他人帮助。在不延缓实施心肺复苏的同时,应设法拨打急救电话,启动急救系统。

## （三）胸外按压

胸外按压是建立人工循环的主要方法。

**1. 部位**

胸骨中下 1/3 处，或两乳头连线中点。

**2. 方法**

用一只手的掌根部放在按压部位，另一只手掌重叠放在这只手背上，手掌根部横轴与胸骨长轴确保方向一致，为保证每次按压后使胸廓充分回弹。按压时，肘关节伸直，依靠肩部和背部的力量垂直向下按压。

**3. 深度**

成人使胸骨下压至少 5 cm，但应避免超过 6 cm。

**4. 频率**

成人按压频率为 100～120 次/分钟。

## （四）开放气道

采用仰颏抬头法开放气道，即急救者将一手置于患者前额并加压，使患者头后仰，用另一手的示指、中指抬起下颏，使下颏尖、耳垂的连线与地面垂直，以畅通气道。迅速清除患者口中异物和呕吐物。

## （五）人工呼吸

开放气道后，先将耳朵贴近患者的口鼻，感觉和倾听有无呼吸，如确定呼吸停止，在确保气道通畅的同时，立即开始通气，气管内插管是建立人工通气的方法。

急救者以右手拇指和食指捏紧患者的鼻孔，用自己的双唇把患者的口完全包绕，然后吹气 1 秒以上，使胸廓扩张；吹气毕，施救者松开捏鼻孔的手，让患者的胸廓及肺依靠其弹性自主回缩呼气，同时均匀吸气，以上步骤再重复一次。每 30 次按压连续给予 2 次通气。

## （六）复苏效果

（1）颈动脉搏动：按压有效时，每按压一次可触摸到颈动脉一次搏动，若中止按压搏动亦消失，则应继续进行胸外按压，如果停止按压后脉搏仍然存在，说明患者心搏已恢复。

（2）面色（口唇）：复苏有效时，患者面色由紫绀转为红润，若变为灰白，则说明复苏无效。

（3）复苏有效时，可出现自主呼吸，或瞳孔由大变小并有对光反射，甚至有眼球活动及四肢抽动。

## （七）复苏成功后处理

转医院进行高级生命支持。

# 第六章　社区慢性肾脏病患者照护策略

近年来,慢性肾脏病(chronic kidney disease,CKD)的患病率呈明显上升趋势,已成为继肿瘤、心脑血管病、糖尿病之后,又一威胁人类健康的重要疾病,是全球性重要公共卫生问题之一。2017 年,世界肾脏病大会发布的首份最新全球肾脏病健康报告指出,全世界已有超过 6 亿人患有不同程度的慢性肾脏病。我国横断面流行病学研究显示慢性肾脏病发病率为 9.4%～12.1%,18 岁以上人群 CKD 患病率为 10.8%,患者数近 1.2 亿。由于 CKD 具有患病率高、知晓率低、预后差和医疗费用高等特点,严重危害人类的健康和生命。因此,早期诊治、加强并改善 CKD 防治已经成为不可忽视的公共卫生问题和医疗问题。

## 第一节　概　　述

慢性肾脏病是指各种原因引起的肾脏结构或功能异常(肾脏损伤时间超过 3 个月),伴或不伴肾小球滤过率(glomerular filtration,GFR)下降,表现为肾脏病理学检查异常或肾脏损伤(血液、尿液成分异常或影像学检查异常);或不明原因的 GFR 下降[$<60$ mL/(min · 1.73 m$^2$)]超过 3 个月。

慢性肾脏病是绝大多数的肾脏疾病(诸如:慢性肾小球肾炎、隐匿性肾炎、肾盂肾炎、过敏性紫癜肾炎、红斑狼疮肾炎、痛风肾、IgA 肾病、肾病综合征、膜性肾病、糖尿病肾病、高血压肾病、多囊肾肾病)的临床统称。

### 一、危险因素

慢性肾脏病的发病原因主要包括原发性和继发性肾小球肾炎、糖尿病肾病、高血压肾小动脉硬化、肾小管间质性疾病、肾血管疾病、遗传性肾病等。

在我国常见的病因依次为原发性肾小球肾炎、糖尿病肾病、高血压肾小动脉硬化、狼疮性肾炎、梗阻性肾病、多囊肾等。慢性肾衰竭进展缓慢,但在一些诱因下可急性加重。

**1. 引起慢性肾衰竭持续进展的因素**

主要包括高血糖、高血压、蛋白尿、低蛋白、吸烟等。此外,贫血、高脂血症、高同型半胱氨酸血症、老年、营养不良、尿毒症毒素蓄积等,在慢性肾衰竭病程进展中也起一定作用。

**2. 引起慢性肾衰竭急性加重的因素**

主要包括累及肾脏的疾病(原发性或继发性肾小球肾炎、高血压、糖尿病、缺血性肾病等)复发或加重;有效循环血容量不足(低血压、脱水、大出血、休克等);肾脏灌注急剧减少(如肾动脉狭窄应用 ACE、ARB 类药物);严重高血压未有效控制;使用肾毒性药物;尿路梗阻;其他(如严重感染、其他器官功能衰竭等)。

## 二、临床分期

目前国际公认的慢性肾脏病分期依据肾脏病预后质量倡议(K/DOQI)制定的指南分为 1~5 期(见表 6.1)。根据 GFR 的下降程度分为 5 期。应当指出的是,单纯的 GFR 轻度下降(60~89 mL/min)而无肾损害表现者,不能认为存在 CKD;只有当 GFR<60 mL/min 时,才可以按 CKD 3 期对待。CKD 囊括了疾病的整个过程,部分 CKD 在疾病进展过程中 GFR 可逐渐下降,进展至慢性肾衰竭。

**表 6.1　慢性肾脏病的分期和治疗计划**

| 分期 | 特征 | GFR(mL/min) | 治疗计划 |
|---|---|---|---|
| 1 | 肾损害,GFR 正常或稍高 | ≥90 | 诊断和治疗;治疗合并疾病;延缓 CKD 进展;减少心血管患病危险因素 |
| 2 | 肾损害,GFR 轻度降低 | 60~89 | 评估、减慢 CKD 进展;降低 CVD(心血管)风险 |
| 3a | GFR 轻到中度降低 | 45~59 | 评估、预防和诊断并发症、减慢 CKD 进展 |
| 3b | GFR 轻到中度降低 | 30~44 | 治疗并发症 |
| 4 | GFR 轻到中度降低 | 15~29 | 综合治疗;肾脏替代治疗准备 |
| 5 | 终末期肾病 | <15(或透析) | 适时肾脏替代治疗 |

我国将慢性肾衰竭根据肾功能损害程度分为 4 期:

第 1 期是肾功能代偿期(相当于 CKD 3a 期),肾小球滤过率在 50%~80%,没有明显的症状,也没有氮质血症。

第 2 期是氮质血症期(相当于 CKD 3b 期),出现血肌酐的升高,也没有临床症状。

第 3 期是肾功能衰竭期(相当于 CKD 4 期),已经出现氮质血症以外的临床表现。

第 4 期是尿毒症期(相当于 CKD5 期)。

慢性肾衰竭代表 CKD 中 GFR 下降至失代偿的那部分人群,通常主要为 CKD

4～5 期。

## 三、临床表现

慢性肾脏病起病缓慢，早期（CKD 1～3 期）常无明显临床症状或仅有尿色异常、尿量异常、排尿异常、乏力等症状。当发展至残余肾单位无法代偿满足机体最低需求时，才出现明显症状，如：肾性水肿、蛋白尿、血尿、高血压等。

**1. 消化系统**

食欲不振是最常见和最早期表现，还可表现为恶心、呕吐、腹胀、腹泻。晚期慢性肾病者呼出气体中有尿味，口腔炎、口腔黏膜溃疡、胃或十二指肠溃疡及上消化道出血也较常见。

**2. 心血管系统**

高血压是肾脏病常见的临床表现，多数肾脏病患者存在不同程度的高血压。高血压可引起动脉硬化、左心室肥厚、心力衰竭并加重肾损害。存在心力衰竭的患者常表现为心悸、气促、端坐呼吸、颈静脉怒张、肝大、水肿等，一般发绀不明显，严重者发生急性肺水肿；存在尿毒症性心包类和透析相关性心包炎者，轻者可无症状，典型者表现为胸痛，取卧位、深呼吸时加重，可有心包积液体征，严重者可发生心脏压塞。

**3. 呼吸系统**

常表现为气促，合并代谢性酸中毒时可表现为呼吸深而长。体液过多、心功能不全时可发生肺水肿。尿毒症毒素引起肺泡毛细血管通透性增加、肺充血，肺部 X 线检查出现"蝴蝶翼"征，称"尿毒症肺炎"。

**4. 血液系统**

由于肾脏促红细胞生成素生成减少导致的贫血，称为肾性贫血。多数患者均有轻至中度贫血，且多为正细胞正色素性贫血。铁缺乏、叶酸不足、营养不良、失血等可加重贫血程度。另外，慢性肾病者存在出血倾向，常表现为鼻出血、皮肤瘀斑、牙龈出血、月经过多等，重者出现消化道出血、颅内出血等。

**5. 皮肤变化**

皮肤瘙痒是慢性肾衰竭最常见的症状之一，表现为皮肤干燥伴有脱屑。尿毒症患者因贫血出现面色苍白或色素沉着异常呈黄褐色，为尿毒症患者特征性面容。

**6. 肾性骨营养不良**

肾病早期有症状者少见，需依靠骨活组织检查诊断。慢性肾衰竭时出现骨矿化和代谢异常，简称肾性骨病。典型者表现为骨痛、行走不便和自发性骨折。早期有症状者少见。

**7. 神经、肌肉系统**

神经系统异常包括中枢和周围神经病变。出现中枢神经系统异常（尿毒症脑病)者,早期表现为疲乏、失眠、注意力不集中等,后期可出现性格改变、抑郁、记忆力下降,判断力、计算力和定向力障碍,出现幻觉甚至昏迷等。周围神经病变以肢端袜套样分布的感觉丧失最为常见,也可出现肢体麻木、下肢疼痛,深反射减弱或消失。尿毒症时可出现肌肉震颤、痉挛,肌无力和肌萎缩等。

**8. 内分泌失调**

除肾脏产生的内分泌激素异常外,可出现性激素紊乱(雌激素、雄激素水平下降,催乳素、黄体生成素水平升高等),女性患者常表现为闭经、不孕,男性患者表现为阳痿、不育等。部分患者甲状腺素水平降低,表现为基础代谢率下降。

# 四、检查项目

早期肾病通常没有症状或体征,检测是了解肾脏状况的唯一方法。肾脏出现病变时,需完善相关检查,以确定肾脏有无损害、肾脏受损的可能原因、肾功能状况及肾脏病理改变。检查项目包括尿液检查、肾功能检查、肾脏影像学检查、肾脏穿刺活检及其他相关实验室检查。

## (一)尿液检查

**1. 尿常规检查**

尿常规检查是早期发现和诊断肾脏病的重要线索,但尿常规检查多为定性结果,常需要其他更敏感和精确的检查。尿常规检查包括尿液外观、理化检查、尿沉渣检查、生化检查。尿常规检查需要留取清洁新鲜尿液,最好是清晨第一次尿,避免污染和放置时间过长。

**2. 尿蛋白检测**

尿蛋白定量检测主要有两种检测方式:① 24 小时尿蛋白定量$>$150 mg 可诊断为蛋白尿,$>$3.5 g 为大量蛋白尿。② 随机尿白蛋白/肌酐比值:正常$<$30 mg/g,30~300 mg/g为微量白蛋白尿;$>$300 mg/g 为临床蛋白尿。如果尿白蛋白/肌酐比值明显增高(500~1 000 mg/g)也可以选择测定尿总蛋白/肌酐比值。

**3. 尿相差显微镜检查**

用于判别尿中红细胞的来源,如红细胞形态发生改变,棘形红细胞$>$5%或尿中红细胞以变异型为主,可判断为肾小球源性血尿。如尿中出现红细胞管型,可帮助判断肾小球源性血尿。

**4. 尿细菌学检查**

新鲜清洁中段尿细菌定量培养菌落计数$\geqslant 10^5$/mL,如能排除假阳性,即为真性菌尿。如临床上无尿路感染症状,则需要 2 次清洁中段尿定量培养菌落计数均$\geqslant$ $10^5$/mL,且为同一菌种。此外,膀胱穿刺尿定性培养有细菌也提示真性菌尿。

## （二）肾功能检查

肾小球滤过功能是反应肾脏功能的重要指标,但直接测定肾脏滤过功能有很大的难度,临床上常通过测定各种物质的清除率来反映肾小球功能。肾小球滤过率)检测的常用指标包括内生肌酐清除率、血尿素氮、血肌酐及血 $\beta_2$-微球蛋白测定等。

### 1. 内生肌酐清除率

正常值:$80\sim120\ mL/(min \cdot 1.73\ m^2)$。成人内生肌酐清除率低于 $80\ mL/min$ 以下时则表明肾小球滤过功能减退;若减至 $70\sim51\ mL/min$ 为轻度损害;降至 $50\sim31\ mL/min$ 为中度损害;减至 $30\ mL/min$ 以下为重度损害;减至 $20\sim10\ mL/min$ 为早期肾功能不全,对慢性肾炎患者提示预后不良;减至 $10\sim5\ mL/min$ 为晚期肾功能不全;小于 $5\ mL/min$ 为终末期肾功能不全。

### 2. 血尿素氮

血尿素氮水平受蛋白质摄入量、组织蛋白分解代谢和肝脏功能情况的影响,成人正常值:$2.9\sim7.5\ mmol/L$。指标数值增高提示肾小球滤过功能减退,常见于各种肾实质疾病,如急、慢性肾炎,肾衰竭等。降低见于呕吐、腹泻、蛋白质摄入量不足及营养不良患者。

### 3. 血肌酐

测定空腹肌酐水平可反映肾小球滤过功能。正常值:男性 $53\sim106\ \mu mol/L$,女性 $44\sim97\ \mu mol/L$。增高见于肾功能损伤、甲状腺功能亢进、肢端肥大症等。减低见于妊娠、肌肉萎缩性病变及肝功能障碍等。

### 4. 血 $\beta_2$-微球蛋白

肾小球功能受损时,血 $\beta_2$-微球蛋白测定是肾小球滤过功能减退的一个极好标志。正常值:血 $\beta_2$-微球蛋白$<2\ mg/L$(平均约为 $1.5\ mg/L$)。血 $\beta_2$-微球蛋白升高见于肾小球滤过功能损伤、血液系统、实体肿瘤和自身免疫性疾病。

## （三）影像学检查

CKD 早期肾脏 B 超显示肾脏大小正常,回声增多不均匀,晚期显示皮质变薄,皮髓质边界不清,双肾缩小。同位素 ECT 有助于了解 CKD 早期单侧和双肾总体肾功能受损程度。

## （四）肾穿刺活检病理检查

当肾脏疾病单凭血液检查、尿液检查、影像学检查都不能确诊时,需要进行肾活体组织检查(简称肾活检)。肾穿刺活组织检查为有创性检查,有助于确定肾脏病的病理类型,对协助肾实质疾病的诊断、指导治疗及判断预后有重要意义。

### （五）其他实验室检查

其他检查还包括血常规、血生化等指标。

（1）存在慢性肾病者，其血常规检查常提示红细胞计数下降，绝对网织红细胞计数减少，血红蛋白浓度降低，白细胞计数可升高或降低。

（2）血生化检查常提示血浆清蛋白降低、血钙降低、血磷增高，甲状旁腺激素水平升高；血钾和血钠可增高或降低；可有代谢性酸中毒。

（3）存在慢性肾病者，也可有出凝血功能障碍，出血时间延长。

（4）缺铁时血清铁水平偏低，血清铁蛋白浓度<200 ng/mL，转铁蛋白饱和度<20％。

## 五、治疗要点

CKD 的治疗原则为：早期治疗原发疾病和加重因素，根据 CKD 分期所处的不同阶段采取不同的防治策略（表 6.1），以延缓肾功能减退，减少并发症，提高患者的生活质量。

### （一）治疗原发病

积极治疗引起慢性肾衰竭的原发疾病，如狼疮性肾炎、高血压、糖尿病肾病等，纠正某些使肾损害加重的可逆因素，如循环血容量不足、使用肾毒性药物、尿路梗阻、感染，水、电解质和酸碱平衡紊乱，严重高血压、心力衰竭等，以延缓或防止肾功能减退，保护残存肾功能。

### （二）营养治疗

合理的营养膳食调配不仅能减少体内氮代谢产物的积聚及体内蛋白质的分解，维持氮平衡，还能在维持营养、增强机体抵抗力、延缓病情发展等方面发挥重要作用。饮食原则为：优质低蛋白、充足热量、低盐、低钾、低磷饮食。一般在低蛋白饮食［蛋白质摄入量为 0.6 g/(kg·d)］的基础上，应用必需氨基酸或 α-酮酸。具体内容，详见本章第二节中的"饮食指导"。

### （三）对症治疗

**1. 控制高血压**

可选择血管紧张素转换酶抑制剂（ACEI）和血管紧张素Ⅱ受体阻滞剂（ARB）、钙通道阻滞剂（CCB）、袢利尿药及 β 受体阻滞剂等联合应用。血压控制目标一般为 130/80 mmHg 以下，CKD 5 期患者可控制在 140/90 mmHg 以下。

**2. 贫血的治疗**

血红蛋白<100 g/L 时可给予促红细胞刺激剂（ESAs）治疗。治疗目标为

110~120 g/L。治疗期间，应同时静脉补充铁剂（如蔗糖铁、葡萄糖醛酸铁、右旋糖酐铁）。严重贫血者予输注红细胞。

**3. 纠正水、电解质和酸碱平衡失调**

水肿者应限制盐和水的摄入，补液不宜过快过多。有明显水肿、高血压时，可使用袢利尿药；已透析者应加强超滤。严重水钠潴留、急性左心衰竭者，应尽早透析治疗。尿毒症者，预防高血钾。出现代谢性酸中毒者，可通过口服碳酸氢钠予以纠正。CKD 4~5 期者，应限制磷的摄入。

**4. 控制感染**

抗感染治疗时，应结合细菌培养和药物敏感试验，及时使用无肾毒性或毒性低的抗生素治疗，并根据 GFR 调整药物剂量。

目前在西医治疗基础上，可进行中医辨证施治，加用黄芪、川芎、冬虫夏草、大黄等中药，有助于保护残存肾功能、延缓病情进展。

### （四）替代治疗

包括血液透析、腹膜透析和肾移植。当 GFR<30 mL/（min·1.73 m²）时可开始替代治疗前准备；GFR<20 mL/（min·1.73 m²）且在过去 6 个以上存在 CKD 进展且不可逆证据时，可考虑先期活体肾移植；GFR<15 mL/（min·1.73 m²）时根据原发病、残余肾功能、临床表现及并发症情况给予替代治疗。

改善全球肾脏病预后组织（Kidney Disease：Improving Global Outcomes，KDIGO）建议当出现下列 1 个或多个症状时开始透析治疗：出现与肾脏衰竭有关的症状（如浆膜炎、酸碱平衡失调、电解质紊乱和皮肤瘙痒等）；无法控制的高容量负荷与高血压；营养状况恶化、饮食干预无效；认知损害。血液透析和腹膜透析可替代肾脏的排泄功能，疗效相近，但不能替代肾脏的内分泌和代谢功能。肾移植是目前治疗终末期肾衰竭最有效的方法。

# 第二节　生活方式指导

## 一、饮食指导

### （一）平衡膳食

在适当限制蛋白质摄入的同时保证充足的能量摄入以防止营养不良发生。选择多样化、营养合理的食物。

**1. 合理计划餐次及能量、蛋白质分配**

定时定量进餐,早、中、晚三餐的能量可占总能量的 20%～30%、30%～35%、30%～35%。均匀分配三餐食物中的蛋白质。为保证摄取能量充足,可在三餐间增加点心,占总能量的 5%～10%。

**2. 膳食计划个体化及营养教育**

应根据患者生活方式、CKD 分期及营养状况、经济条件等进行个体化膳食安排和相应的营养教育。

## (二) 饮食方案

**1. 优质蛋白饮食**

(1) 优质蛋白的种类:鸡蛋、牛奶、鱼、虾、鸡、鸭、猪、牛、羊等。

(2) 在口服 α-酮酸的基础上,保证充分优质蛋白质的摄入,一天摄入的优质蛋白要占到总蛋白的 50%～70%。

(3) 优质蛋白质可以根据自己的喜好及疾病情况相互替换,比如:含有 7 g 蛋白质的食物:50 g 肉＝1 个鸡蛋＝2 个鸡蛋白＝1 瓶牛奶(240 mL)＝50 g 千张＝100 g 豆腐。

**2. 低盐(钠)饮食**

(1) 每天的食盐摄入量不能超过 6 g,甚至可以每天低至 2～3 g。

(2) 尽量清淡饮食,少食高钠食物,比如调味品、腌制食品、烟熏食品、咸味零食(如薯片、饼干等)、火腿肠或其他加工食品。

(3) 尽量利用食物本身的味道进行烹饪,可适当采用酸味、甜味等调味品替代咸味,可适当利用葱、姜、蒜的特殊味道来减少食盐的使用,逐步改变自己的饮食习惯,可使用无盐的烹饪方式,仅在烹饪后加入盐或少许酱汁。

(4) 尽量减少外出就餐的次数。

(5) 炒菜起锅时再放盐,避免使用低钠盐。

**3. 低脂饮食**

(1) 在保证总热量摄入的情况下,控制脂肪的摄入量,少食脂肪含量高的食物,比如:动物内脏、墨鱼、鱿鱼、骨髓(如筒子骨)。

(2) 烹调方法采用清蒸、水煮、清炖、凉拌等低油方式,少吃油炸类食品。

(3) 日常用油应该选择含不饱和脂肪酸较高的植物油等。

(4) 糕点、点心、零食等食物中包含较多的饱和脂肪酸,应尽量控制。

**4. 低嘌呤饮食**

(1) 避免酒精类饮料,如啤酒等,因为酒精会代谢为乙酸,抑制尿酸排泄。

(2) 少食动物内脏,如动物肝脏、肠、心、肚、肾、脑等。

(3) 少食海鲜类食物,如贝壳类、虾类、海鱼等。

(4) 少食豆类食物,尤其是豆子,如绿豆、红豆、黄豆、黑豆等。

（5）食肉时先焯一遍水（用水煮一遍以后把汤弃去，再把肉炒着或煮着吃），少食鱼汤、肉汤、骨头汤。

（6）果糖能够促进尿酸的合成，但是不建议喝果汁和吃大量水果。

**5. 低磷饮食**

（1）控制蛋白质的过多摄入，有助于减轻高磷血症，因为磷的摄入与饮食中的蛋白质含量密切相关。

（2）尽量少食高磷食物，如：全麦面包、动物内脏、干豆类、坚果类、奶酪、蛋黄、巧克力、调味品（如鸡精、味精、芝麻酱、酱油、耗油等）、加工食品（如罐头、火腿肠等）、饮料（如可乐、雪碧等）、奶粉、虾皮等。

（3）可通过一些烹饪方式减少摄入高磷食物：煮鸡蛋时弃用蛋黄，仅食用蛋白；肉类食物先用水焯一遍，弃肉汤再炒或者煮着吃。

**6. 低钾饮食**

（1）注意少食高钾类蔬菜（深绿色的蔬菜），避免喝菜汤。

（2）绿叶蔬菜可以浸泡于清水中 30 分钟以上，再放入大量的开水中焯一下。

（3）根茎类蔬菜（比如土豆、芋头等）可以先去皮，切成薄片，浸水后再煮。

（4）选择蔬菜时，尽量选择含钾低的瓜菜类食物，如：冬瓜、丝瓜、黄瓜。

（5）黄色水果含钾比较高（如香蕉、桂圆、榴莲等），应少食用。

（6）避免使用代盐制品（如低钠盐）及无盐酱油。

（7）慎食含钾高的食物，如蘑菇、海带、豆类、莲子、卷心菜、榨菜、香蕉、橘子等。

## （三）慢性肾脏病患者能量和营养素推荐摄入量

**1. 能量**

CKD 1～3 期患者，能量摄入以达到和维持目标体重为准。目标体重可参考国际推荐适用于东方人的标准体重计算方法：（男性）标准体重＝（身高/cm－100）×0.9(kg)；（女性）标准体重＝（身高/cm－100）×0.9(kg)－2.5(kg)。

当体重下降或出现其他营养不良表现时，还应增加能量供给，可在食物中增加部分碳水化合物及植物油摄入以达到所需能量。CKD 4～5 期患者，在限制蛋白质摄入量的同时，能量摄入需维持在 146 kJ(35 kcal)/(kg・d)(年龄≤60 岁)或 126～146 kJ(30～35 kcal)/(kg・d)(年龄＞60 岁)。

根据患者的身高、体重、性别、年龄、活动量、饮食史、合并疾病及应激状况进行调整。

**2. 蛋白质**

CKD 1～2 期患者，无论是否患有糖尿病，蛋白质摄入推荐量为 0.8～1.0 g/(kg・d)［其中包含 0.8 g/(kg・d)］。CKD 3～5 期未进行透析治疗的患者，从 CKD 3 期起即应开始低蛋白质饮食治疗，蛋白质摄入推荐量为 0.6～0.8 g/(kg・d)。参见表 6.2。

糖尿病肾病患者,从出现微量(A2 级)蛋白尿起即应减少饮食蛋白质,推荐蛋白质摄入量为 0.8 g/(kg·d),从 GFR 下降开始,即应实施低蛋白质饮食,推荐蛋白质摄入量 0.6 g/(kg·d)。给予低蛋白饮食应个体化,并监测营养指标,以避免发生营养不良。在低蛋白饮食的基础上,补充机体对必需氨基酸的需求,改善蛋白质合成。

血液透析及腹膜透析患者,蛋白质摄入推荐量为 1.0~1.2 g/(kg·d),当合并高分解代谢急性疾病时,蛋白质摄入推荐量增加为 1.2~1.3 g/(kg·d)。其中至少 50% 来自优质蛋白质。可同时补充复方 α-酮酸制剂 0.075~0.12 g/(kg·d)。再根据患者的体重、年龄、饮食史、合并疾病及应激状况进行调整。

**表 6.2　营养治疗方案:蛋白质与能量供给**

| 类别 | 分　期 | 蛋白质 g/(kg·d) | 酮酸 g/(kg·d) | 热量 kcal/(kg·d) | 其他元素 |
|---|---|---|---|---|---|
| 透析前 | 非糖尿病 CKD 1~2 期 | 0.8 | — | 30~35 | 维生素 叶酸 磷<800 mg/d |
| | 非糖尿病 CKD 3 期 | 0.6 | 0.12 | | |
| | 非糖尿病 GFR 重度下降 GFR<25 mL/(min·1.73m²) | 0.6 (如患者可耐受) | 0.2 | | |
| | 糖尿病 显性蛋白尿 | 0.8 | — | 30~35 (2 型糖尿病肥胖者适当减少) | |
| | 糖尿病 当 GFR 开始下降 | 0.6 | 0.12 | | |
| 透析后 | 维持性血液透析 | 1.0~1.2 | 0.12 | 30~35 | 维生素 叶酸 铁 |
| | 维持性腹膜透析 | 1.0~1.2 | | | |

**3. 脂肪**

CKD 患者每日脂肪供能比为 25%~35%,其中饱和脂肪酸不超过 10%,反式脂肪酸不超过 1%。可适当提高 n-3 脂肪酸和单不饱和脂肪酸摄入量。

**4. 碳水化合物**

在合理摄入总能量的基础上适当提高碳水化合物的摄入量,碳水化合物供能比应为 55%~65%。有糖代谢异常者应限制精制糖摄入。

**5. 矿物质**

各期 CKD 患者钠摄入量应低于 2 000 mg/d,磷摄入量应低于 800 mg/d,钙摄入量不应超过 2 000 mg/d。当 CKD 患者出现高钾血症时应限制钾的摄入。当出现贫血时,应补充含铁量高的食物。其他微量元素以维持血液中正常范围为宜,避免发生血液电解质异常。

**6. 维生素**

长期接受治疗的 CKD 患者需适量补充天然维生素 D,以改善矿物质和骨代谢紊乱。必要时可选择推荐摄入量范围内的多种维生素制剂,以补充日常膳食的不足,防止维生素缺乏。

**7. 膳食纤维**

根据每日摄入能量,推荐膳食纤维摄入量为 14 g/4 180 kJ(1 000 kcal)。

**8. 液体**

CKD 患者出现少尿(每日尿液量<400 mL)或合并严重心血管疾病、水肿时需适当限制水的摄入量,以维持出入量平衡。进行腹膜透析者,水的摄入应根据每天的出量而定,每天水分摄入量=500 mL+前一天尿量+前一天腹透超滤量,水肿者应严格限水。

**(四)慢性肾脏病患者膳食处方的制定**

采用五步法,根据患者身高、体重、活动强度、CKD 分期等,计算患者每日需要总能量及蛋白质,并计算出以食物蛋白质为基础的交换份的份数,最终分配至全日各餐。具体示例如下:

示例:张先生,67 岁,男,慢性肾脏病 CKD 4 期,身高 172 cm,现体重 60 kg,无下肢水肿,采用饮食治疗,未出现明显并发症。

第一步:计算标准体重。

(172-100)×0.9=64.8(kg),实际体重 60 kg,职业属轻体力劳动,低于标准体重 7.4%,BMI=20.3 kg/m²,判断为正常。

第二步:计算每日所需总能量。

每日应摄入能量标准为 126~146 kJ(30~35 kcal)/kg,全天所需总能量为 8 134~9 489 kJ(1 944~2 268 kcal)。

第三步:计算每日蛋白质的摄入量。

每日蛋白质推荐摄入 0.6~0.8 g/kg,要求 50%~70%来自优质蛋白质。张先生每日应摄入蛋白质标准为 39~52 g。

第四步:计算每日所需以食物蛋白质为基础的交换份份数。

将蛋白质按照 0~1 g/份、4 g/份、7 g/份进行分配,其中谷薯类(即主食等)2 份(100 g,约合蛋白质 8 g),瓜类蔬菜 250 g(0~1 g 蛋白质),叶类蔬菜 250 g(4 g 蛋白质),水果 1 份(0~1 g 蛋白质),肉、蛋、奶、大豆类 4 份(28 g 蛋白质),总计约 42 g 蛋白质。

第五步:达到充足总能量。

根据目标蛋白质食物所提供的能量值,不足部分以植物油和淀粉类食物补充,如增加油脂类 4 份(40 g 植物油)，淀粉 2 份(200 g)。根据上述标准结合患者的饮食习惯和嗜好，以及参考食物钾、钠、磷值选择并安排餐次及交换食物。

### (五) 注意事项

**1. 限制米类、面类等**

植物蛋白质的摄入量，采用小麦淀粉(或其他淀粉)作为主食部分代替普通米类、面类，将适量的奶类、蛋类或各种肉类、大豆蛋白等优质蛋白质的食品作为蛋白质的主要来源。

**2. 可选用的食品**

CKD 患者可选用的食品包括马铃薯、白薯、藕、荸荠、澄粉、山药、芋头、南瓜、粉条、菱角粉等富含淀粉的食物替代普通主食。也可选用低磷、低钾、低蛋白质的米类、面类食品替代普通主食。

**3. 限制磷和钾的摄入**

当病情需要限制含磷高的食品时，应慎选动物肝脏、坚果类、干豆类、各种含磷的加工食品等。当病情需要限制含钾高的食品时，应慎选水果、马铃薯及其淀粉、绿叶蔬菜等。

**4. 改善食欲**

适当增加活动量，用餐前后清洁口腔，提供整洁舒适的进食环境，提供色香味俱全的食物，烹调时可适当增加调料以增强食欲，少量多餐。

## 二、运动指导

目前尚无明确的肾脏病患者循证运动指南，但现有的证据表明，即使轻度增加运动水平也有助于降低死亡率。一般来说，CKD 患者在中等强度的运动中可获益。以下仅为推荐意见，制订个性化的运动计划时可作参考。

### (一) 运动方式

**1. 有氧运动**

有氧运动包括散步、慢跑、爬楼梯、游泳、水上步行、水中有氧运动、园艺、舞蹈、骑自行车和椅子运动等。其他类型的有氧运动可以在跑步机、固定自行车或椭圆训练机上进行。对于肾脏病患者，建议以低中强度的有氧运动为主。透析时可采用有氧脚踏车运动、卧位体操。

**2. 抗阻运动**

抗阻运动是肌肉在克服外来阻力时进行的主动运动。抗阻运动有多种类型，常用的有仰卧起坐、深蹲起、举重。具体运动方法参见第二章第二节生活方式指导部分。

**3. 中国传统运动疗法**

传统运动种类繁多，包括太极拳、五禽戏、八段锦等，其形式多种多样，具有良好的养生防病的功效。

## （二）运动强度

虽然目前尚无有关 CKD 患者运动类型和强度的指南推荐，但可采用一般运动原则。

严格控制运动强度，坚持低到中等强度运动。提倡慢性肾脏病患者在医生指导下参加能够耐受的体育锻炼（每周至少 3 次，每次 30 分钟）。先选择较低的运动强度，由弱至强，循序渐进增加运动量。运动中以目标心率及主观疲劳感觉分级量表评估，一般增加至预计最大心率的 60%～80%。以运动时的心率为活动指标，心率应根据年龄计算，即 60%的最大摄氧量是心率（次/分钟）＝170－年龄（岁）。

## （三）注意事项

（1）一般认为存在以下情况的慢性肾脏病患者均需禁止或停止运动：
① 患者动静脉内瘘未愈合或连接血液透析机。
② 患者合并深静脉血栓或存在开放性伤口。
③ 患者有头晕、严重头痛等症状。
④ 患者血糖水平高于 13.9 mmol/L 或低于 5.5 mmol/L。
（2）运动能力评估：常用的指标包括 6 分钟步行试验和最大摄氧量；对于透析患者，进行心肺运动负荷实验来判定运动效果时，必须充分考虑肾性贫血的严重程度。
（3）在运动过程中，如出现以下任何问题：肌肉痉挛或关节痛，恶心或呕吐，疼痛，吞咽困难，气短不正常，突然头痛、眩晕或有头晕的感觉，手臂或腿部突然疲软，请立即停止运动并寻求医生帮助，寻求家人和朋友的支持。
（4）需要咨询肾脏科医生关于运动和药物的相互作用，如果规律运动的患者持续出现透析及运动后低血压或不适，需及时调整药物剂量。

# 三、心理指导

肾脏病是临床上的常见病、多发病，可累及全身各个系统，会对患者的生活、工作造成不同程度的影响，使其产生一系列不良心理反应。

## （一）常见心理问题

**1. 负性情绪**

焦虑和抑郁是慢性肾脏病患者常见的心理问题。成年慢性肾脏病患者抑郁的患病率为 20%～40%。表现为持续的情绪低落、疲劳无力、注意力不集中、睡眠障碍等,部分严重者甚至有自杀倾向。慢性肾脏病患者并发抑郁后,其抑郁相关症状在一定程度上又会加重患者慢性肾脏病病情,从而形成恶性循环。

**2. 认知功能障碍**

不管是终末期慢性肾脏病患者还是早期慢性肾脏病患者都有可能会出现不同程度的认知功能障碍,表现为在定向力、注意力、概念形成及推理等方面功能的下降,严重影响患者的生活质量。

**(二) 应对技巧**

**1. 支持性心理治疗**

支持性心理治疗又称心理支持疗法,其主要采用说服劝慰、启发建议及消除应激因素等心理疏导方式,调动患者的主观能动性,从而减轻患者的焦虑或抑郁程度。

家属或医护人员可通过倾听患者的诉说,了解患者的内心世界,从而进行有效引导,并给予其发泄的机会,以疏泄患者的不良情绪。对患者所诉说的种种心理障碍症状和躯体行为障碍表示信任、理解,以关心、耐心、爱心、细心疏导病患,帮助患者减少消极、悲观、紧张、抑郁、焦虑的情绪,缓解他们的身心痛苦。通过开展相关疾病知识宣教和互动,使患者能客观、正确地认识慢性肾脏病,从而减轻恐惧或焦虑等不良情绪。

**2. 认知疗法**

通过改变思维和行为方法来纠正其不良认知行为,从而达到消除不良情绪、纠正不良认知、改善情感和行为的目的。主要帮助者认识到自己不适当的情绪和行为表现是什么,产生这些症状的原因是什么,寻找到它们的非理性信念,从而对疾病的发生、发展、转归有正确的认识;并针对自身存在的行为习惯、情绪反应等外在表现,综合分析思维活动方式,发现错误认知并进行自我纠正。

**3. 积极心理学疗法**

(1)"快乐生活",从疾病痛苦、孤独等消极心理状态上转变出来,拓展产生积极情绪的行为和思维,通过正念疗法不断强化,提高情绪自我调节能力,增强幸福感。

(2)"充实生活",通过个人特长和社会互动培养生活兴趣,多参加娱乐活动(看电视、阅读、下棋、聊天等),增强社会参与性和生活充实感。

(3)"有意义的生活",参与积极性活动,充分展现个人优点和能力,增强自我实现感。

**4. 放松疗法**

通过一定的练习程序,学习有意识地控制或调节自身的生理、心理活动,以降低机体唤醒水平,调整因紧张刺激而紊乱的功能,这种疗法称为心理学疗法。

可通过练习太极拳、瑜伽、冥想等来稳定情绪,从而使机体产生生理、心理上的变化,抵抗消极心理的刺激。对于焦虑程度较重的患者,可采用放松疗法、认知行为疗法、抗焦虑药物等进行治疗。

# 第三节　用药指导

## 一、常用口服药

### （一）糖皮质激素

**1. 种类**

代表药物包括强的松、地塞米松、甲基强的松龙等。

**2. 作用**

糖皮质激素可通过抑制免疫炎症反应,抑制醛固酮和抗利尿激素的分泌,影响肾小球基底膜通透性等综合作用,而发挥其利尿、消除尿蛋白的作用。常用于大量蛋白尿或非大量蛋白尿但病理提示有明显免疫炎症的表现者。

**3. 不良反应**

糖皮质激素可导致水钠潴留、血压升高、血糖上升、精神兴奋、消化道出血、骨质疏松、继发感染、伤口不愈合以及类肾上腺素功能亢进症的表现如满月脸、水牛背、多毛、向心性肥胖等。还可减弱机体抵抗力,阻碍组织修复,延缓组织愈合等。

**4. 注意事项**

（1）激素使用原则为起始足量、缓慢减药和长期维持。

（2）用药时注意有无不良反应,以免加重肾损害,导致病情恶化。

（3）在应用激素及免疫抑制药时应根据病理类型和蛋白尿程度,结合性别、年龄、体重、生育要求、有无相关药物使用禁忌证等,制订治疗方案。

（4）食欲亢进者要限制进食量,适当服用钙片。

（5）定期对脊柱、盆骨等进行影像学检查。如有骨质疏松或坏死,应尽可能停药。

（6）大剂量激素冲击疗法可明显抑制机体的防御能力,必要时需实施保护性隔离。

（7）病情稳定者可适当运动。如出现感染症状（如发热、咳嗽等不适）应及时就医。

### （二）免疫抑制药

**1. 环磷酰胺**

（1）作用

环磷酰胺作用于免疫系统的定向干细胞 S 期，阻止其繁殖而抑制免疫反应，药物作用缓慢且持久。用于激素依赖型、激素无效型及频繁复发的肾病综合征，也用于难治性肾病。

（2）不良反应

环磷酰胺的不良反应与剂量有关，血液系统和胃肠道系统毒性较为常见。较轻的副作用有脱发、恶心和呕吐，但其引起的膀胱毒性、骨髓抑制、性腺毒性和癌变则较为严重。

（3）注意事项

① 环磷酰胺大量给药时应注意膀胱炎，对于有痛风病史、泌尿系统结石史或肾功能损害者应慎用。

② 若胃肠道反应严重者，可于治疗之前服用吗丁啉以减轻胃肠道反应。

③ 需检测血常规、肝功能、终生检测尿常规。

④ 用药期间严禁妊娠和哺乳。

**2. 环胞素 A**

（1）作用

环胞素 A 可选择性作用于 T 淋巴细胞的强效免疫抑制剂。用于难治性肾病综合征、激素无效、抵抗、依赖或对环磷酰胺有禁忌者、肾移植术后抗排异者。

（2）不良反应

环胞素 A 的不良反应有肝肾毒性、高血压、高尿酸血症、多毛症、齿龈增生、感染、震颤、肿瘤等。

（3）注意事项

① 储存于 25 ℃以下的环境中，应在服药前从铝箔外壳中取出，以防降低药效。

② 可引起高血钾或加重原来存在的高血钾症，故饮食上应避免进食含钾的食物和引起钾潴留的利尿剂，如橘子、橙子、氨苯喋啶等。

③ 出现震颤和无力的患者应注意安全防护。

④ 肝肾功能损害的患者应密切观察各项指标，必要时停药。

⑤ 用药期间应定期监测血药浓度及肝肾功能等。

**3. 他克莫司**

（1）作用

他克莫司为大环内酯类药物，可以干扰钙依赖性信号传导途径，阻断 T 淋巴细胞激活，防止移植肾的排除反应。是原发性肾病综合征、肾移植术后的一线用药。

（2）不良反应

他克莫司最为常见的反应为肾毒性和神经毒性。其中肾毒性又分为急性肾损伤和慢性肾损伤两种。急性肾损伤与药物的血管作用有关；慢性肾损伤与其肾上皮细胞转分化、肾间质纤维化有关。神经系统的不良反应包括震颤、头痛、睡眠障碍，最严重的可以发生昏迷。

（3）注意事项

① 存在肾毒性，对伴肾功能损害患者需谨慎使用。

② 口服给药时，建议空腹或至少餐前1小时或餐后2～3小时分次服用，以温水送服最佳。

③ 用药期间，定期监测他克莫司的血药浓度，根据监测结果进行给药剂量的调整。

**4. 霉酚酸酯**

（1）种类

代表药物包括吗替麦考酚酯胶囊（骁悉）、吗替麦考酚酯分散片（素能）、麦考酚钠肠溶片（米芙）。

（2）作用

霉酚酸酯可与环胞素和肾上腺皮质激素共同用于预防移植排斥反应，是一种功效强、毒性低的免疫抑制剂。

（3）不良反应

胃肠道的不良反应较为常见且为剂量依赖性，包括呕吐、腹泻、恶心、便秘、腹痛和消化不良，可出现白细胞减少、血小板减少、贫血、脱发、疱疹性口炎、胰腺炎等。药物剂量过大或因肾功能不全而出现药物蓄积者可发生骨髓抑制和继发感染。

（4）注意事项

① 肾功能不全的患者应减量。

② 用药后需根据临床医生的要求，定期监测血常规。

（三）降压药

药物的具体用法及注意事项，详见本书第二章第三节"用药指导"。

**1. 血管紧张素转换酶抑制剂（ACEI）**

代表药物包括盐酸贝那普利片（洛汀新）、西拉普利片（一平苏）、雷米普利（瑞泰）、福辛普利钠（蒙诺）、卡托普利（疏甲丙脯酸、甲疏丙脯酸、开搏通）等。

**2. 血管紧张素Ⅱ受体阻滞剂（ARB）**

代表药物包括缬沙坦（代文）、厄贝沙坦（安博维）、氯沙坦钾片（科素亚）、替米沙坦（美卡素）、坎地沙坦酯（必洛斯）等。

**3. 钙通道阻滞剂**

代表药物包括硝苯地平控释片（拜心同）、硝苯地平（心痛定）、苯磺酸氨氯地平

(络活喜)、波依定(非洛地平缓释片)等。

**4.β受体阻滞剂**

适用于交感神经活性较高、冠心病、心功能不全及伴有快速性心律失常的患者。代表药物包括酒石酸美托洛尔(倍他乐克)、达力全、卡维地洛片(络德)。

**(四)利尿药**

药物的具体用法及注意事项,详见本书第二章第三节"用药指导"。

**1.髓袢利尿剂**

主要作用于髓袢升支粗段,对钠、氯、钾的重吸收具有较强的抑制作用。属于高效利尿剂,包括呋塞米、布美他尼、依他尼酸、托拉塞米等。

**2.噻嗪类利尿剂**

主要作用于髓袢升支厚壁段和远曲小管前段,通过抑制钠和氯的重吸收,增加钾的排泄而利尿。属于中效利尿剂,包括氢氯噻嗪、环戊甲噻嗪、氯噻酮等。

**3.保钾利尿剂**

通过抑制上皮钠通道和抑制盐皮质激素受体,拮抗剂主要作用于近曲小管和集合管。前者有氨苯蝶啶和阿米洛利,后者有醛固酮。

**4.渗透性利尿剂**

提高血浆渗透压,产生组织脱水作用,从而产生渗透性利尿。包括甘露醇、低分子右旋糖酐、山梨醇、尿素、高渗葡萄糖等。

**5.碳酸酐酶抑制剂**

抑制肾小管上皮细胞中的碳酸酐酶,使得 $H_2CO_3$ 的形成减少,$H^+$ 的产生下降。随之 $HCO_3^-$、$Na^+$、$K^+$ 排出增加,尿量增多。包括乙酰唑胺(醋唑磺胺)、甲醋唑胺、双氯磺酰胺等。

**(五)钙剂**

**1.种类**

口服药物包括骨化三醇(罗钙全)、葡萄糖酸钙、碳酸钙片等。

**2.作用**

钙剂单独或者联合活性维生素 D 调控慢性肾病患者骨相关代谢,预防肾性骨病。

**3.不良反应**

包括胃肠道的反应,可以产生胃部不舒服,如嗳气、腹胀、胃部有灼烧感这些现象,偶尔也有可能会出现便秘以及胃肠胀气等;过量服用钙剂可以导致代谢性碱中毒、泌尿系统结石;对于肾衰竭的患者补充过量的钙剂会出现高钙血症以及代谢性碱中毒,严重时可以诱发心律失常,甚至昏迷。

**4.注意事项**

(1)活性维生素 D 骨化三醇可以促进肠道对钙的吸收,碳酸钙作为磷结合剂,嚼碎并与餐同服,结合食物中的磷而发挥作用。

（2）钙剂宜空腹服用,多饮水,以增加尿量,减少泌尿系结石形成的机会。

（3）服用维生素 D 时,不可与绿叶蔬菜一起服用,以免形成钙螯合物而减少钙的吸收。

（4）如服用剂量过大,可引起高血钙症。

（六）铁剂

**1. 种类**

治疗性铁剂有无机铁和有机铁两类。口服铁剂,常用的有琥珀酸亚铁片剂、硫酸亚铁、富马酸亚铁等。

**2. 作用**

用于合成蛋白等含血红素的蛋白质和参与过氧化氢酶等含铁酶的构成;另一方面以铁蛋白等形式构成人体储存铁。

**3. 不良反应**

有恶心、呕吐、胃部不适和排黑便等胃肠道反应,严重者可致患者难以耐受而停药。

**4. 注意事项**

（1）铁剂推荐于餐时或餐后 30～60 分钟胃酸分泌最活跃的时候服用,以延长铁剂在十二指肠的停留时间,也能减小铁剂对胃黏膜的刺激。

（2）避免铁剂与牛奶、茶、咖啡同服,还应避免同时服用抗酸药（碳酸钙和硫酸镁）以及 H2 受体拮抗药,可服用维生素 C、乳酸或稀盐酸等酸性药物或食物。

（3）口服液体铁剂时须使用吸管,避免牙齿染黑。

（4）铁剂可减少胃肠蠕动,引起便秘。

（5）$Fe^{2+}$ 会与多种药物发生结合影响药效,应注意与同服药物之间是否有相互作用。

# 二、用药居家管理

（1）遵医嘱合理用药,勿自行用药。谨慎服用肾毒性药物,如:

① 抗菌药物:氨基糖苷类（链霉素、新霉素、卡那霉素、庆大霉素等）、糖肽类抗生素（多黏菌素、万古霉素）、第一代头孢菌素、两性霉素 B、磺胺类、利福平等。

② 造影剂:泛碘酸、泛影葡胺等。

③ 肿瘤化疗药物:顺铂、卡铂、甲氨蝶呤、丝裂霉素。

④ 免疫抑制剂:环孢素、他克莫司、青霉胺。

⑤ 其他药（毒）物:利尿药（右旋糖酐、甘露醇、利尿酸钠）、非甾体抗炎药、麻醉剂（甲氧氟烷、安氟醚、安非他明、海洛因等）、中药（含马兜铃酸类、雄黄、斑蝥、生草

乌等）。

（2）慢性肾脏病患者应在医生或药师的指导下使用非处方药或蛋白营养品。

（3）使用标准剂量启动治疗，依据血压分级和心血管危险因素分层决定单药或联合药物起始，优先选择长效制剂，个体化用药。CKD 1～2 期的患者，推荐使用 ACEI 或 ARB 等具有心肾保护作用的降压药。CKD 3～4 期患者血压不达标的风险较高，联合用药及足剂量用药是高血压管理的合理选择。

（4）注意应根据 GFR 调整慢性肾脏病患者的用药剂量。GFR＜45 mL/（min・1.73 m²）患者在一些药物诱导下导致急性肾损伤风险增高时，应暂停有潜在肾毒性和经肾排泄的药物，如 RAS 系统阻断剂、利尿剂、非甾体抗炎药、二甲双胍、地高辛等。

# 第四节　症　状　管　理

## 一、水肿

### （一）概念及表现

水肿是肾脏病常见的临床表现之一，根据水肿的发生机制可分为：肾炎性水肿和肾病性水肿。

**1. 肾炎性水肿**

肾炎性水肿是指肾小球滤过率下降，而肾小管重吸收功能相对正常，造成"球-管失衡"和肾小球滤过分数（肾小球滤过率/肾血浆流量）下降，导致水钠潴留而产生水肿。肾炎性水肿组织间隙蛋白含量高，水肿多从眼睑、颜面部开始，指压凹陷不明显。

**2. 肾病性水肿**

肾病性水肿是指长期大量蛋白尿造成血浆蛋白减少，血浆胶体渗透压降低，液体从血管内进入组织间隙，产生水肿。此外，继发性有效循环血容量的减少可进一步增加水钠潴留，加重水肿。肾病性水肿一般较严重，多从下肢部位开始，常为全身性、体位性和凹陷性水肿，可无高血压表现。

### （二）处理措施

（1）严重水肿的患者应卧床休息，以增加肾血流量和尿量，缓解水钠潴留。下肢明显水肿者，卧床休息时可抬高下肢，以增加静脉回流，减轻水肿。

（2）水肿的患者有感染的危险，因此要做好皮肤护理，做好全身皮肤黏膜的清洁卫生。注意衣着柔软、宽松。长期卧床者，应嘱其经常变换体位，防止发生压疮；年老体弱者，可协助其翻身或用软垫支撑受压部位。

（3）限制钠的摄入，予以少盐饮食，每天 2～3 g 为宜；摄入营养丰富的食物，以改善机体营养状态，增加机体的抵抗力。

（4）液体入量（饮食、饮水、服药、输液等各种形式或途径进入体内的水分），视水肿程度及尿量而定。若每天尿量达 1 000 mL 以上，一般不需严格限水，但不可过多饮水；若每天尿量小于 500 mL 或有严重水肿者需限制水的摄入，重者应量出为入，每天液体入量不应超过前一天尿量加上不显性失水（约 500 mL）的总和。

（5）水肿患者皮肤薄，要注意保护水肿部位的皮肤，以免损伤水肿部位的皮肤引起感染。皮肤组织有渗出液或皮肤有破溃时，局部用无菌棉垫或纱布覆盖，并保持敷料清洁干燥，防止继发感染。保持室内清洁，开窗进行通风换气；避免去公共场所及人多聚集的地方，防止交叉感染。

（6）观察身体各部位水肿的消长情况，必要时遵医嘱使用利尿剂。

## 二、口渴

### （一）概念及表现

患有慢性肾脏病的人经常出现口渴的症状。这是因为肾已经丧失保持水分的能力，因此需要大量的水。肾盂肾炎、血管球性肾炎、肾积水等都会引起口渴，且不能用大量饮水来解决。

### （二）处理措施

（1）避免选用腌制过的配料及高盐分调味料。

（2）在饮品中加入柠檬片或薄荷叶。

（3）将部分饮品做成冰块，含在口中有较好的止咳效果，对于少尿、每日限制入水量的患者，此方法有助于控制饮水量，缓解口渴。

（4）当排尿量减少和出现水肿，患者仍感到口渴时，应及时就诊，进行对症治疗。

## 三、皮肤瘙痒

### （一）概念及表现

皮肤瘙痒是慢性肾衰竭最常见的症状之一，与继发性甲状旁腺功能亢进等因素有关。慢性肾炎患者因继发性甲状旁腺功能亢进，甲状腺激素分泌过多，引起高钙血症,钙质沉积在皮肤也会引起瘙痒。另外,继发性氮质代谢产物潴留与皮肤的刺激作用有关,会引起全身皮肤瘙痒难耐;肾功能衰竭引起人体神经系统病变,也会出现神经性皮肤瘙痒。

（二）处理措施

(1) 当出现瘙痒症状时,不要盲目用药,以免加重皮肤瘙痒的程度。

(2) 可外用炉甘石洗剂或乳化油剂涂抹,必要时遵医嘱口服抗组胺药。

(3) 避免皮肤过于干燥,应以中性肥皂和沐浴液进行皮肤清洁,洗后涂上润肤剂。

(4) 按医嘱服用磷或钙结合剂,如碳酸钙等,减少肠道对磷的吸收。

(5) 注意调整饮食,忌食辛辣刺激性食物,减少进食高磷食物。

(6) 注意保持动静脉内瘘侧手臂皮肤的完整性。

(7) 修剪指甲,改变抓痒方式,如用手轻轻拍打。

## 四、排尿异常

（一）概念及表现

排尿异常包括尿频、尿急、尿痛、排尿困难、尿量的异常及夜尿增多等。

临床表现为:① 排尿次数增多,想尿但尿量不多,一有尿意就需要立即排尿,排尿时伴有疼痛。② 排尿困难可表现为:需站立片刻才能排尿,或者需要用力或用手挤压下腹,尿液才能排出,这就是排尿费力;排尿时尿液迟迟不能排出,尿流细小,出现中断、分叉及尿后反滴等现象。③ 24 小时尿量超过 2 500 mL 者称为多尿。如 24 小时尿量少于 400 mL,或每小时尿量小于 17 mL,称为少尿。如 24 小时尿量少于 100 mL,称为无尿。④ 夜间尿量超过白天尿量或者夜间尿量超过 750 mL 即为夜尿增多。突然发现夜间尿频、多尿的异常表现,可能与肾功能损害有关。

（二）处理措施

(1) 排尿异常者,建议做晨尿的检验,并且要留清洁的中段尿液。及时留取尿液标本进行化验,容器要清洁。如有血尿时应分清是初始血尿、全程血尿还是终末血尿,以协助诊断,同时注意观察血尿的量和颜色。

(2) 大量血尿时,应卧床休息,并注意观察血压和血红蛋白的变化。

(3) 一旦发现夜尿增多,应及时到医院就诊,检查肾功能,以查明疾病原因。

## 五、疼痛

### (一)概念及表现

肾脏是位于腰部的重要器官,虽然肾实质无感觉神经分布,但肾脏被膜、肾盂和输尿管有神经分布,当肾脏被膜受牵拉、张力增加,以及肾盂、输尿管痉挛或张力增加时也会引起肾区(腰部)疼痛。此外,慢性肾衰患者血液中的钙、磷及维生素 D 会出现代谢紊乱,从而刺激甲状旁腺机能亢进,引起骨痛。

### (二)处理措施

(1)如果发生不明原因的骨折或经常觉得腰背疼痛、骨痛、骨质疏松,经骨科等检查没有发现异常的,进一步检查肾脏。

(2)患了肾脏疾病的人并非都有腰痛的感觉。如慢性肾小球肾炎,其中除了IgA,其他慢性肾炎一般均无腰痛的感觉,所以出现腰痛并不等于就是有肾脏疾病,应进一步检查,以明确腰痛是否由肾脏疾病所引起。

(3)注意休息,必要时遵医嘱用药。遵循 WHO 三阶梯止痛治疗原则:从最低剂量开始,缓慢增加;条件允许的给予口服给药;晚期肾脏病患者需考虑清除率降低和潜在不良反应;疼痛不可控制或突发性疼痛可加量。

(4)肾功能不全者应避免服用的药物有:吗啡、可待因、氢可酮、他喷他多、哌替啶及曲马多。

# 第五节 常用护理技术

## 一、腹膜透析技术

腹膜透析又称居家透析,是利用腹膜作为天然半透膜,通过弥散和对流的原理,规律、定时地向腹腔内灌入透析液,保留一定时间后排出体外,以清除体内代谢废物和多余水分,维持电解质和酸碱平衡。

### (一)环境要求

(1)透析环境要求简单清洁,家中不要饲养宠物,保持光线充足。

(2)要在一个单独的房间进行腹膜透析,或是在房间一角找出相对独立的空间进行。

（3）保证室内干燥，墙壁屋顶无墙皮脱落现象，室内无尘埃，无带泥土的盆栽植物。

（4）房间每日应用84消毒液擦拭地面1～2次，紫外线消毒2～3次，每次消毒时间应在30分钟左右。

### （二）物品准备

血压、体温计、电子秤（用来称量透出液重量）、体重计（用来称量体重）、恒温暖液袋或恒温箱（用来加温透析液）、挂钩或者输液架（用来悬挂透析液）、洗澡保护袋（可用肛袋，洗澡时用来保护导管和出口处）、洗手液、口罩（可选用一次性的，用完丢弃）、消毒棉签、酒精或消毒液（用来消毒桌面、地面）、紫外线灯（用来定期消毒房间）、胶布和无菌伤口敷料、碘伏消毒液和0.9％生理盐水、手表或者闹钟等。

### （三）操作步骤

腹膜透析操作步骤见图6.1，操作者必须接受过专业的医疗机构培训。腹膜透析操作的具体步骤，如下：

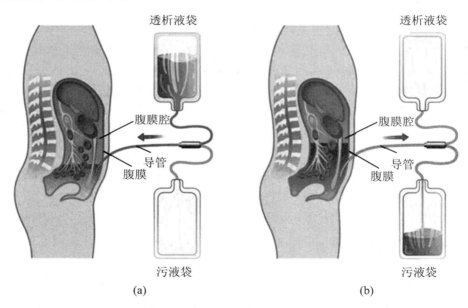

图 6.1　腹膜透析示意图

### 1. 准备

（1）清洁工作台，准备所需物品：已预热至37 ℃的华仁腹膜透析液、碘伏帽、2个蓝夹子、电子秤、腹透日记、输液架或其他高架子以便悬挂透析液。

（2）洗净双手并戴口罩。换液时手上的细菌有可能进入管路或在管路周围生长，洗手是预防感染最经济有效的措施，时间至少2分钟。洗手时要用流动的水，每个动作至少重复 5 次,不短于 15 秒。特别注意重点清洗指甲和指甲缝。

（3）检查腹膜液的有效期、浓度及规格,撕开透析液外袋,并轻柔分离废液袋和管路,检查接口拉环、管路、易折塞和透析液袋是否完好无损,并挤压检查透析液是否漏液。观察透析液是否澄清透明。如需添加药物,按医嘱将药物从加药口注入透析液中并摇匀。

（4）取出身上的短管,检查并确保短管处于关闭状态。

**2. 连接**

（1）拧下外接短管上的碘伏帽。拉开腹膜透析接口拉环。

（2）握紧短管,迅速将双联系统与外接短管相连,连接时应将短管开口朝下,旋拧腹膜透析液管路至与短管完全闭合(注意:外接短管口不要朝上,手不要触碰到管口)。

**3. 引流**

（1）把腹透液悬挂在输液架或高架子上,用蓝夹子夹闭入液管路,将废液袋放在低垂位置。

（2）打开短管开关,将腹腔中的液体引流到废液袋中,注意观察引流液是否浑浊。

（3）引流完毕后关闭短管开关,用另一个蓝夹子夹闭出液管路。

**4. 冲洗(排气)**

首先要确定短管开关处于关闭状态,然后将透析液袋的易折阀门杆折断,移开入液管路的蓝夹子,在原位打开出液管路的蓝夹子,慢数 5 秒后,可以看到新鲜的腹膜透析液流入出液管路,然后用蓝夹子夹闭出液管路。

**5. 灌注**

打开短管开关,开始灌注,这时新的透析液进入腹腔。大约 10 分钟灌注结束,关闭短管开关;再用蓝夹子夹闭入液管路。

**6. 分离**

（1）检查碘伏帽的有效期及包装有无破损。

（2）有字的一面朝上,撕开碘伏帽的外包装备用。

（3）取出并检查小帽子内部的海绵是否有碘伏浸润。

（4）将短管与双联系统分离。

（5）将短管口朝下,旋拧碘伏帽至完全密合。

（6）称量透出液并记录。把引流出来的透析液倒入马桶,并丢弃废液袋。

**（四）异常情况的处理**

**1. 透析液灌入或引流困难**

（1）管路受压或扭曲

处理:检查是不是所有的夹子和旋钮都打开了;检查管路是不是有扭曲或压折;改变身体的位置,看看引流是不是改善;询问患者最近有无排便,便秘会引起肠道扩张,压迫腹膜透析导管会导致引流不畅。如果有,可在社区医生的指导下服用缓泻药。

(2)纤维条索阻塞

处理:立即就医,请医生、护士进行处理。

(3)腹腔内导管异位

处理:立即就医,请医生、护士进行处理。

**2. 外接短管接头被污染**

外接短管接头被污染往往由于操作不规范引起。

处理:可立即更换外接短管;换上一个新的碘伏帽;立即回透析中心请腹膜透析护士为你进行管口的消毒或更换新的短管。

**3. 漏液**

(1)双联系统管路破裂

处理:立即关闭外接短管;用两个蓝夹子将破裂处两端夹闭;重新更换一袋腹膜透析液;保留有质量问题的透析液袋,联系厂家或透析中心。

(2)腹膜透析导管破裂

处理:立即用蓝夹子夹闭破裂口近端;立即就医,请腹膜透析护士进行消毒及进一步处理,必要时需要医生重新置入一条腹膜透析导管。

(3)外接短管闭合不良

处理:立即用蓝夹子夹闭外接短管近端;立即就医,请腹膜透析护士更换一条新外接短管;重新学习短管旋钮开关的使用方法;保留有质量问题的连接短管,联系厂家或透析中心。

(4)出口处渗液

处理:排空腹腔内的透析液;用无菌纱布覆盖出口处;立即就医,请医生处理。

**4. 短管或钛接头脱落**

处理:立即用蓝夹子夹闭腹膜透析导管近端,并及时就医,请护士进行处理。

**5. 透出液混浊或纤维条索增多**

处理:保留混浊透出液带至医院进行检查;或向透析中心的医护人员进行电话咨询。

**6. 透出液呈红色**

(1)女性的月经周期开始前一两天为正常现象。

(2)剧烈活动或搬运重物后。

处理:如果量少且呈浅粉红色,可无需特殊处理;如果量多,可立即用1~2袋腹膜透析液进行腹腔快速冲洗;必要时向透析中心的医护人员进行电话咨询。

**(五)腹膜透析后的处理措施**

**1. 检查透出液**

正常情况下引流出来的透析液是淡黄色透明液体,偶尔会有一些白色棉絮似的线条样物(纤维蛋白)浮在里面,少量的纤维蛋白是正常现象,不必担心,如果透出液浑浊不透明,或怀疑有血时,应该保留并报告医生或者护士。

**2. 称量透析液并记录**

腹膜透析完毕之后,称一称透出液有多重,然后填进"居家腹透日记"里(见表6.3)。这将是医生为你调整治疗方案的重要依据之一,所以请认真填写。由于每个人的腹膜特点不一样,所以即使使用相同浓度的透析液,引流出的液体量也各不相同。

表 6.3　居家腹透日记

| ___年___月___日　星期___　体重_____kg　血压(mmHg)　高压_____　　低压_____ |||||||||
| --- | --- | --- | --- | --- | --- | --- | --- |
| 次数 | 腹膜透析液浓度(%) | 换液时间 | 灌入量(mL) | 引流量(mL) | 超滤量(mL) | 尿量(mL) | 饮水量(mL) |
| 1 | | | | | | | |
| 2 | | | | | | | |
| 3 | | | | | | | |
| 4 | | | | | | | |
| 对比 | 超滤总量_____mL　总饮水量_____mL | | | | 总量____mL | | 总量__mL |

| 全身情况 | 引流液 | 导管出口处 |
| --- | --- | --- |
| □血压变化大 | □浑浊 | □红肿 |
| □体重变化大 | □血性 | □疼痛 |
| □水肿 | □絮状物 | □脓性分泌物 |
| □发烧 | □引流不畅 | □透析液渗漏 |
| □恶心/呕吐 | □灌入时间延长 | □外接短管更换 |
| □腹痛　□腹泻 | | |

注:若临床出现以上症状的,在□内打"√"。

**3. 记录引流时间**

如果引流时间过长,超过 0.5 小时,应先记录下来;如连续几天换液仍无改善,要向医生或者护士咨询。

# 二、腹膜透析相关护理技术

## (一)腹膜透析导管出口处的护理

"出口处"是指腹膜透析导管从腹腔经过腹壁钻出皮肤的地方,出口处护理是腹膜透析非常重要的一步。

**1. 早期出口处护理**

腹膜透析导管置入不满 6 周时，手术切口还处于愈合期。早期出口处的护理只能由专业医生、腹膜透析护士或接受过培训的患者或家属完成。

（1）一般每周换药一次，操作过程必须严格遵守无菌原则，比如戴口罩和手套，换药者应彻底洗手 2 分钟。

（2）取下伤口上的旧敷料，注意如果敷料和切口上的痂皮粘在一起，不要使劲拉扯，可以用无菌棉签蘸一些生理盐水浸润纱布粘连的地方。

（3）仔细观察出口情况，进行评估。评估完毕后，再洗一次手，并戴无菌手套。

（4）用无菌棉签蘸清洁剂清洁出口处，注意要以出口处为圆心，由里向外环形擦洗。注意不要让清洁剂流进出口处和隧道里，否则会延长切口愈合的时间。

（5）一定要坚持使用无菌敷料覆盖出口处。

（6）导管必须用胶布固定好，避免牵拉损伤。

（7）切口愈合前、拆线前不要洗澡，之后可以在肛袋的保护下淋浴，不能盆浴，不能让出口处浸泡在水里。

（8）如果切口出现渗液、损伤、感染或出血，一定要立即就医，报告医生或护士，及时处理。

**2. 长期出口处护理**

腹膜透析导管置入时间超过 6 周时，为预防出口处和隧道感染，进一步减少腹膜炎的发生，需长期对出口处进行护理。

（1）正常情况下，每周换药 2～3 次，洗澡后立即换药。如果出现感染，换药应该更勤，至少每天换药一次。

（2）在家中给正常的出口处换药时，不一定要戴口罩和手套。但存在感冒或者其他呼吸道疾病，或出口处存在感染时（比如出现皮肤发红、肿胀、出现渗液或者痂皮、有时轻轻按压出口处和隧道时有疼痛等迹象），一定要戴上口罩。

（3）沐浴时，取下出口处的旧敷料，贴好洗澡保护袋。保持腹膜透析导管和外接短管固定在原处。建议在洗澡之后立即进行出口处护理。

（4）在医生的指导下选择清洁剂，注意清洗时不要让它们流至出口处或者隧道里；使用含抗菌成分的淋浴液或者抗菌皂，不要和家人混用，避免交叉感染。

（5）导管需用胶布顺着腹透导管的自然走势固定；如出口处有痂皮，不能强行揭掉，可用生理盐水软化后，轻轻去除。

（6）如果切口处出现了感染或者不小心拉扯导管造成了局部外伤，需立即就医。

### （二）动静脉瘘血管通路的护理

自体动静脉内瘘是血液透析患者最常用的永久性血管通路。内瘘成形术指经外科手术将表浅毗邻的动静脉作直接吻合，使静脉血管血流量增加、管壁动脉化，形成皮下动静脉内瘘。术中常选择桡动脉或肱动脉与头静脉或贵要静脉吻合。内瘘成熟至少需要 1 个月,一般在术后 2～3 个月开始使用。

**1. 内瘘成形术前的血管准备**

慢性肾衰竭的患者在未进行血液透析之前,就应有意识地保护一侧上肢(多选用非惯用侧上肢)的静脉,避免在该侧静脉穿刺、静脉置管、锁骨下静脉置管或外周静脉置入中心静脉留置导管(PICC),以备日后用作动静脉内瘘。

**2. 内瘘成形术后早期功能锻炼**

内瘘成形术后早期功能锻炼的目的是促进内瘘早日成熟。建议:内瘘术后第 3 天即开始进行功能锻炼,每天做握拳运动或手握橡皮握力圈,每天 3～4 次,每次 10～15 分钟。也可在吻合口上方近心端,轻轻加压至内瘘血管适度充盈扩张,同时进行握拳运动或手握橡皮握力圈,1 分钟后解除压力,然后再次加压,如此循环练习,每次 10～15 分钟,每天 2～3 次。

**3. 内瘘的保护**

(1) 使用自体动静脉内瘘的患者应每天判断内瘘是否通畅,可用手触摸吻合口的静脉端,若扪及震颤,则提示通畅。若出现颤动感减弱或肿胀,应立即就诊。

(2) 保持内瘘局部皮肤清洁,每次透析前清洁手臂。

(3) 透析结束后按压内瘘穿刺部位 10 分钟以上,以彻底止血,也可用弹力绷带加压包扎止血。当天保持穿刺部位清洁干燥,避免弄湿。

(4) 避免内瘘侧肢体受压、负重,勿戴手表,勿穿紧袖衣服;注意睡姿,避免压迫内瘘侧肢体;避免肢体暴露于过冷或过热的环境。

(5) 内瘘侧肢体可适当活动,但避免碰撞等外伤,以延长使用期。

(6) 每日监测血压,按时服用降压药,防止高血压,避免低血压的发生。

(7) 患者在就诊过程中要及时告知医护人员,禁止在内瘘侧肢体测血压、抽血、静脉注射、输血或输液。

# 三、七步洗手法

七步洗手法是医务人员进行操作前的一种洗手方法。用七步洗手法清洁自己的手,清除手部污物和细菌,预防接触感染,减少传染病的传播。全过程要认真揉搓双手,每一步骤均需要 15 秒以上,洗手要领为:内、外、夹、弓、大、立、腕,洗手过程如图 6.2 所示。

七步洗手法的具体步骤如下:

**1. 洗手掌**

流水湿润双手,涂抹洗手液(或肥皂),掌心相对,手指并拢并相互揉搓。

**2. 洗背侧指缝**

手心对手背沿指缝相互揉搓,双手交换进行。

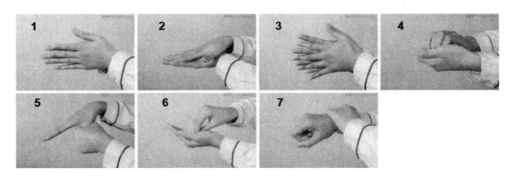

图6.2　七步洗手法

### 3. 洗掌侧指缝
掌心相对,双手交叉沿指缝相互揉搓。

### 4. 洗指背
弯曲各手指关节,半握拳把指背放在另一手掌心旋转揉搓,双手交换进行。

### 5. 洗拇指
一手握住另一手大拇指旋转揉搓,双手交换进行。

### 6. 洗指尖
弯曲各手指关节,把指尖合拢在另一手掌心旋转揉搓,双手交换进行。

### 7. 洗手腕、手臂
揉搓手腕、手臂,双手交换进行。

# 第七章 社区慢性阻塞性肺疾病患者照护策略

慢性阻塞性肺疾病(chronic obstructive pulmonary disease,COPD),简称慢阻肺,是一种严重危害人类健康的常见病与多发病。2015 年,全球疾病负担研究的数据显示全球有 320 万人死于 COPD,并预计 2020 年 COPD 将位居全球死亡原因的第 3 位。《中国居民营养与慢性病状况报告(2015)》数据显示我国 40 岁以上人群中 COPD 的患病率高达 9.9%,位于慢性病死亡的第三位。处于稳定期的 COPD 患者,如果在家庭照护方面得到有效保障,不仅可以减轻患者的症状,避免肺部再次感染,还可以减轻后续的治疗费用,减轻经济负担,同时提高患者的生活质量。因此,COPD 的社区家庭照护就显得尤为重要。

## 第一节 概　　述

COPD 是一种以持续气流受限为特征的可以预防和治疗的疾病,气流受限不完全可逆,多呈进行性发展,与气道和肺组织对烟草烟雾等有害气体或有害颗粒的慢性炎症反应增强有关。COPD 与慢性支气管炎及肺气肿密切相关。肺气肿是肺部终末细支气管远端出现异常持久的扩张,并伴有肺泡壁和细支气管的破坏,而无明显的肺纤维化。当慢性支气管炎和肺气肿患者肺功能检查出现气流受限时,则可诊断为 COPD。如果患者只有慢性支气管炎和(或)肺气肿,而无气流受限,则不能诊断为 COPD。

### 一、危险因素

**1. 吸烟**

吸烟为重要的环境发病原因,吸烟者的患病率比不吸烟者高 2~8 倍。烟草中的焦油、尼古丁和氢氰酸等化学物质具有多种损伤效应,使气道净化能力下降、黏液分泌增多、气道阻力增加并诱发肺气肿形成等。

**2. 职业粉尘和化学物质**

接触烟雾、变应原、工业废气及室内空气污染等浓度过高或时间过长时,均可促进发病。

### 3. 空气污染

大气中的有害气体如二氧化硫、二氧化氮、氯气等使气道净化能力下降、黏液分泌增多,为细菌感染创造条件,增加 COPD 发生的可能性。

### 4. 感染因素

病毒、支原体、细菌等感染是 COPD 发生发展的重要原因之一。病毒感染以流感病毒、鼻病毒、腺病毒和呼吸道合胞病毒常见。细菌感染常继发于病毒感染,常见病原体为肺炎链球菌、流感嗜血杆菌和葡萄球菌等。

### 5. 其他因素

免疫功能紊乱、气道高反应性、年龄增大等机体因素和气候等环境因素均与COPD 的发生和发展有关。如老年人肾上腺皮质功能减退,细胞免疫功能下降,溶菌酶活性降低,从而容易造成呼吸道的反复感染。寒冷空气可以刺激腺体增加黏液分泌,纤毛运动减弱,黏膜血管收缩,局部血液循环障碍,易引起继发感染。

## 二、临床表现

### (一)症状

COPD 起病缓慢,病程较长。主要症状包括:

### 1. 慢性咳嗽

通常为首发症状,初起咳嗽呈间歇性,早晨较重,之后早晚或整日均有咳嗽,但夜间咳嗽并不显著,少数病例咳嗽不伴有咳痰,也有少数病例虽有明显气流受限但无咳嗽症状。

### 2. 咳痰

一般为白色黏液或浆液性泡沫痰,偶可带血丝,部分患者在清晨较多,合并感染时痰量增多,常有脓性痰。

### 3. 气短或呼吸困难

早期仅在剧烈活动时出现,之后逐渐加重,以致日常活动甚至休息时也感到气短,是 COPD 的标志性症状。

### 4. 喘息和胸闷

部分患者特别是重症患者可出现喘息。

### 5. 其他

程度较重的患者可能会有全身性症状,如体重下降、食欲减退、外周肌肉萎缩和功能障碍、精神抑郁和(或)焦虑等,长时间的剧烈咳嗽可导致咳嗽性晕厥,合并感染时可咯血痰。

## （二）体征

早期体征可不明显，随着疾病进展，常出现以下体征：

**1. 视诊**

胸廓形态异常，呈桶状胸，呼吸变浅、频率增快，严重者可有缩唇呼吸等。

**2. 触诊**

语颤减弱或消失。

**3. 叩诊**

过清音，心浊音界缩小，肝浊音界下移。

**4. 听诊**

双肺呼吸音减弱，呼气延长，部分患者可闻及湿啰音和（或）干啰音。

# 三、临床类型

## （一）临床分型

大多数患者兼具慢性支气管型和肺气肿型两种，但临床上常以两型中某一型的表现为主。

**1. 慢性支气管型**

该型因缺氧发绀较重，常合并肺源性心脏病，水肿明显。

**2. 肺气肿型**

该型因缺氧较轻，发绀不明显，但存在呼吸困难，气喘较重。

## （二）临床分期

COPD 的病程根据患者症状和体征变化可分为：

**1. 急性加重期**

急性加重期是指在疾病发生发展过程中，短期内出现咳嗽、咳痰、气短和（或）喘息加重、痰量增多，呈脓性或黏液脓性痰，可伴发热等症状。

**2. 稳定期**

稳定期是指患者咳嗽、咳痰、气短等症状稳定或较轻的时期。

# 四、检查项目

## （一）肺功能检查

肺功能检查是判断气流受限的重复性较好的客观指标，对 COPD 的诊断、严重程度评价、疾病进展、预后及治疗反应等均有重要意义。吸入支气管舒张药后，第1秒用力呼气量（$FEV_1$）占用力肺活量（FVC）比值（$FEV_1/FVC$）＜70％，可以确定为持续存在气流受限。肺总量（TLC）、功能残气量（FRC）、残气量（RV）增高，肺活量（VC）减低，表明肺过度充气。

### （二）影像学检查

**1. X线胸片检查**

COPD早期胸片可无异常变化，以后可出现肺纹理增粗、紊乱等非特异性改变，X线胸片改变对COPD诊断特异性不高，但作为与其他肺疾病的鉴别具有重要价值，对明确自发性气胸、肺炎等并发症也十分有用。

**2. CT检查**

胸部CT检查可见COPD小气道病变的表现、肺气肿的表现以及并发症的出现，其主要作用在于排除具有相似症状的其他呼吸系统疾病。

### （三）动脉血气分析

COPD稳定期患者如果$FEV_1$％＜40％，或临床症状提示有呼吸衰竭时应监测动脉血氧饱和度（$SpO_2$）。如果$SpO_2$＜92％，应该进行动脉血气分析。动脉血气分析对发生低氧血症、高碳酸血症、酸碱平衡失调以及判断呼吸衰竭的类型具有重要价值。

### （四）其他

其他实验室检查：低氧血症（$PaO_2$＜55 mmHg）时血红蛋白和红细胞可以增高，有些患者表现为贫血。患者合并感染时，痰涂片中可见大量中性粒细胞和（或）白细胞，痰培养可检出各种病原菌。

## 五、治疗要点

### （一）稳定期治疗

主要目的是减轻症状，阻止COPD病情发展，缓解或阻止肺功能下降，改善COPD患者的活动能力，提高其生活质量，降低死亡率。

**1. 避免诱发因素**

教育与劝导患者戒烟，因职业或环境粉尘、刺激性气体所致者，应脱离污染环境。

**2. 支气管舒张药**

使用支气管舒张药是控制症状的主要措施，依据症状、肺功能和急性加重风险等综合评估稳定期 COPD 患者的病情严重程度,并依据评估结果选择主要治疗药物。

### 3. 祛痰药

常用药物有盐酸氨溴索、乙酰半胱氨酸等。

### 4. 长期家庭氧疗

对于 COPD 伴有慢性呼吸衰竭的患者可通过长期家庭氧疗提高生活质量和生存率,并对血流动力学、运动能力、精神状态产生影响。具体指征为:$PaO_2 <$ 55 mmHg 或 $SaO_2 < 88\%$,有或无高碳酸血症;$PaO_2$ 为 $55 \sim 60$ mmHg 或 $SaO_2 <$ $89\%$,并有肺动脉高压、心力衰竭水肿或红细胞增多症。长期家庭氧疗一般是经鼻导管吸入氧气,流量为 $1 \sim 2$ L/min,每天吸氧持续时间 $> 15$ h。目的是使患者在静息状态下,达到 $PaO_2 \geqslant 60$ mmHg 和(或)使 $SaO_2$ 升至 $90\%$ 以上。

## (二)急性加重期治疗

### 1. 确定病因

首先确定导致急性加重期的原因,最常见的是细菌或病毒感染,并根据病情严重程度决定门诊或住院治疗。

### 2. 支气管舒张药

同稳定期,有严重喘息症状者可给予较大剂量雾化吸入治疗。

### 3. 低流量吸氧

发生低氧血症可用鼻导管吸氧,或通过面罩吸氧。

### 4. 抗生素

当患者呼吸困难加重、痰量增加和咳脓性痰时,根据常见和确定的病原菌种类及药物敏感情况选用抗生素。

### 5. 糖皮质激素

对需住院治疗的急性加重期患者可口服泼尼松龙或静脉给予甲泼尼龙。

### 6. 祛痰药

溴己新或盐酸氨溴索。

## (三)外科治疗

(1)肺大疱切除术:该手术对有指征的患者可减轻呼吸困难程度和改善肺功能。

(2)肺减容术。

(3)支气管镜肺减容术。

(4)肺移植术。

# 第二节  生活方式指导

## 一、饮食指导

COPD 患者普遍存在着营养不良,其发生率在 $25\%\sim65\%$ 范围内。营养不良会引起患者骨骼肌和膈肌萎缩,通气动力减弱,免疫功能下降,抗感染能力减弱,从而影响 COPD 的发展、演变及预后,故营养不良已成为 COPD 预后不良的一个独立危险因素,且随着 COPD 病情的不断进展,营养不良的程度也会逐渐加重。因此,COPD 患者的饮食指导愈发重要。

### (一) 饮食原则

**1. 降低碳水化合物的摄入**

目的是为了减少 $CO_2$ 的生成。与蛋白质和脂肪相比,碳水化合物的呼吸商最高,在体内彻底氧化后产生的 $CO_2$ 最多,会引起或加重 $CO_2$ 潴留,加重呼吸困难,甚至进一步抑制呼吸中枢,加重呼吸衰竭。

碳水化合物含量低的蔬菜有西葫芦、菜花、西兰花、蘑菇、芹菜、丝瓜、萝卜、芦笋、白菜、西兰花、菠菜、芝麻菜、甜椒、豆瓣菜等。碳水化合物含量低的水果有杏、草莓、西柚、桃子、杨桃、哈密瓜等。

**2. 提高脂肪的摄入比例**

脂肪的呼吸商最低,在体内彻底氧化后生成的 $CO_2$ 最少。稳定期的 COPD 患者脂肪供给可占总能量的 $20\%\sim30\%$;应激状态时采用肠内营养者的脂肪供给可增加至总能量的 $40\%\sim50\%$。脂肪的摄入应以不饱和脂肪酸为主,多见于鱼类、芝麻以及核桃等。

**3. 增加蛋白的供给**

促进正氮平衡,因 COPD 患者蛋白质分解亢进,故为促进合成代谢应供给高蛋白饮食。蛋白质供给量可按每日 $1.2\sim1.5$ g/kg 体重计算,占总能量的 $15\%\sim20\%$。若患者继发呼吸道感染甚至出现呼吸衰竭等应激状态时,能量消耗增加,蛋白质的热能比可适当提高至 $30\%$。优质动物蛋白如排骨、牛奶、瘦肉、豆制品、鱼、鸡蛋等。优质植物蛋白包括黄豆、大青豆和黑豆等。

**4. 保证矿物质、维生素以及水分的摄入**

食物是维生素和矿物质的最好来源。均衡的摄取水果、蔬菜、乳制品、肉类、豆类、淀粉类、油,以保证充足的维生素和矿物质。水分不足可以使痰变黏稠,引起便秘,导致皮肤、口腔黏膜干燥等。因此,COPD 患者对于水分的摄取非常重要。值得注意的是,根据嗓子是否发干来判断身体是否需要水分是不正确的。COPD 患者每天饮水量不应少于 1 500 mL(8~10 杯水)。如果医生告知应限制水分摄入量,请遵照执行。发热或存在肺部感染时,应适当增加水分的摄入量。

**5. 限制盐的摄入**

摄盐量过多是使体内储存过多水分的原因,每日食盐量应小于 6 g,减少酱油、味精等化学调味品的食用;不食或少食奶酪、火腿、咸猪肉、拉面、罐装汤、酱汤、腌制食品、薯片、苏打饼干等。应选用新鲜鱼、肉、蔬菜、柠檬、低盐酱油、醋、香油等。

**6. 其他**

从中医来讲,由于患者平时黄痰或白黏痰多,体内有热象,以"清补"为宜,可选食梨、莲心、大枣、萝卜、百合、白果、荸荠、木耳、核桃、山药、枇杷和蜂蜜等具有健脾补肾、养肺止咳、去痰平喘的食物或中药,或制成药粥,或熬成膏滋方。

如形寒肢冷,腰膝酸软,气喘无力,小便清长,舌质淡属阳虚型,宜用温肾助阳之药膳,可选食温热性食物,如姜粥、桂圆红枣汤、猪肺羊肉汤、虫草、灵芝核桃膏等。

（二）饮食注意事项

（1）进食前后患者应充分休息,避免劳累影响进食,鼓励规律饮食。

（2）少食多餐,避免过饱,以进餐后患者不产生饱胀感为佳;既有益于肺部的通气和代谢,也避免因胃肠道过饱嗳气引起呼吸困难。

（3）进餐时要细嚼慢咽,如感呼吸困难,需等呼吸困难缓解后再进食,或者在低流量吸氧状态下进食。

（4）饮食宜清淡,少吃辛辣食品,以软食物为主;食物要做得柔软、细嫩,或做成汤等,使之易于吸收。

（5）少吃过甜及腌制食物、酱菜或者罐头食品及海鲜,避免食用过冷、过热与生硬食物,因其可刺激气管引起阵发性咳嗽。

（6）避免进食产气食物,如汽水、啤酒、豆类、马铃薯和胡萝卜等;避免易引起便秘的食物,如油煎食物、干果、坚果等。

# 二、运动指导

COPD 患者的肺功能比较差,适当的运动锻炼,可以改善患者的活动耐量,减轻呼吸困难和疲劳症状。运动锻炼对任何严重程度的 COPD 都有积极意义,它将有助于:① 改善心肺以及呼吸功能。② 清除痰液。③ 改善手臂、身体及腿部的肌力。④ 减少日常活动中的呼吸困难。⑤ 改善心情和提升自我控制能力。⑥ 帮助控制体重。⑦ 改善和维持骨密度。循证研究显示运动锻炼后所得的益处,如增加运动耐力和提升生活质量,在运动锻炼 12~18 个月后将会逐渐消失。因此,为了保持从运动锻炼所得的益处,其关键在于坚持运动锻炼。

（一）运动锻炼

**1. 运动形式**

（1）伸展运动

伸展运动应该每周规律进行,在有氧运动和力量训练前后都可进行。

① 侧颈伸展。

缓慢把头偏向一侧,保持于该位置10秒;重复2～3次,再重复另一侧。

② 肩部旋转。

摆放自己的双手于肩上,缓慢向前后旋转肘部;每个方向重复5次。

③ 胸廓伸展。

将手伸向后背,再将手从后背移开;保持于该位置20秒,重复2～3次。

④ 肩部伸展。

轻轻地用另一只手托住肘部,直至肩部有牵拉感;保持20秒,重复2～3次。

⑤ 肱三头肌锻炼。

轻托上举的肘部,直至手臂有牵拉感;保持30秒,重复2～3次。

⑥ 侧向伸展。

伸手臂过头顶,在舒适范围内尽量弯向同侧;保持20秒,重复2～3次。

⑦ 股四头肌伸展。

将脚抬至臀部,直至大腿前面肌肉有牵拉感;保持20秒,重复2～3次。

⑧ 腘绳肌(大腿后肌)伸展。

将脚放在一个矮凳子上,身体缓慢向前倾斜,直至大腿后部肌肉有牵拉感;保持20秒,重复2～3次。

⑨ 腓肠肌(小腿)伸展。

将手放在墙或凳子上,身体缓慢向前倾斜,直至小腿后部肌肉有牵拉感;保持20秒,重复2～3次。

（2）力量训练

骨骼肌肉衰弱常见于COPD患者,尤其影响上肢及下肢肌力。因此,可进行力量训练,强化肌力,提高生活质量。

① 二头肌训练。

手持一定重量并放于大腿两侧,屈肘至肩部;每手重复6～10次,每次重复1～3组;如果感觉有困难,可两手交替进行。

② 压肩训练。

以坐位或站位为开始位置,手持一定重量向上抬,至手臂伸直;重复6～10次,重复1～3组;若肩部有问题,不宜进行此训练。

③ 推墙训练。

最初面向并倚向墙壁,然后两手推墙使自身远离墙;重复 6～10 次,重复 1～3 组。

④ 压凳训练。

以仰卧位开始,手持一定重量向上抬,直至手臂伸直;重复 6～10 次,重复 1～3 组。

⑤ 坐站交替训练。

坐在椅子边缘,直立站起;重复 6～10 次,重复 1～3 组。

⑥ 下蹲训练。

两腿分开站立,与肩同宽,向下蹲坐,就像坐在椅子上一样,屈膝不超过 90°;重复 6～10 次,重复 1～3 组。

⑦ 压腿训练。

以坐位开始,从最初位置向前压腿,直至膝伸直;重复 6～10 次,重复 1～3 组。

⑧ 踏阶运动。

原地站立,两脚轮流抬起做上台阶的运动;重复 6～10 次,重复 1～3 组。

⑨ 弓步训练。

向前跨一大步站立,两腿屈曲直至前方大腿与地面平行;重复 6～10 次,重复 1～3 组。

（3）有氧运动

可进行循序渐进的体育锻炼,应以有氧运动为主,如步行、慢跑、散步、做晨操、打太极拳等。养成坚持锻炼的习惯,每周 4～5 次,每次至少 20 分钟。

**2. 注意事项**

（1）锻炼时穿着舒服的衣服和鞋子,保证有足够的饮水量。

（2）运动时若出现恶心、胸痛、头晕、心悸、呼吸困难、气喘加重等,应立即停止运动,并及时就医。

（3）发烧、感染或者感冒时,应避免外出,避免进行剧烈运动。

（4）避免在饱餐后立即运动。

（5）不要在极冷或极热的环境中进行运动,运动前可使用支气管舒张剂。

（6）因身体或其他原因中断一段时间的锻炼后,再开始锻炼时,应从低强度运动重新开始,循序渐进。

（二）呼吸功能锻炼

**1. 缩唇呼吸**

缩唇呼吸就是以鼻吸气,缩唇呼气,吸气与呼气时间比为 1∶2 或 1∶3,要尽量做到深吸、慢呼,缩唇程度以不感费力为度,每分钟 7～8 次,每天锻炼 2 次,每次 10～20 分钟(图 7.1)。

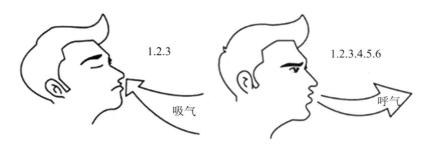

**图 7.1　缩唇呼吸示意图**

**2. 腹式呼吸**

腹式呼吸是横膈膜上下移动。由于吸气时横膈膜会下降,把脏器挤到下方,因此腹部会膨胀,而非胸部膨胀。因此,呼气时横膈膜将会比平常上升,因而可以进行深度呼吸,呼出较多停滞在肺底部的二氧化碳,从而改善呼吸功能。

腹式呼吸每日 2 次,每次做 10～15 分钟为宜,让患者逐渐养成平稳而缓慢的腹式呼吸习惯。可根据需要选择体位:立位、坐位或平卧位。初学者适合半卧位,两膝半屈或在膝下垫一个小枕头,使腹肌放松,两手分别放在前胸和上腹部,用鼻子缓慢吸气时,膈肌放松,腹部的手有向上抬起的感觉,而胸部原位不动,呼气时,腹肌收缩,腹部的手有下降的感觉。训练腹式呼吸有助于增加通气量,降低呼吸频率(图 7.2)。

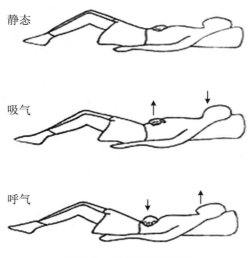

静态

吸气

呼气

**图 7.2　腹式呼吸示意图**

**3. 全身性呼吸体操锻炼**

(1)第一节:长呼吸

身体直立,全身肌肉放松,用鼻吸气,口呼气。先练习深长呼气,直到把气呼尽,然后自然吸气,吸与呼之比为 1∶2 或 1∶3,以不头晕为主,呼吸频率以每分钟 7～8 次为宜。

（2）第二节:腹式呼吸

直立位,一手放胸前,一手放腹部,做腹式呼吸。吸气时尽力挺腹,胸部不动,呼气时腹肌缓慢收缩。

（3）第三节:动力呼吸

随着吸气和呼气做两臂放下和上举。

（4）第四节:抱胸呼吸

直立位,两臂在胸前交叉压紧胸部,身体前倾呼气;两臂逐渐上举,扩张胸部,吸气。

（5）第五节:压腹呼吸

直立位,双手叉腰,拇指朝后,其余 4 指压在上腹,身体前倾呼气,两臂慢慢上抬吸气。

（6）第六节:下蹲呼吸

直立位,双足合拢,身体前倾下蹲,两手抱膝呼气,还原时吸气。

（7）第七节:弯腰呼吸

直立位,双臂腹前交叉,向前弯腰时呼气,上身还原两臂向双侧分开时吸气。

（8）第八节:行走呼吸

走两步呼气一次,再走 5 步呼气一次。

以上每节自然呼吸 30 秒,可先从每次 1～2 遍开始,逐渐增加到每次做 4～6 遍,每天 1～2 次,量力而行。以个体能耐受为主,运动量以个体自觉稍累但无呼吸困难为度,心率较安静时增加<20 次/分钟,呼吸增加<5 次/分钟。

# 三、心理指导

## （一）常见心理问题

COPD 患者由于疾病的长期影响,除了会出现生活自理能力下降、与外界沟通减少以及经济负担加重等,随之还会带来一系列心理问题:

### 1. 焦虑和抑郁

焦虑与抑郁情绪的发生与 COPD 患者症状的长期反复、迁延不愈有关。另外长期的治疗给家庭带来的经济压力以及对未来的失望等,使患者感到自己前途黯淡,敏感多疑,甚至产生悲观厌世的想法。

### 2. 性格改变

COPD 患者往往存在肺功能恶化而导致的呼吸困难,影响患者的活动耐力,使患者感觉自己活动能力受限,产生机体功能残疾的自卑感,患者会因此变得敏感、烦躁、挑剔，易因小事勃然大怒，或提出过高照顾要求，导致家庭人际关系紧张或恶化。

### 3. 行为改变

COPD 患者的主要症状是活动后气促，这使很多患者变得不愿意活动；长期用药使患者的交际减少，变得不愿意参加群体交流；而急性发作时的类窒息感更让患者感到沮丧、恐惧和无望，更易出现消极放任或过分紧张的两极分化状态。

（二）应对技巧

### 1. 改变认知

（1）主动寻求对疾病有益的康复信息，包括 COPD 的基础知识、保持呼吸通畅的意义、相关康复训练的意义和作用、疾病的家庭预防和应对措施等，掌握自我病情监测、自我饮食管理、自我疾病正确认识、自我情绪调解和控制及自我护理技能。从而建立战胜疾病的信心和自我效能。

（2）认识到自己存在心理问题是正常的表现，同时也要认识到不良心理情绪对病情的稳定、疾病的发展和预后及生活质量有很大的影响，主动寻求家人或医护人员的帮助，尽快从不良情绪中解脱出来，积极接受并配合医务人员的诊治。

### 2. 改变行为

（1）积极参与体育运动和呼吸功能锻炼（具体详见本章第二节中的"运动指导"）。

（2）建立健康行为模式，即科学的作息及饮食。吸烟已经被公认为 COPD 的主要危险因素，是一种不健康的行为。对于 COPD 患者，家属应配合监督，帮助 COPD 患者戒烟，去除影响疾病发展的不利因素；科学的饮食，以少食多餐为原则，给予高热量、高纤维素、富含维生素的食物，以应对疾病消耗大于摄入的状况，减少低蛋白血症的发生（具体详见本章第二节中的"饮食指导"及"戒烟指导"）。

### 3. 获取社会支持

（1）亲人、朋友、同事等在给予患者实际物质帮助的同时，还要给予其必要的情感支持。只有在一种良好的治疗氛围中，才能帮助患者维持良好的情绪体验，减少抑郁情绪发生。家属的一言一行均会对患者的情绪产生影响，要学会如何关心、帮助、理解患者；患者应保持良好的人际关系，多与朋友保持联系，把心中的不愉快情绪宣泄出来，从而缓解抑郁情绪。

（2）寻求社区及医院的专业人员的帮助。

## 四、戒烟指导

烟草是影响人类健康最大的可控危害因素。目前，全球每年约有 600 万人死于吸烟，其中大多数人来自发展中国家，中国的形式尤为严峻。烟草是 COPD 发病的重要原因,戒烟能够有效地降低咳嗽、咳痰以及呼吸困难的发生率,提高患者的生活质量。

### (一) 戒烟方法

**1. 改变认知和行为**

要意识到戒烟的重要性和必要性。戒烟是减少 COPD 危险因素的经济有效的措施。吸烟对呼吸道免疫功能、肺部结构和肺功能均会产生不良影响,引起多种呼吸系统疾病。有充分证据说明吸烟可以导致 COPD,增加肺结核和其他呼吸道感染的发病风险。戒烟可以延缓气流受限的进展,明显降低上述疾病的发病风险,并改善疾病预后。越早戒烟,受益越多。

在准备戒烟时,要有充分的准备,足够的决心和信心,家人及朋友要充分理解患者,帮助患者戒烟。通过均衡营养、规律起居、适度运动等方式缓解戒烟前后的戒断症状。

**2. 咨询戒烟门诊**

目前国内已有 200 余家医院开设了戒烟门诊,许多戒烟门诊针对吸烟者制定了专门的戒烟方式,如 5A 戒烟干预法,包括询问(ask)、建议(advice)、评估(assess)、帮助(assist)和安排随访(arrange follow-up),为患者制定个性化戒烟方式,对其讲述吸烟的危害,帮助其树立成功戒烟的信心。研究已证实此方法切实可行且效果较好,值得推广。

**3. 药物干预**

烟草依赖为一种慢性尼古丁成瘾性疾病,而尼古丁强化效应是吸烟者戒烟失败的主要原因。戒烟药物能有效帮助吸烟者戒断烟瘾,其包括一线戒烟药物(如尼古丁替代药物、盐酸安非他酮及伐尼克兰)、二线戒烟药物(如可乐定和去甲替林等)以及其他戒烟药物。据统计,不依赖药物的"干戒"(通过意志力戒烟,不用药物辅助治疗)的成功率不足 3%,联合药物治疗可明显提高戒烟成功率。值得注意的是,一定要在医生的指导下进行药物干预戒烟。

### (二) 注意事项

(1) 市场上有很多戒烟产品,比如戒烟糖、非烟草型香烟等香烟替代品,不但没有任何效果,还会导致心理依赖。吸烟导致的空虚感是无法用其他东西填补的,只有意识到自身并不需要吸烟,也不需要任何东西代替吸烟,才能真正戒烟。

(2) 虽然电子烟是戒烟可能的一种选择,但是其安全性仍需进一步研讨,许多国家已经将其列为禁用品,不建议使用。

# 第三节　用 药 指 导

## 一、药物分类

### （一）支气管舒张剂

支气管舒张剂是控制 COPD 症状的主要治疗措施,有松弛支气管平滑肌、扩张支气管、缓解气流受限等作用。短期按需应用可缓解症状,长期规则应用可预防和减轻症状,增加运动耐力。首选吸入治疗,因为与口服药物相比,吸入剂的不良反应小。

**1. β₂ 受体激动剂**

（1）短效药物

① 种类。

主要有沙丁胺醇和特布他林,为短效定量雾化吸入剂,可以在数分钟内起效,15～30 分钟达到峰值,疗效持续 4～5 小时。

② 作用。

主要用于缓解症状,常作为"急救"药物,按需使用。

③ 不良反应。

肌肉震颤、心动过速、失眠、头痛等,可发生低血钾(尤其在与噻嗪类利尿剂合用时),长期使用可以产生耐受性。

（2）长效药物

① 种类。

主要有沙美特罗、福莫特罗、茚达特罗等,现有剂型为干粉剂。

② 作用。

为选择性长效定量吸入剂,作用持续 12 小时以上,较短效 β₂ 受体激动剂更有效且使用方便。

③ 不良反应。

偶见心动过速、室性早搏、面部潮红、胸部压迫感、头痛、头晕、盗汗、震颤、腹痛、皮疹等。使用福莫特罗,对伴有低氧血症的患者应用时易引起低血钾,应注意血钾检测。

**2. 抗胆碱药**

（1）短效药物

① 种类。

主要有异丙托溴铵气雾剂。

② 不良反应。

常见口干、头痛、鼻黏膜干燥、咳嗽、震颤,偶见心悸、支气管痉挛、眼干、眼调节障碍、尿潴留。极少见过敏反应。

③ 注意事项。

起效慢,需按时使用,雾化吸入时避免药物进入眼睛。

（2）长效药物

① 种类。

主要有噻托溴铵。

② 不良反应。

最常见的是口干及咳嗽,多数患者继续治疗后症状会消失,其次为咽炎、口苦、头痛、兴奋、眩晕。

③ 注意事项。

每日一次,不应作为 COPD 发作期的初始治疗即抢救治疗药物,本胶囊仅供吸入,不能口服。

**3. 茶碱类药**

① 作用。

该类药物可有效解除气道平滑肌痉挛,在治疗 COPD 中应用广泛。此外,该类药物还具有改善心搏出量、舒张全身和肺血管、兴奋中枢神经系统、增加水盐排出、改善呼吸肌功能及某些抗炎作用。

② 不良反应。

头痛、失眠、烧心、恶心、腹痛。严重时有心律失常、癫痫大发作。

③ 注意事项。

吸烟、饮酒、服用抗惊厥药和利福平等可引起肝脏酶受损并缩短茶碱半衰期。老年人,持续发热、心力衰竭和肝功能损害较重者,以及同时应用西咪替丁、大环内酯类药物(红霉素等)、氟喹诺酮类药物(环丙沙星等)和口服避孕药者等均可增加茶碱的血药浓度。

（二）激素

① 种类。

主要有布地奈德、氟替卡松。吸入激素和 $\beta_2$ 受体激动剂联合应用较分别单用的效果好,目前已有氟地卡松与沙美特罗、布地奈德与福莫特罗两种联合制剂。

② 作用。

长期规律地吸入激素适用于 $FEV_1\% < 50\%$ 且有临床症状及反复加重的 COPD 患者。

③ 不良反应。

声嘶、发音困难、咽部刺激、头痛、口咽部念珠菌病及心悸。一旦突然中断吸入激素治疗，一些患者会出现病情急性加重。

### （三）磷酸二酯酶 4（PDE-4）抑制剂

① 作用。

主要通过减少 PDE-4 的生成，抑制环磷酸腺苷的降解过程，从而抑制肥大细胞、单核细胞等炎性因子和介质的释放，达到抗炎的作用。此外，罗氟司特及其代谢产物还能够抑制人白细胞释放超氧自由基，从而减轻氧化应激。

② 不良反应。

最常见的有恶心、食欲下降、腹痛、腹泻、睡眠障碍和头痛，发生在治疗早期，可能具有可逆性，并随着治疗时间的延长而消失。

③ 注意事项。

建议在治疗期间监测体重，低体重患者避免使用。对有抑郁症状的患者也应谨慎使用。

### （四）止咳祛痰药

止咳祛痰药原则上应采取祛痰为主，止咳为辅的策略。当患者在家出现咳嗽咳痰时，不要盲目使用镇咳药，要在医生指导下，应用温和镇咳药，可减少痰液潴留，另外，服用止咳糖浆后不要立即饮水。

## 二、用药居家管理

（1）遵医嘱执行有效的长期家庭维持药物治疗方案，也就是 COPD 稳定期药物治疗方案。

（2）定期整理家庭自备药柜，注明药物有效期，将各类药品容器标志清楚；不擅自使用民间药材，只能在正规医疗机构认可下安全用药。

（3）家中可备些止咳药、平喘药（如氨茶碱、各种气雾剂）和抗生素类药物。用药时要注意，防止无限期地应用抗生素，原则上无感染征象就不要应用抗生素。可在医生及护士的指导下，根据病程使用全身糖皮质激素和抗菌药物治疗。

（4）掌握吸入装置的使用技术并进行定期评估，必要时咨询专业人员。

（5）遵医嘱执行长期氧疗。并按照已提供的合并症的处理和随访计划，进行 $4 \sim 8$ 周的随访。

（6）COPD 急性加重，是指呼吸道症状的急性恶化，需要额外的治疗时，应及时前往正规医院就医，根据医嘱增加支气管扩张剂的剂量或给药次数，联合使用 $\beta_2$ 受体激动剂和抗胆碱能药物，针对住院患者应加用静脉用茶碱类药物，给予糖皮质激素口服或静脉治疗，以加快患者病情的恢复。

# 第四节　症　状　管　理

## 一、咳嗽咳痰

### 1. 概念及表现

咳嗽是因咳嗽感受器受到刺激后引起的突然剧烈的呼气运动,是一种反射性防御动作,具有清除呼吸道分泌物和气道内异物的作用。但长期而频繁的咳嗽对人体不利,如咳嗽可促使呼吸道内感染扩散,剧烈的咳嗽可导致呼吸道出血,甚至诱发自发性气胸等。咳嗽可分为干性咳嗽和湿性咳嗽,前者为无痰或者痰量甚少的咳嗽,后者伴有咳痰。COPD 患者多为湿性咳嗽。

咳痰是借助支气管黏膜的纤毛运动、支气管平滑肌的收缩及咳嗽反射,将呼吸道分泌物经口腔排出体外的动作。

### 2. 处理措施

(1) 密切观察咳嗽、咳痰情况,包括痰液的颜色、量和性质,如有异常,及时咨询专业人员。

(2) 为患者提供安静舒适的环境,保持室内空气新鲜、洁净,注意通风,维持室温在 18~20 ℃,湿度为 50%~60%,以充分发挥呼吸道的自然防御功能。使患者保持舒适体位,采取坐位或者半坐位有利于改善呼吸和咳嗽排痰。

(3) 慢性咳嗽使能量消耗增加,应给予足够热量的饮食。适当增加蛋白质和维生素,尤其是维生素 C 及维生素 E 的摄入;避免油腻、辛辣刺激以及冰冷食物,以免诱发咳嗽。在咳痰后及进食前后用清水或漱口液漱口,保持口腔清洁,促进食欲。

(4) 患者若无心、肾功能障碍,应给予充足的水分,使每日饮水量达 1 500~2 000 mL,有利于呼吸道黏膜的湿润,使痰液稀释并更容易排出。

(5) 促进有效排痰:包括深呼吸、有效咳嗽、胸部叩击等(具体技术详见本章第五节"常用护理技术")。

(6) 遵医嘱使用止咳祛痰药(详见本章第三节"用药指导")。

## 二、呼吸困难

### 1. 概念及表现

呼吸困难是指患者主观上感到空气不足、呼吸费力;客观上表现为呼吸运动用力,严重时可出现张口呼吸、鼻翼煽动、端坐呼吸、发绀,可有呼吸频率、深度、节律的改变。肺源性呼吸困难是由于呼吸系统疾病引起通气和(或)换气功能障碍,造成机体缺氧和(或)二氧化碳潴留所致。呼吸困难根据临床特点分为吸气性呼吸困难、呼气性呼吸困难以及混合型呼吸困难 3 类。COPD 多为呼气性呼吸困难。

**2. 处理措施**

(1) 中度以上 COPD 急性加重期患者应卧床休息,协助患者采取舒适的体位,重度患者宜采取身体前倾位,并使用枕头、靠背架或床边桌等支撑物增加患者的舒适度。

(2) 在保证充分休息的基础上,适当活动,以不感到疲劳,不加重症状为宜。维持合适的室温和湿度,冬季注意保暖,避免直接吸入冷空气。

(3) 穿着宽松的衣服并避免盖被过厚而造成胸部压迫等加重不适。

(4) 严密观察呼吸困难的严重程度,必要时及时前往正规医院就医。

(5) 呼吸困难伴低氧血症者,可进行家庭氧疗(具体详见本章第五节"常用护理技术")。

(6) 呼吸功能锻炼:COPD 患者需要增加呼吸频率来代偿呼吸困难,这种代偿多数依赖于呼吸机参与呼吸,即胸式呼吸。然而胸式呼吸的效能低于腹式呼吸,患者容易疲劳,所以可进行缩唇呼吸、腹式呼吸等呼吸功能锻炼(具体详见本章第二节中的"运动指导")。

(7) 遵医嘱使用支气管舒张药、呼吸兴奋药等,观察药物的不良反应。

(8) 呼吸困难会使患者产生烦躁不安、焦虑甚至恐惧等不良情绪,从而进一步加重呼吸困难。家属应陪伴在患者身边并给予心理支持以增强其安全感,保持其情绪稳定。

# 三、自发性气胸

**1. 概念及表现**

自发性气胸是指因肺部疾病使肺组织和脏层胸膜破裂,或靠近肺表面的肺大疱、细微气肿疱自行破裂,使肺和支气管内空气逸入胸膜腔。

COPD 的患者由于支气管壁长期充血水肿,纤维增生,支气管平滑肌和弹力纤维破坏,加之感染等多种因素,引起支气管管腔狭窄,细支气管扭曲产生活瓣机制形成大疱,当突然用力,肺大疱破裂后形成气胸。通常表现为突感一侧针刺样或刀割样胸痛,持续时间较短,继而出现胸闷、呼吸困难。

**2. 处理措施**

(1) 如果突然出现一侧针刺样或刀割样胸痛,应立即拨打急救电话。

(2) 绝对卧床休息,并取半坐卧位或卧位。

(3) 病情稳定后,给予高蛋白、高热量的半流质饮食,并保持大便通畅。

(4) 自发性气胸发作的患者常有恐惧心理,家属需密切观察患者的精神状态,做好患者的心理护理,解除其恐惧心理,保持乐观的心态,积极配合治疗。

# 第五节 常用护理技术

## 一、呼吸道清理

### (一)胸背部叩拍

**1. 时间**

餐前 30 分钟和餐后 2 小时。

**2. 体位**

侧卧或坐位。

**3. 方法**

手似杯状,掌指关节屈曲 120°,指腹与大小鱼肌着落,利用腕关节的力量,有节律叩击,与呼吸过程无关(图 7.3)。

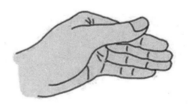

**图 7.3 胸背部扣拍示意图**

**4. 频率**

每个部位 1～3 分钟,每分钟 120～130 次。

**5. 原则**

从下至上,从外向内,背部从第十肋间隙开始,胸部从第六肋间隙开始,避开乳房、脊柱、肋骨上下等部位。

### (二)有效咳嗽

**1. 体位**

嘱患者取坐位或半坐卧位,尽可能地坐直,屈膝,将身体稍稍前倾。

**2. 方法**

进行 5～6 次深而慢的呼吸,吸气,至膈肌完全下降,屏气 3～5 秒,前倾,可按压胸骨下方,然后再用力地从肺部深处呼气;张口连续咳嗽 2～3 声,短促有力;休息和正常呼吸几分钟后再重新开始。

### (三) 体位引流

体位引流是利用重力作用促使呼吸道分泌物流入气管、支气管排出体外的方法,其效果与需引流的部位所对应的体位有关。值得注意的是,体位引流一定要在社区医生、护士等专业人员的指导下进行,具体方法如下:

**1. 引流前准备**

引流前 15 分钟予支气管舒张药,采用雾化吸入给药。备好排痰用纸巾或一次性容器。

**2. 引流体位**

引流体位的选择取决于分泌物潴留的部位和患者的耐受程度,原则上抬高病灶部位的位置,使引流支气管开口向下,有利于潴留的分泌物随重力作用流入支气管和气管排出。首先引流上叶,然后引流下叶后基底段。如果患者不能耐受,应及时调整姿势。头部外伤、胸部创伤、咯血、严重心血管疾病和患者病情不稳定者,不宜采取头低位进行体位引流(图 7.4)。

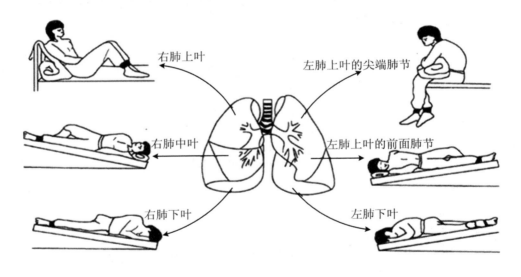

**图 7.4　引流体位示意图**

**3. 引流时间**

根据病变部位、病情和患者情况,每天引流 1～3 次,每次 15～20 分钟。一般于饭前进行,早晨清醒后立即进行效果最好。如需在餐后进行,为防止胃食管反流、恶心和呕吐等不良反应,应在餐后 1～2 小时进行。

**4. 引流的观察**

引流时应有护士、家人协助，观察患者有无出汗、脉搏细弱、头晕、疲劳、面色苍白等表现，评估患者对体位引流的耐受程度，如患者出现心率＞120 次/分钟、心律失常、高血压、低血压、眩晕或发绀，应立即停止引流，并及时咨询专业人员。

**5. 引流的配合**

在体位引流过程中，做腹式深呼吸，辅以胸部叩击或震荡等措施。协助患者在保持引流体位时进行咳嗽，也可取坐位以产生足够的气流促进排痰，提高引流效果。

**6. 引流后处理**

体位引流结束后，帮助患者采取合适体位，给予清水或者漱口液漱口，观察患者咳痰的性质、量及颜色。

# 二、雾化吸入

初次使用吸入装置的患者，应在吸气后，尽可能屏住呼吸，然后再呼气。严重哮喘及哮喘加重时，要将一日剂量分成 3～4 次使用，当临床效果已达到时，应逐步减量至能控制症状的最小剂量，要遵医嘱用药，切勿超过处方量。

## （一）雾化器

**1. 代表药物**

特布他林（博利康尼）、异丙托溴铵（爱全乐）、布地奈德（普米克令舒）。

**2. 常用雾化器**

空气压缩式雾化器、一次性雾化器、超声雾化器。

**3. 使用方法**

雾化器的使用方法见图 7.5。

**4. 药物储存**

异丙托溴铵雾化液宜在 30 ℃以下避光保存。博利康尼雾化液可在储液器中稳定 24 小时。布地奈德雾化液在 8～30 ℃温度下保存，不可冷藏。

## （二）压力定量气雾剂

**1. 代表药物**

沙丁胺醇气雾剂、异丙托溴铵气雾剂。

**2. 使用方法**

（1）移去套口的盖，使用前轻摇贮药罐使之混匀。

（2）头略后仰并缓慢地呼气，尽可能呼出肺内空气。

（3）将吸入器吸口紧紧含在口中，并屏住呼吸，以食指和拇指紧按吸入器，使

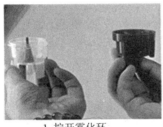
1. 拧开雾化环

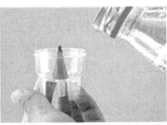
2. 倒入药液1~6 mL(不可超过水位线)

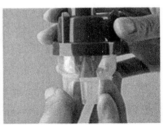
3. 盖上杯盖并拧紧

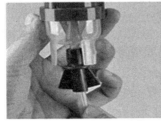
4. 用力将导管与雾化环连接

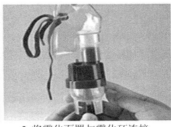
5. 将雾化面罩与雾化环连接

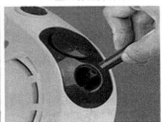
6. 另一端连接雾化器出气口

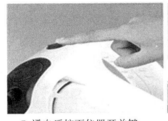
7. 通电后按下仪器开关键

8. 咬嘴雾化效果

**图 7.5　雾化器使用方法**

药物释出,并同时做与喷药同步的缓慢深吸气,最好大于 5 秒(有的装置带笛声,没有听到笛声则表示未将药物吸入)。

(4)尽量屏住呼吸 5~10 秒,使药物充分分布到下气道,以达到良好的治疗效果。将盖子套回喷口上。

(5)用清水漱口,去除上咽部残留的药物。

### (三)压力定量气雾剂＋储雾罐

不再需要按压的同时进行吸气,使用方法见图 7.6。

### (四)干粉剂

**1. 使用方法**

(1)旋转并移去瓶盖。检查剂量指示窗,看是否还有足够剂量的药物。

(2)一手拿直都保,另一手握住底盖红色部分,先向右转到底再向左转到底,听到"咔"一声,即完成一次剂量的充填。

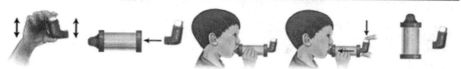

**定量气雾剂（pMDI）+储雾罐（spacer）的使用方法**

第1步
拔掉盖帽，擦
拭干净，并用
力摇匀

第2步
将气雾剂插入
储雾罐放置口

第3步
将储雾罐放入口
中，开始喷药

第4步
喷入一喷药物，吸
药20~30秒后，取
下储雾罐，等待30
秒后重复之前的步
骤吸入第二喷

第5步
用后将气雾剂的
盖放回咬嘴上。
用纸巾将储雾罐
擦干净

**图7.6　压力定量气雾剂＋储雾罐使用方法**

（3）吸入之前，先轻轻地呼出一口气（勿对吸嘴吹气），将吸嘴含于口中，并深深地吸一口气，即完成一次吸入动作。深吸气的目的是要让药粉可以深入肺部达到良好的治疗效果。

（4）吸药后，从嘴唇移走吸入瓶，屏气5~10秒，然后缓缓呼气。

（5）用完后将瓶盖盖紧。

**2. 注意事项**

（1）10分钟后，用温水漱口以保持口腔清洁。

（2）清理吸嘴：用手握住吸嘴往外压，即可把吸嘴拿下，用干布把吸嘴下方内侧的药粉擦干净，绝对不可以用水清洗。

**（五）准纳器**

**1. 使用方法**

（1）打开准纳器，用一只手握住外壳，另一只手的大拇指放在拇指柄上，向外推动拇指直至完全打开。

（2）推开并握住准纳器使其吸嘴对着自己。向外推滑动杆直至发出"咔嚓"声，表明准纳器已做好吸药的准备。每次当滑动杆向后滑动时，使一个剂量药物备好以供吸入。在剂量指示窗口有相应显示。不要随意拨动滑动杆，以免造成药物的浪费。

（3）在准备吸入药物前，仔细阅读使用指南；握住准纳器并使之远离嘴。在保证平稳呼吸的前提下；尽量呼气切记不要将气呼入准纳器中；将吸嘴放入口中，由准纳器深深地、平稳地吸入药物。切勿从鼻吸入；将准纳器从口中拿出；继续屏气约10秒，在没有不适的情况下尽量屏住呼吸；缓慢恢复呼气。

（4）将拇指放在拇指柄上，尽量快地向后拉。当关上准纳器时，发出"咔嚓"声表明关闭。滑动杆自动返回原有位置，并复位。此时，准纳器又可用于下吸药物。

如果需要吸入两吸药物,必须关上准纳器后,重复以上步骤。

**2. 注意事项**

准纳器使用结束后用清水漱口,去除上咽部残留的药物。

（六）吸乐

**1. 使用方法**

（1）向上拉,打开防尘帽,然后打开吸嘴。

（2）从疱状包装中取出 1 粒胶囊（只在用前即刻取出）,将其放入中央室中,无论以何种方式放置胶囊均可。

（3）用力合上吸嘴直至听到一声"咔嗒"声,保持防尘帽敞开。

（4）手持药粉吸入器装置,使吸嘴向上,将绿色刺孔按钮完全按下一次,然后松开。这样可在胶囊上刺出许多小孔,当吸气时药物便可释放出来。

（5）完全呼气（先做一次深呼吸）。注意:无论何时都应避免呼气到吸嘴中。

（6）举起药粉吸入器装置放到嘴上,用嘴唇紧紧含住吸嘴,保持头部垂直,缓慢地深吸气,其速率应足以能听到胶囊振动。吸气到肺部完全充满时,尽可能长时间地屏住呼吸,同时从嘴中取出药粉吸入器装置。重新开始正常呼吸。重复步骤(5)和(6)一次,胶囊中的药物即可完全吸出。

（7）再次打开吸嘴,倒出用过的胶囊并弃之。关闭吸嘴和防尘帽,将药粉吸入器装置保存起来。

**2. 注意事项**

本品不能吞服,只能用专用吸入器吸入,吸入器可连续使用 1 年。避免将药物粉末弄入眼内。

# 三、家庭氧疗

长期氧疗有利于改善患者生存率、活动耐力、睡眠和认知能力。COPD 患者可以在家中进行氧疗,一般采用制氧机、小型氧气瓶。目前,最常用的是家庭制氧机,使用方便、可以移动、安全性能高。

（一）选择家用制氧机的注意事项

（1）可以用仪器或机器自带的氧监控装置来检测氧浓度（氧浓度＞90％）。

（2）有累计计时功能,以便为日后长期保养维修和服务提供客观的准确数据（配备累计计时器是国际标准的强行要求,也是产品质量优劣的体现,使用寿命要能保证上万小时）。

（3）要选择噪声小的家用制氧机,噪声水平最好小于 45 dB。

（4）散热空间理想。只有全面提高散热性能,才能保证氧气浓度稳定。

（5）要选择经受长期时间考验并经过 ISO 国际和 CE 欧洲质量体系认证的家用制氧机。

（6）要选择实力雄厚、可长期持续发展的家用制氧机（氧气机）厂家，以及在当地有完善售后服务的机构。

（7）要根据病情的轻重及经济能力来选择不同档次的家用制氧机，要把"价"和"值"统一起来考虑。一般家庭氧疗选用 5 L 以上制氧机。

## （二）家庭氧疗的原则

家庭氧疗的总原则是低流量、持续性、长疗程吸氧。

**1. 低流量**

吸氧流量一般为 1～2 L/min。

**2. 持续性**

每天吸氧＞15 小时，间断用氧非但不能改善缺氧，反而会使缺氧加重，因为肺泡内氧、二氧化碳、氮和水蒸气压力之和为 1 个大气压，氮和水蒸气压力较为恒定。间歇给氧时，在停止吸氧阶段，大量二氧化碳排入肺泡，可使血氧分压迅速下降，所以吸氧一定要持续。

**3. 长疗程**

家庭长期自备供氧装置，严重者备无创呼吸机。可使用脉搏血氧饱和度来观察治疗反应，在休息、睡眠和活动过程中应维持 $SpO_2 ＞ 90\%$。

## （三）注意事项

（1）首先要注意尽可能长时间地用氧。

（2）每日坚持氧疗＞15 小时，要注意睡眠时持续用氧，以防止睡觉时中枢神经兴奋性降低及上呼吸道阻塞而加重缺氧；吸氧流量一般在 1～2 L/min 为宜，但如果患者在活动之后出现明显的气急加重、氧分压降低，可给予短时间高浓度氧疗，待症状缓解后，再降低氧流量。

（3）氧疗注意加温和湿化，呼吸道内保持温度 37 ℃和 95%～100%的湿度。

（4）吸氧导管、鼻塞应随时注意检查有无分泌物堵塞，并及时更换。以保证有效和安全的氧疗。

（5）使用家庭氧疗时还应注意用氧安全，避免接触高温、明火。

（6）清洗和消毒吸氧管：每日一次，洗后晾干，湿化水箱每日用清水清洗一次，并改换冷开水或纯净水每日一次。

# 第八章　社区肿瘤患者照护策略

尽管癌症的发病率与致死率较高,但是其 5 年生存率逐年上升,现癌症已被列为我国常见慢性病之一。最新的癌症统计数据显示到 2018 年,全球估计将有 1 810万新发癌症病例和 960 万癌症死亡人数。2016 年中国癌症统计数据显示,截至 2015 年,中国的新发癌症病例数为 4 292 000,癌症死亡病例数为 2 814 000。同时,随着医疗技术的迅速发展,癌症患者的 5 年生存率逐年升高。2018 年,《柳叶刀》发表了 2000～2014 年全球癌症生存率变化趋势监测研究报告,结果显示:中国整体癌症(包含 18 种癌症)5 年生存率为 36.0%,其中乳腺癌的 5 年生存率最高,为 83.2%。因此,癌症患者居家照护的作用日益突出。

# 第一节　概　　述

肿瘤(tumor)是机体正常细胞在不同始动与促进因素长期作用下产生的增生与异常分化所形成的新生物。新生物一旦形成,不受正常机体生理调节,也不因病因消除而停止增生,而是破坏正常组织与器官。

## 一、危险因素

### (一) 环境因素

**1. 物理因素**

(1) 电离辐射

X 线防护不当可致皮肤癌、白血病等;吸入放射污染粉尘可致骨肉瘤和甲状腺肿瘤等,是医源性致癌的原因之一。

(2) 紫外线

可引起皮肤癌,对易感个体(着色性干皮病患者)作用明显。

(3) 其他

如烧伤深瘢痕长期存在容易发生癌变,皮肤慢性溃疡可能致皮肤鳞癌,石棉纤维可导致肺癌,滑石粉与胃癌有关等。

**2. 化学因素**

（1）烷化剂

其生物学作用类似 X 射线,如有机农药、硫芥、乙酯杀螨醇等,可致肺癌及造血器官肿瘤等。

（2）多环芳香烃类化合物

多环芳香烃类化合物主要包括煤烟垢、煤焦油、沥青等物质,经常接触的工人易患皮肤癌与肺癌。

（3）氨基偶氮类

易诱发膀胱癌、肝癌。

（4）亚硝胺类

与食管癌、胃癌和肝癌的发生有关。

（5）真菌霉素和植物毒素

黄曲霉素易污染粮食,可致肝癌、肾癌、胃与结肠的腺癌。

（6）其他

某些金属(镍、铬、砷)可致肺癌等,聚乙烯能诱发人肝血管肿瘤、二氯二苯基、三氯乙烷和苯可致肝癌。

**3. 生物因素**

主要为病毒,致病病毒可分为 2 类。

（1）DNA 肿瘤病毒

如 EB 病毒与鼻咽癌、伯基特淋巴瘤有关,单纯疱疹病毒反复感染与宫颈癌有关,乙型肝炎病毒与肝癌有关等。

（2）RNA 肿瘤病毒

如 C 型 RNA 病毒则与白血病、霍奇金病有关,少数寄生虫和细菌也可引起人类肿瘤。

如华支睾吸虫与肝癌有关,埃及血吸虫可致膀胱癌,日本血吸虫可引起大肠癌;幽门螺旋杆菌与胃癌的发生有关。

（二）机体因素

**1. 基因突变**

有些肿瘤的发生与基因突变有关,如结肠息肉病、乳腺癌、胃癌等。BRCA-1 基因突变者易患乳腺癌,APC 基因突变者易患肠道息肉病。相当数量的食管癌、肝癌、胃癌、乳腺癌或鼻咽癌患者有家族史。

**2. 内分泌因素**

某些激素与肿瘤发生有关,如雌激素和催乳素与乳腺癌有关,生长激素可以刺激癌的发展。

### 3. 免疫因素

具有先天或获得性免疫缺陷者易发生恶性肿瘤,如艾滋病患者易患恶性肿瘤;器官移植后长期使用免疫抑制剂者,肿瘤的发生率比正常人群高 50～100 倍。

## 二、临床类型

根据肿瘤的形态及其对机体的影响,即肿瘤的生物学行为,肿瘤可分为良性肿瘤(benign tumor)、恶性肿瘤(malignant tumor)、介于良恶性肿瘤之间的交界性肿瘤(borderline tumor)3 类。

### (一)良性肿瘤

良性肿瘤一般称为"瘤",无浸润和转移能力。良性肿瘤通常有包膜或边界清楚,呈膨胀性生长,生长速度缓慢,色泽和质地接近相应的正常组织。癌细胞分化成熟,组织和细胞形态变异较小,少有核分裂现象。良性肿瘤彻底切除后少有复发,对机体危害小。

### (二)恶性肿瘤

来自上皮组织者称为"癌"(carcinoma);来源于间叶组织者称为"肉瘤"(sarcoma);胚胎性肿瘤常称为母细胞瘤,如神经母细胞瘤、肾母细胞瘤等。但某些恶性肿瘤仍用传统名称"瘤"或"病",如恶性淋巴瘤、精原细胞瘤、白血病、霍奇金病等。恶性肿瘤具有浸润和转移能力,通常无包膜,边界不清,向周围组织浸润生长,生长速度快。瘤细胞分化不成熟,有不同程度的异型性,对机体危害大;患者常因肿瘤复发、转移而死亡。

### (三)交界性肿瘤

少数肿瘤在形态上属良性,但常呈浸润性生长,切除后易复发,甚至出现转移,在生物学行为上介于良性与恶性之间,故称交界性或临界性肿瘤,如包膜不完整的纤维瘤、黏膜乳头状瘤、唾液腺多形性腺瘤等。有的肿瘤虽为良性,但由于生长部位与器官特性所致的恶性肿瘤,而显示为恶性生物行为,如颅内良性肿瘤伴颅内高压、肾上腺髓质肿瘤伴恶性高血压及胰岛素瘤伴低血糖等。

## 三、临床表现

### (一)局部表现

#### 1. 肿块

常是体表或浅表肿瘤的首要症状,相应的可见扩张或增大、增粗的静脉。肿瘤性质不同,其硬度、移动度及边界可不同。位于深部或内部的肿块不易触及,但可出现脏器受压或空腔器官梗阻等症状。

**2. 疼痛**

肿块膨胀性生长、破溃或感染等使神经末梢或神经干受刺激或压迫,出现局部刺痛、跳痛、烧灼痛、隐痛或放射痛,常难以忍受,尤以夜间更明显。空腔脏器肿瘤可致痉挛而产生绞痛,如肿瘤致肠梗阻后发生的肠绞痛。

**3. 溃疡**

体表或空腔器官的肿瘤若生长迅速,可因血液供应不足继发坏死,或因继发性感染而发生溃烂,可有恶臭及血性分泌物。

**4. 出血**

体表及与体外相交通的肿瘤,可发生破溃、血管破裂而出血。发生在上消化道者可有呕血或黑便;在下消化道者可有血便或黏液血便;在胆道与泌尿道者,除血便和血尿外,常伴有局部绞痛;肺癌可发生咯血或血痰;肝破裂可致腹腔内出血。

**5. 梗阻**

肿瘤可堵塞或压迫空腔器官导致梗阻,出现不同的临床表现,如胃癌伴幽门梗阻可致呕吐,肠肿瘤可致肠梗阻;胰头癌和胆管癌可压迫胆总管而出现黄疸。

**6. 浸润与转移症状**

可出现区域性淋巴结肿大、局部静脉曲张、肢体水肿。若发生骨转移可有疼痛、硬结或病理性骨折等表现。

## (二) 全身表现

早期患者多无明显的全身症状,或仅有非特异性表现,如消瘦、乏力、体重下降、低热、贫血等;晚期出现全身衰竭,呈现恶病质。不同部位的肿瘤,恶病质出现迟早不一,消化道肿瘤患者出现较早。某些部位肿瘤的患者可呈现相应器官的功能亢进或低下,继发全身性改变,如颅内肿瘤引起颅内压增加或定位症状等。

# 四、检查项目

## (一) 实验室检查

### 1. 常规检查

包括血、尿及大便常规检查。其阳性检查结果并非恶性肿瘤的特异性标志,但常可提供诊断线索。如恶性肿瘤患者常可伴血沉加快;白血病者血常规明显改变;泌尿系统肿瘤可见血尿,胃肠道肿瘤患者可伴贫血及大便隐血试验阳性等。

### 2. 血清学检查

用生化方法可测定人体内肿瘤细胞产生的分布在血液、分泌物、排泄物中的肿瘤标志物,可以是酶、激素、糖蛋白、胚胎性抗原或肿瘤代谢产物。大多数肿瘤标志物在恶性肿瘤和正常组织之间并无质的差异,故特异性较差,但肿瘤标志物的检测和动态观察有助于肿瘤的诊断和鉴别、判断疗效和预后、提示治疗后复发和转移。常用血清酶学检查有碱性磷酸酶(AKP)、酸性磷酸酶(ALP)、乳酸脱氢酶(LDH)。

**3. 肿瘤相关抗原**

常用的肿瘤免疫学标志物癌胚抗原(CEA)在结肠癌、胃癌、肺癌、乳腺癌均可增高,对预测大肠癌复发有较好的作用。甲胎蛋白(AFP)对肝癌、前列腺特异性抗原(PSA)对前列腺癌、抗 EB 病毒抗原的 IgA 抗体(VCA-IgA 抗体)对鼻咽癌、人绒毛膜促性腺激素(hCG)对滋养层肿瘤的诊断均有较高的特异性及敏感性,但存在一定的假阳性。

**4. 流式细胞分析术**

分析染色体 DNA 倍体类型、DNA 指数等,结合肿瘤病理类型可以判断肿瘤的恶性程度并推测其预后。

**5. 基因或基因产物检查**

根据检测样品中有无特定序列以确定是否存在肿瘤或癌变的特定基因,从而作出诊断。基因检测敏感而特异,常早于临床症状出现之前。由于其敏感特性,可对手术切缘组织进行检测,如阳性则易局部复发,从而估计预后。

## (二)影像学检查

X 线、超声波、各种造影、放射性核素、电子计算机断层扫描(CT)、磁共振成像(MRI)和正电子发射断层成像(PET-CT)等各种检查方法可明确有无肿块及肿块的部位、形态、大小等,有助于肿瘤的诊断及其性质的判断。

## (三)腔镜或内镜检查

应用腔镜或内镜技术直接观察空腔器官、胸腔、腹腔、纵膈等部位的病变,同时可取细胞或组织行病理学检查,并能对小的病变如息肉做摘除治疗;还可向输尿管、胆总管或胰管插入导管做 X 线造影检查。

## (四)病理学检查

是目前确定肿瘤的直接而可靠的依据。

**1. 临床细胞学检查**

取材方便、易被接受,被临床广泛应用。

(1)体液脱落细胞

肿瘤细胞易于脱落,可取胸水、腹水、尿液沉渣、痰液等进行涂片。

(2)黏膜细胞

食管拉网、胃黏膜洗脱液、宫颈刮片及内镜下肿瘤表面刷脱细胞。

（3）细针吸取（fine-needle，FNA）或超声引导穿刺吸取肿瘤细胞涂片进行染色检查。

**2. 病理组织学检查**

皮下软组织或某些内脏实性肿块采用穿刺活检，体表或者腔道黏膜的表浅肿瘤采用钳取活检。对于深部或体表较大而完整的肿瘤，可初次活检，或于手术中取组织行快速（冷冻）切片诊断。

**3. 免疫组织化学检查**

有助于提高肿瘤诊断的准确率，判断组织来源，发现微小癌灶，正确分析及判断恶性程度。

## 五、治疗要点

多采用综合治疗方法，包括手术治疗、化学治疗、放射治疗、生物治疗、中医中药治疗、内分泌治疗等。具体的治疗方案应进行多科医师参与的多学科协作诊疗模式（multiple disciplinary team，MDT）讨论，结合肿瘤性质、分期和患者的全身状态选择决定。

**1. 手术治疗**

手术治疗是目前早期或较早期实体肿瘤首选的治疗方法。根据手术应用目的不同分为 7 类，分别为：预防性手术、诊断性手术、根治性手术、姑息性手术、减瘤手术、复发或转移灶手术以及重建和康复手术。

**2. 化学治疗**

简称化疗，是一种应用特殊化疗药物杀灭恶性肿瘤细胞或组织的治疗方法，是中晚期肿瘤患者综合治疗的重要手段。恶性滋养细胞肿瘤、急性淋巴细胞白血病等可以单独应用化学治疗痊愈。颗粒细胞白血病、乳腺癌、肾母细胞瘤等通过化学治疗可以使肿瘤缓解或缩小，使手术范围缩小。一些肿瘤在手术后可以通过化学治疗进一步提高疗效，如胃肠道癌、鼻咽癌、宫颈癌、前列腺癌和非小细胞肺癌等。化学治疗药物种类很多，应根据肿瘤特性、病理类型选用敏感的药物并制定联合化学治疗方案。

**3. 放射治疗**

简称放疗，是利用放射线的电离辐射作用，破坏或杀灭肿瘤细胞，从而达到治疗目的的一种方法，是治疗恶性肿瘤的主要手段之一，目前约 70% 的恶性肿瘤患者在病程的不同时期因不同的目的需要接受放射治疗。临床上应用的放射线有电磁辐射如 X 线、γ 线；粒子辐射如 α 射线、β 射线、质子射线、中子射线等。放射治疗技术包括远距离治疗（外照线）、近距离治疗（腔内放射治疗）、立体定向放射治疗（X 或 γ 刀）和适形放射治疗等。

**4. 生物治疗**

生物治疗是应用生物学技术改善个体对肿瘤的应答反应及直接效应的治疗，

包括免疫治疗与基因治疗两类。免疫治疗有特异性和非特异性之分,前者如接种卡介苗、麻疹疫苗、注射干扰素等;后者是接种自身和异体瘤苗或肿瘤免疫核糖核酸等,目的在于通过调动人体防御系统、提高免疫功能,达到抗肿瘤的效果。基因治疗是应用基因工程技术,干预存在于靶细胞的相关基因表达水平以达到治疗的目的。

**5. 中医中药治疗**

中医中药治疗是应用中医扶正法、化瘀散结、清热解毒、通经活络等原理,以中药补益气血、调理脏腑,配合手术及放化疗,促进肿瘤患者的康复。

**6. 内分泌治疗**

某些肿瘤的发生和发展与体内激素水平密切相关,可进行内分泌治疗,如增添激素或内分泌去势治疗等。

# 第二节　生活方式指导

## 一、饮食指导

### (一)饮食原则

**1. 摄取优质蛋白**

富含优质蛋白的食物如排骨、牛奶、瘦肉、豆制品、鱼、鸡蛋等,既可促进食欲,又能补充营养。但是不可过量或过于油腻。同时,应注意摄入优质植物蛋白,包括黄豆、大青豆和黑豆等,其中以黄豆的营养价值最高。

**2. 保证维生素和矿物质的摄入**

获取足够的抗氧化营养素:维生素 C、维生素 E、β-胡萝卜素、锌、硒、镁、铁、铜等(表 7.1),它们能保护正常细胞免受氧化损伤,同时纠正癌症患者身体的慢性炎症状态,对抗癌细胞的攻击。为获得足够的抗氧化营养素,患者应当多摄取新鲜蔬菜、水果、海产品及菌藻类食物。理想的食谱是每天吃 400~800 g 的水果和蔬菜,400~500 g 面包、谷物或面食,80 g 含蛋白质高的食物,如鱼、蛋、鸡、肉、奶制品、豆制品、干果等。

**表 8.1　常见营养素含量较高的食物种类**

| 营养素 | 食物 |
| --- | --- |
| 维生素 C | 枣子、猕猴桃、山楂、柑橘、青椒、黄瓜、菜花、小白菜、西兰花、梨子、橘子、柚子、草莓 |
| 维生素 E | 棉籽油、玉米油、花生油、芝麻油、莴笋叶、柑橘皮、绿叶蔬菜、蛋黄、坚果、肉类、乳制品 |
| β-胡萝卜素 | 胡萝卜、菠菜、生菜、马铃薯、番薯、西兰花、哈密瓜、冬瓜 |
| 锌 | 瘦肉、肝、蛋、奶制品、莲子、花生、芝麻、胡桃、紫菜、海带、虾类、海鱼 |
| 硒 | 鱼、虾、乳类、动物肝脏、肉类、坚果类 |
| 镁 | 紫菜、小米、玉米、黄豆、黑豆、蚕豆、辣椒、蘑菇、杨桃、桂圆、核桃仁、虾米、花生、芝麻、海产品 |
| 铁 | 动物肝脏或肾脏、瘦肉、蛋黄、鸡、鱼、虾、豆类、菠菜、芹菜、杏、桃、李子、核桃、海带、芝麻酱 |
| 铜 | 动物肝脏、动物肾脏、动物心脏、牡蛎、鱼、瘦肉、豆类、芝麻、大白菜、萝卜苗、虾、海蜇、蛋黄、葡萄干 |

**3. 选取易消化的实物**

豆制品最容易消化,其次为鱼、虾,最后是肉类,肉类中又以鸡肉和鸭肉最容易消化。同时还要提倡合理的烹调方式,减少煎炸,多采用炖、煮、煨、蒸、炒等易消化的烹饪方法。

**4. 保证足量蔬菜水果**

新鲜的蔬菜、水果含有大量的维生素,可以多吃一点番茄、柑橘、丝瓜、草莓、葡萄和青椒等。注意:蔬菜水果不能互换,都要足量摄入。

**5. 根据身体状况选择食物**

(1) 恶心呕吐

出现恶心呕吐或因食欲差不想进食时,可进食流质,包括米汤、婴儿米粉糊、鲜榨的橙汁等;半流质,包括面条、鸡蛋羹、粥等。也可以进食柚子、橘子、核桃、无花果等促进食欲的食物。没有任何不适后,应尽快正常进食,饮食以高蛋白、高热量、丰富维生素、易消化为主,以保证营养,提高机体抵抗力。高营养的食物有乌鸡、鸽子、鹌鹑、猪肉、蛋、鸭、豆腐、鲢鱼、鲫鱼、泥鳅等,增强机体免疫力的食物有薏米、甜杏仁、菱、黄鱼、茯苓、山药、大枣、四季豆、香菇、核桃等。

(2) 腹泻

出现腹泻时,应进食少渣饮食,如稀饭、米粥、馄饨、饺子等;同时,摄入一些能增加大便固形的食物,如白米饭、馒头、面条等;增加液体摄入量,约 3 000 mL/d,不宜只喝白开水,可饮淡盐水或喝少油的咸汤或甜汤;少食多餐,保持食物温度,忌生冷硬食;对乳糖不耐受者勿吃含乳糖的食物如纯牛奶,可喝新鲜酸奶或乳酸杆菌帮助消化。

（3）便秘

出现便秘时,可多摄入粗纤维食物,刺激肠道,促进胃肠蠕动,增加排便能力。如粗粮、带皮水果、新鲜蔬菜等;具体可食用杂粮粥、香蕉、苹果、白菜、芦笋、山芋、魔芋、西兰花等。多饮水,保持肠道粪便中的水分,可早晨饮蜂蜜水、淡盐水等。多食用富含 B 族维生素的食物,可促进消化液分泌,维持和促进肠道蠕动,有利于排便。如粗粮、酵母发酵的食物、豆类及其制品等。

（4）咳嗽咳痰

出现咳嗽多痰时,宜吃白果、萝卜、杏仁、橘皮、荸荠、海带、紫菜、冬瓜、丝瓜、芝麻、无花果、松子、核桃、罗汉果、桃子、橙子、柚子等。

（5）发热

出现发热时,宜吃黄瓜、苦瓜、冬瓜、莴苣、茄子、发菜、百合、苋菜、西瓜、菠萝、梨子、柿子、橘子、柠檬、鸭、青鱼等。

## （二）饮食禁忌

需少食或者不食用以下食物:咸腌制品,如虾酱、咸蛋、咸菜、腊肠、火腿、熏猪肉等;烧烤食物,如烤牛肉、烤鸭、烤羊肉、烤鹅、烤乳猪等;熏制食品,如熏肉、熏肝、熏鱼、熏蛋、熏豆腐干等;油炸食品,如油煎饼、臭豆腐、油条等;霉变食物,如米、麦、豆、玉米、花生等食品。隔夜熟白菜以及反复烧开的水因会产生亚硝酸盐,也应少食或者不食用。

## （三）饮食误区

发物是指特别容易诱发某些疾病(尤其是旧病宿疾)复发或加重已发疾病的食物。发物是民间广为流传的说法,但与发物有关的疾病多为感染扩散、溃疡出血、癫痫发作和过敏。民间流传的发物有:公鸡、鲤鱼、韭菜、蒸鸡蛋、海鲜类、菌类食物等。

其中海产品中富含硒、锌等丰富的微量元素,可补充营养,提高机体的免疫力。因此,除皮肤病、哮喘、过敏性疾患等需要患者忌口外,一般患者可以适当、适量食用。

香菇中含有的香菇多糖已经证实对肿瘤治疗具有良好的辅助作用,可适量食用。

其他几种食物的作用机制尚不清楚。如果有所顾虑,可以考虑以下做法:其中鸡肉和鱼肉都属于优质动物蛋白,可以用母鸡、鸭肉等代替公鸡,除鲤鱼以外的其他鱼类均可食用;韭菜属于多纤维食物,有助于保持大便通畅,也可用芹菜替代;鸡蛋可以食用,可换用别的烹饪方法,如煮鸡蛋等。

## 二、运动指导

在癌症患者的康复过程中,运动康复是必不可少的手段,主要目的在于尽快提高和促进患者各部位功能恢复。癌症患者的运动锻炼主要包括主动锻炼和被动锻炼两个方面。

### (一)主动运动

有研究表明,有氧运动能够促进癌症患者的生理和心理健康,从而改善患者的生活质量。有氧运动时,人体血液中白细胞、巨噬细胞数量以及 T 淋巴细胞明显增加。巨噬细胞具有吞噬肿瘤细胞的作用,且肿瘤的发生发展与白细胞以及 T 淋巴细胞功能的下降有直接关系,因此,有氧运动能在一定程度上增强机体的免疫力。同时,有氧运动能够促进机体的新陈代谢,有效刺激胃肠道,从而促进食欲。有氧运动也能使人保持心情愉悦,转移注意力,缓解焦虑抑郁情绪,改善疲乏症状。近年来,有氧运动因其简便易行、费用低、患者的参与积极性高、运动效果好,被广泛推荐应用于癌症患者中。

**1. 有氧运动的定义**

有氧运动及其运动处方由美国空军运动研究室医学博士库伯提出,他认为有氧运动是长时间进行运动耐力训练,刺激循环系统、呼吸系统等,改善心肺功能,从而让全身各组织、器官得到更好的氧气和营养供应,维持最佳的功能状况。从广义上说,有氧运动是指使用有氧呼吸机提供能量,以增强人体代谢功能为目的的持久性运动方式。具有持续时间长、强度适中、规律性的特点。且有氧运动形式简单,易于推广普及,比较典型的有氧运动有步行、骑车、游泳、登山、做健身操等。

**2. 有氧运动的形式**

(1)运动形态

任何使用身体大肌肉群,可以长时间持续进行,且具有节律性与有氧形态的身体活动,包括步行、跑步、打太极拳、做有氧健身操、跳舞以及健身器材上的运动等。其中步行是最常见的有氧运动方式。正确的步行姿势为:步行时,两只脚直步往前走,脚后跟踏地时膝关节要拉直,脚往前迈进时关节应该适当弯曲,整个脚落地的时候应该再伸直。身体要挺直,抬头挺胸,昂首阔步,平视前方。手臂应该跟随整个脚步和全身和谐摆动。两只脚踏地时要平衡用力,而且双腿要协调一致,手臂和腿的活动要保持和谐。慢跑时要抬头挺胸,两眼平视前方,上身略向前倾斜,小腹微收,两手握空拳,拳眼朝上,双臂在身体的两侧略呈前屈,手臂摆动频率要与腿脚运动相协调。跑动时,应该以脚尖先着地,以滚动方式将重心慢慢往脚后跟移,然后"蹬"地跨出下一步,下肢跨步时,脚以及脚上的关节要自然放松。

通过健身器材进行有氧运动也是常见的措施之一，主要形式有骑行（骑踏板车）、用跑步机跑步、用器械爬楼、用划船器运动或弹跳等。

（2）运动强度

每次运动时间持续 20～30 分钟，频率为 1～5 次/周，一般建议每两天进行一次有氧运动。有氧运动强度为达到年龄调整最大心率的 50%～80%，年龄调整最大心率＝220－实际年龄。

---

**小贴士　乳腺癌患者上肢功能锻炼**

乳腺癌患者由于通过手术切除了胸部肌肉、筋膜和皮肤，患侧肩关节活动明显受限制。术后加强肩关节运动可增强肌肉力量，松解和预防粘连，最大限度地恢复肩关节的活动范围。为减少和避免术后残疾以及淋巴水肿，应早期开始患侧上肢的功能锻炼。

**1. 术后 24 小时内**

活动手指和腕部，可做伸指、握拳、屈腕等锻炼。

**2. 术后 1～3 日**

进行上肢肌肉等长收缩，利用肌肉泵作用促进血液和淋巴回流；可用健侧上肢或者他人协助患肢进行曲肘、伸臂等锻炼，逐渐过渡到肩关节的小范围前屈、后伸运动（前屈小于 30°，后伸小于 15°）。

**3. 术后 4～7 日**

鼓励患者用患侧手洗脸、刷牙、进食等，并做以患侧手触摸对侧肩部及同侧耳朵的锻炼。

**4. 术后 1～2 周**

术后 1 周皮瓣基本愈合后，开始做肩关节活动，以肩部为中心，前后摆臂。术后 10 日左右皮瓣与胸壁黏附已比较牢固，做抬高患侧上肢（将患侧肘关节伸屈、手掌置于对侧肩部，直至患侧肘关节与肩平）、手指爬墙（每日标记高度，逐渐递增幅度，直至患侧手指能高举过头）、梳头（以患侧手越过头顶梳对侧头发、扪对侧耳朵）等的锻炼。患肢功能锻炼时应根据身体的实际情况而定，一般以每日 3～4 次、每次 20～30 分钟为宜；循序渐进，逐步增加功能锻炼的内容。术后 7 日内不上举，10 日内不外展肩关节；不要以患侧肢体支撑身体，以防皮瓣移动而影响愈合。

---

（二）被动运动

被动运动是指借助他人的力量操作，使患者被动接受运动，改善局部血液循环、放松身心，从而帮助机体功能恢复，适于老年体弱、长期卧床患者。被动锻炼时注意配合默契、操作轻柔，避免引起患者局部疼痛和损伤；特别注意禁止按摩挤压肿瘤部位，以免肿瘤破裂和扩散（被动运动具体详见第三章第二节）。

### （三）注意事项

（1）有计划、有目的、有规律地进行，合理安排锻炼和间隔时间。

（2）运动的形式和强度要因人而异，应根据自身情况，选择合适的运动方式，要注意因休息不足引起的疲乏等运动伤害。

（3）严重骨髓抑制期，应暂停运动，且应该避免前往人群密集的场所进行运动，如游泳等。

（4）运动时着装应宽松、舒适，环境要安全、宽敞，熟悉场地状况，避免受伤。

（5）随身携带急救药品，以防意外事件的发生。

（6）尽量结伴运动，避免发生意外时孤立无助。

（7）量力而行，不要盲目攀比，不可争强好胜导致运动过量。

（8）运动中如果感觉不适，切莫盲目坚持，确保安全。

## 三、心理指导

癌症的发生除了与生理因素有关外，还与心理、社会因素明显相关。随着医疗技术的发展，患癌后的生存率逐年上升，癌症已经成为常见的慢性病之一，带瘤生存已经成为较为常见的状态。负性情绪如忧郁、悲观、忍耐、克制、压抑等造成中枢神经过度紧张，削弱了人体的免疫力，增加了机体对致病因素的敏感程度，成为癌症的活化剂；而情绪乐观、善于表达、积极配合，让身心处于良性功能状态，会增加全身的免疫功能，使疾病得以控制或向有利方向发展。

### （一）正确认识肿瘤遗传和传染的问题

在医学上的确有父母患病，孩子也发病的现象，但只是概率高，并不是遗传。肿瘤的发病原因很复杂，并没有明确的资料证明它一定会遗传。所以，平时生活中，家人应注意避免接触致病因素，养成良好的生活习惯。例如：戒烟、健康饮食、合理运动、保持心情愉悦等。

通过现阶段的了解，到目前证实，肿瘤是不会传染的。所谓传染是指某种疾病从一个人身上通过某种途径传播到另一个人身上。传染必须具备三个条件：传染源、传播途径及易感人群，三者缺一不可。临床资料证明，肿瘤患者本身并不是传染源。肿瘤是由于细胞异常增生引起的，细胞脱离了体内漂浮在外就会死亡，不会在另一个人体内生长，所以不至于引起传播。

因此，肿瘤是不遗传也不传染的，请放心与身边的人接触。家属同亲戚朋友也要明白这一点，正常地与患者相处，关心爱护患者，良好的社会支持更有利于患者疾病的康复。

## （二）寻求正确的心理应对方式

### 1. 主动获取资源，寻求帮助

利用身边可利用的资源获得有利于康复的信息，如咨询医护人员、多与病友沟通等。可以与有相同经历的病友进行交流，如与同病种且治疗周期较长的病友多聊天，他们已经经历过一些疗程，听他们讲讲经验能够帮助患者更好地应对疾病，同时，也能够学习到很多他人应对疾病的方法。如果意识到自己存在焦虑、抑郁等情绪时，要主动寻求专业的帮助。

### 2. 主动表达，寻求一种宣泄方式

研究已经证实消极情感和社交抑制是不利于疾病的预后的。所以，需要与人表达自己的想法，适时表达出自己担忧、愤怒、悲伤的情绪，寻找一种发泄的方式。适度合理地进行一些运动，包括锻炼、适当散步、泡澡等，或者可通过听音乐、看电影等方式转移注意力。同时，需要减少咖啡因摄入量，如少饮咖啡、茶和碳酸饮料等。

## （三）自我调适的方法

### 1. 静默疗法

静默疗法应在空腹时进行，一般每日 2 次，每次 15～20 分钟。具体方法如下：

（1）可在床上或地板上，患者盘腿而坐，盘腿时左脚压在右小腿腿腹上，右脚放在弯曲的左小腿腿腹上，两脚交叉放置。上身保持正直，不靠墙或其他物体，但身体不要用力，自然放松。双眼及嘴唇微闭，不低头、不抬头，面朝正前方，两肩自然下垂，手指自然并拢，轻放在两腿膝关节处。

（2）调节呼吸，大脑排除杂念，先从自然呼吸开始，再慢慢进入深呼吸，逐步过渡到腹式呼吸，待腹式呼吸完全代替了自然呼吸时，呼吸次数会逐渐减少，甚至可以减少到原来自然呼吸时的一半。

（3）将注意力集中于丹田处，丹田分为上、中、下丹田。上丹田位于两眉之间，中丹田在剑突下，下丹田在脐下三寸处。刚开始呼吸时，使气息上达上丹田，并默念"停"，将注意力集中于此处几秒钟。几秒钟后屏住呼吸，再继续吸气，用同样的方法将气息传到中丹田及下丹田，最后再将气息自下丹田至中丹田，再至上丹田，由鼻呼出。

### 2. 音乐疗法

研究表明，当人处在优美悦耳的音乐环境之中，可以改善神经系统、心血管系统、内分泌系统和消化系统的功能，促使人体分泌一种有利于身体健康的活性物质，可以调节体内血管的流量和神经传导。另一方面，音乐声波的频率和声压会引起心理上的反应。良性的音乐能提高大脑皮层的兴奋性，可以改善人们的情绪，激发人们的感情，振奋人们的精神。同时有助于消除心理、社会因素所造成的紧张、

焦虑、忧郁、恐怖等不良心理状态,提高应激能力。下面根据治疗功效列出一些音乐曲目,供大家参考。

(1)抗焦虑、制怒类:《春风杨柳》《江南好》《同舟共济》《星期六的晚上》《化蝶》。

(2)抗抑郁、振奋精神类:《祝您快乐》《春天来了》《心花怒放》《喜洋洋》《命运交响曲》《祝您幸福》《蓝色狂想曲》。

(3)治疗失眠、多梦类:《梦幻》《摇篮曲》《绿色小夜曲》《醉夜》《大海一样的深情》《春江花月夜》。

(4)增强食欲类:《餐桌音乐》《欢乐舞曲》《北国之春》《花好月圆》《花谣》。

(5)解除疲劳类:《假日的沙滩》《矫健的步伐》《锦上添花》。

聆听音乐时应全身心投入,从音乐中寻求感受。每次 30～60 分钟为宜,音量不要过大,经常更换曲目,以增加注意力和兴趣,避免疲劳和厌倦情绪。

**3. 芳香疗法**

芳香疗法是选用芳香植物蒸馏萃取出的精油,以获得身、心、灵的整合性疗效。精油含有酮、酯化学成分,这些成分决定它的治疗特性,可通过直接吸入、沐浴、按摩等方式来使用,以改善焦虑、疼痛、疲倦及伤口愈合等情形,如使用薰衣草精油泡脚能改善癌症晚期患者的疲倦,绿茶精油能有效清除自由基,具有稳定细胞组织、抗菌清肺、降低胆固醇、防癌的作用。

# 第三节　用药指导

## 一、药物分类

### (一)止疼药物

**1. 种类**

止疼药物一般分为非阿片类、阿片类药。前者以阿司匹林、扑热息痛、布洛芬、吲哚美辛为代表。阿片类药物依据作用强度分为弱阿片、强阿片类,弱阿片类以可待因、氨酚待因为代表;强阿片以吗啡、芬太尼、哌替啶为代表。

**2. 作用**

非阿片类主要用于轻度疼痛尤其是骨和软组织疼痛;弱阿片类用于治疗中度疼痛;强阿片类用于治疗重度疼痛。

**3. 不良反应**

(1)非阿片类药物

① 血液系统:引起血小板聚集并使凝集的血小板解聚,临床可致出血。

② 胃肠道反应:长期服用可能出现消化不良、烧心、恶心、腹泻、便秘、腹胀,长期大剂量服用可出现消化道出血或发生溃疡。

③ 肾脏的影响:前列腺有调节肾血流,使水、钠平衡等作用。前列腺素合成抑制可导致肾血管收缩,肾血流下降,肾滤过下降。

④ 肝功能的影响:长期使用可使血药浓度增加,超过其代谢能力可致肝脏中毒性改变、肾功能损害及心肌缺血。

（2）阿片类药物

① 便秘:最常见,一般不形成耐受。

② 恶心呕吐:一般在用药初期,大多在 4～7 天内缓解,以后会逐渐减轻,并完全消失。

③ 镇静:长期疼痛会导致失眠,此为疼痛理想控制后的表现。在阿片类药物治疗初期,明显增加药物剂量时会导致此反应发生。因此不要随意增加止疼药的剂量,老年人尤其要注意。如果出现明显的嗜睡、一天到晚昏睡,则应及时前往医院就医。

④ 尿潴留:避免同时使用镇静剂,定时排尿。诱导自行排尿如流水诱导、会阴部灌冲热水、膀胱区轻按摩,仍然无效者应及时前往医院就医。

**4. 注意事项**

（1）遵医嘱按时用药,即无论当时是否发作疼痛都应在规定的时间服药,不是按需给药,保证疼痛连续缓解。及时、按时用止痛药更安全有效,而且需要的止痛药强度和剂量也最低,长期得不到有效止痛治疗的癌痛导致的与神经病理性疼痛相关的交感神经功能紊乱,会发展为难治性疼痛。

（2）使用阿片类药物出现呕吐、镇静等不良反应,不能自行停药。除便秘外,阿片类药物的不良反应大多是暂时性或可忍受的。阿片类药物带来的呕吐、镇静不良反应,一般出现在用药的最初几天,数日后症状多自行消失。对阿片类药物的不良反应,要进行积极的预防性治疗,多可减轻或避免其发生。

（3）不可因为担心药物成瘾而不用或停用阿片类止痛药,癌症疼痛患者长期使用阿片类止痛药治疗,尤其是口服及其他长效制剂按时给药,发生“成瘾”的危险性较小,有研究报道,使用阿片类止痛药成瘾的危险低于 4/10 000。

（4）使用透皮贴制剂的注意事项:选择合适的粘贴部位,多选择在躯干平坦、干燥、体毛少的部位,如前胸、后背、上臂、大腿外侧;粘贴前用清水清洁皮肤,不要用肥皂或酒精擦拭。待皮肤干燥后打开密封袋,取出贴剂,先撕下保护膜,手不要接触黏膜层,将贴剂平整地贴于皮肤上,并用手掌按压 30 秒,保证边缘贴紧皮肤。体温增高 3 ℃,血药浓度峰值可增高 25%,局部不能加温,如热水袋、电热毯或暖气等;72 小时及时更换,不宜拖延,以免出现爆发痛;更换时要重新选择部位。

（二）化疗药物

近年来，口服化疗药越来越多地用于肿瘤治疗。口服化疗药因其使用方便可以实现患者居家治疗，因此容易被患者接受。但口服化疗同静脉化疗一样都有毒性，存在服药安全性问题，各种毒副反应会降低患者的生活质量。下文以临床常见两种口服化疗药为例进行介绍。值得注意的是，一定要在医生的指导下口服化疗药。

**1. 替吉奥**

（1）用药方法

① 单独用药：一天 2 次，于早饭后和晚饭后各服一次，连服 28 天，之后停药 14 天。此为一个周期，可以反复进行。

② 联合用药：通常与顺铂联合使用，一天 2 次，于早饭后和晚饭后各服一次，连服 14 天，停药 7 天 。

（2）不良反应

① 替吉奥的剂量限制性毒性为骨髓抑制，使用时应特别注意经常进行临床检查。

② 替吉奥偶可引起重症肝炎等严重的肝损害，因此需定期检查肝功能，以便及早发现。必须注意食欲不振、乏力等肝损害的前兆症状，若出现黄疸（眼球黄染）应立即就医，遵医嘱停药。

**2. 卡培他滨**

（1）用药方法

遵医嘱用药：每日口服 2 次（早晚各一次），治疗 2 周后停药 1 周，3 周为一个疗程。卡培他滨片剂应在餐后 30 分钟内用水吞服。

（2）不良反应

① 腹泻：卡培他滨可引起腹泻，有时比较严重。出现严重腹泻的应立即就医，若患者开始出现脱水，应立即补充液体和电解质。

② 卡培他滨禁用于严重肾功能损伤患者。

③ 卡培他滨可引起手足综合征（手掌-足底感觉迟钝或化疗引起肢端红斑），是一种皮肤毒性，出现 2 或 3 级手足综合征时应中断使用卡培他滨，直至恢复正常或严重程度降至 1 级。出现 3 级手足综合征后，再次使用卡培他滨时应减低剂量。

（三）靶向药物

靶向药物（targeted medicine）是目前最先进的用于治疗癌症的药物，它与传统药物最大的不同就在于其作用机理上。常规化疗药物是通过对细胞的毒害发挥作用的，由于不能准确识别肿瘤细胞，因此在杀灭肿瘤细胞的同时也会殃及正常细胞，这就是化疗药物副作用的根源。而靶向药物是针对肿瘤基因开发的，它能够识别肿瘤细胞上由肿瘤细胞特有的基因所决定的特征性位点,通过与之结合(或类似的其他机制),阻断肿瘤细胞内控制细胞生长、增殖的信号传导通路,从而杀灭肿瘤细胞、阻止其增殖。由于这样的特点,靶向药物不仅效果好,而且副作用也要比常规的化疗方法小得多。

**1. 吉非替尼-易瑞沙**

(1)适应证

适用于治疗既往接受过化学治疗的局部晚期或转移性非小细胞肺癌。非小细胞肺癌二、三线治疗。

(2)服用方法

空腹或与食物同服均可,如果有吞咽困难,可将片剂分散于半杯饮用水中(非碳酸饮料),不得使用其他液体。将片剂丢入水中,无需压碎,搅拌至完全分散(约需 10 分钟),即刻饮下药液。

(3)不良反应

最常见(发生率 20%以上)的不良反应为腹泻、皮疹、瘙痒、皮肤干燥和痤疮,一般见于服药后的第 1 个月内,通常是可逆性的。最独特的药物不良反应是间质性肺病(东方人群 3%～4%),常见症状为急性发作、呼吸困难,伴有咳嗽、低热、呼吸不适和动脉血氧饱和度降低。短期发展严重,导致死亡。

**2. 厄洛替尼-特罗凯**

(1)适应证

适用于两个或两个以上化疗方案失败的局部晚期或转移的非小细胞肺癌的治疗。

(2)服用方法

至少在进食前 1 小时或进食后 2 小时服用。

(3)不良反应

最常见的是皮疹和腹泻。

**3. 索拉非尼-多吉美**

(1)适应证

适用于治疗不能手术的晚期肾细胞癌及无法手术或远处转移的原发肝细胞癌。

(2)服用方法

空腹或伴低脂、中脂饮食服用。

(3)不良反应

最常见的有腹泻、皮疹、脱发和手足综合征。

**4. 埃克替尼-凯美纳**

(1)适应证

适用于晚期非小细胞肺癌二线治疗。

（2）服用方法

本品的推荐剂量为每次 125 mg（1 片），每天口服 3 次，空腹或与食物同服。

（3）不良反应

常见不良反应为皮疹（39.5%）、腹泻（18.5%）和氨基转移酶升高（8.0%），绝大多数为Ⅰ～Ⅱ级，一般见于服药后 1～3 周内，通常是可逆性的，无需特殊处理，可自行消失。

**5. 伊马替尼-格列卫**

（1）适应证

适用于治疗慢性髓性白血病和恶性胃肠道间质肿瘤。

（2）服用方法

每日口服一次，宜在进餐时服药，并饮一大杯水，不能吞咽片剂的患者，可以将片剂分散于水或苹果汁中。

（3）不良反应

最常报告的与药物治疗相关的不良反应有以下几点。消化系统：恶心、呕吐、腹泻、腹痛；骨骼肌、结缔组织和骨异常：肌痉挛，疼痛性肌痉挛，骨骼肌肉痛包括肌痛、关节痛、骨痛；血液系统：中性粒细胞减少、血小板减少和贫血；全身性异常：水潴留、周围水肿、疲劳、皮炎、湿疹、皮疹。

**6. 阿帕替尼-艾坦**

（1）适应证

适用于既往至少接受过 2 种系统化疗后进展或复发的晚期胃腺癌或胃-食管结合部腺癌患者。

（2）服用方法

餐后 0.5 小时口服（每日服药的时间应尽可能相同），以温开水送服。疗程中漏服阿帕替尼的剂量不能补充。

（3）不良反应

非血液学的不良反应有高血压、蛋白尿、手足综合征、腹泻、疲倦、乏力。血液学的不良反应有白细胞、中性粒细胞、血小板减少、凝血时间延长。常见的严重不良反应为上消化道出血。

**7. 舒尼替尼-索坦**

（1）适应证

适用于治疗失败或不能耐受的胃肠间质瘤及不能手术的晚期肾细胞癌。

（2）服用方法

与食物同服或不同服均可。

（3）不良反应

最常见的不良反应是疲乏、食欲减退、恶心、腹泻，其他常见的不良反应包括疲劳、乏力；腹泻、腹痛、便秘、味觉改变、厌食、恶心、呕吐、黏膜炎/口腔炎、消化不良；

高血压；皮疹、手足综合征、皮肤变色、出血。潜在严重的不良反应有左心室功能障碍、QT 间期延长、出血、高血压和肾上腺功能；静脉血栓事件；可逆性后脑白质脑病综合征（RPLS），即高血压、头痛、灵敏性下降、精神功能改变、视力丧失。

### 8. 阿法替尼

（1）适应证

适用于转移性非小细胞肺癌患者一线治疗。

（2）服用方法

在餐前至少 1 小时或餐后 2 小时服用。

（3）不良反应

毒副作用是腹泻、皮疹、恶心、高血压、厌食、无症状的 QT 间期延长和蛋白尿。随着剂量增加，可能出现低磷酸盐血症、毛囊炎、转氨酶升高、非特异性肠梗阻、血小板减小、充血性心衰、深静脉血栓、肺栓塞等。最常见的剂量限制性毒性是腹泻、高血压和皮疹。

### （四）升血小板及白细胞类药物

### 1. 升血小板胶囊

主要用于放化疗引起的血小板减少，遵医嘱服药的同时，需要注意：

（1）避免对身体造成伤害的活动，如使用刀叉、剪刀。

（2）应进软食，不能进食油炸、刺激、含有刺和小骨头等易损伤口腔黏膜及消化道的食物。

（3）应使用软毛牙刷刷牙，避免使用含有酒精成分的漱口水，避免使用牙签或牙线剔牙。

（4）预防便秘，可常规使用缓泻剂或软便剂。

（5）避免用力拧鼻或挖鼻。

（6）不要憋气及剧烈活动，避免情绪波动，以免颅内压升高；应卧床休息。

（7）及时就医，当血小板低于 $20 \times 10^9/L$ 时，如有头疼、恶心、呕吐需及时通知医生。

### 2. 地榆升白片

主要用于放化疗引起的血小板减少，遵医嘱服药的同时，需要注意：

（1）经常开窗通风，并谢绝探视，防止交叉感染，必要时戴口罩。

（2）遵医嘱定时检查血象，如有发热、乏力等症状应及时通知医生。

（3）加强个人卫生，勤剪指甲，预防皮肤感染，特别注意会阴、肛门的清洁，保持床单位清洁、干燥。

（4）治疗期间，及时进行口腔清洁，餐后要漱口，选用软毛牙刷，动作轻柔，刷牙应在进食后 30 分钟左右进行，避免刺激性呕吐，多饮水。

（5）保证营养摄入，可进食有助于升白细胞和增加免疫功能的食物，例如：河蟹、黄鳝、黑鱼、猪蹄、甲鱼、香菇、蘑菇、木耳、银耳等。

（6）保证充足的睡眠和体力。

## 二、用药居家管理

（1）严格遵医嘱服药，不可擅自减少药物用量、停药或者加药。

（2）不可随意储存大量药物，根据要求妥善保存药物，用药前检查药品有效期。

（3）出现不良反应时，应及时就医。

（4）不擅自使用民间药材，只能在正规医疗机构认可下安全用药。

# 第四节　症　状　管　理

## 一、疼痛

### （一）概念及表现

疼痛是当机体受到伤害时产生的一种自我防御机制，是一种正常的生理反应。疼痛的严重程度并不代表疾病的严重程度。

### （二）处理措施

**1. 疼痛评估**

（1）轻度疼痛

有疼痛，但可以忍受，能正常生活，睡眠不受干扰。评分为 1～3 分。

（2）中度疼痛

疼痛持续出现，无法忍受，要使用止痛药物，睡眠受干扰。评分为 4～6 分。

（3）重度疼痛

疼痛剧烈，睡眠严重受干扰，出现自主神经紊乱或被动体位。评分为 7～10 分。

**2. 严格依照医嘱进行服药**

使用止痛药物的注意事项详见本章第三节"用药指导"。

**3. 采取非药物措施减轻疼痛**

（1）放松和臆想

放松和臆想可让精神及身体达到一种松弛状态。放松技术包括简单的注视呼吸锻炼、逐步放松肌肉、音乐松弛法。愉快的精神臆想能帮助放松,可以设想一个安宁的景色,如海浪轻柔地拍打着沙滩,或进行缓慢地深呼吸,同时想象疼痛正在离开身体,愉快的臆想和逐步放松肌肉均已被证明能降低患者自我报告的疼痛强度和痛苦。放松与臆想结合更为有效,特别是当患者按自己的需求和爱好发挥想象力时最理想。

（2）分散注意力及调整心境

分散注意力是使患者的注意力从疼痛或伴有的不良情绪转移到其他方面。分散注意力可以是内心的,例如在心里数数,给自己唱歌等;也可以是外在的,如随着音乐有节奏地呼吸、唱歌、看电视、读书等。分散注意力的锻炼包括做重复性的动作或识别运动,如有节奏地按摩,凝视一个焦点等。

（3）皮肤刺激

皮肤刺激包括在皮肤表面热敷（湿热疗法）和冷敷。其他方法还有按摩、按压、振动按摩,可帮助患者放松身体,分散疼痛的注意力。这些方法均为无创性疗法,患者和家属较易于掌握。

① 热敷:用热水袋、湿热敷布、电热垫等,热敷时必须将热水袋认真包好,预防烫伤。接受放射治疗的患者不要在放疗部位使用热疗。在皮肤热疗对缓解肌肉痉挛无效的情况下,可用冷疗。

② 冷敷:可使用冰袋、冰水中浸泡的毛巾以及市售的化学凝胶冰袋等。冰袋使用时一定要密封好,防止漏水,还应能适于身体外形,应用时要保持舒适和安全的低温,同时要尽量包好,防止直接刺激皮肤。冷敷时间要少于热敷时间,一般不超过 15 分钟。放疗损伤过的组织、疼痛的关节不能用冷疗,有血管收缩后症状加重的情况禁用冷疗,如周围血管病、雷诺现象等。

③ 按摩:按摩是一种较舒适的肌肉放松疗法,易于缓解一般的酸痛和疼痛,特别适用于治疗期间与活动受限有关的疼痛。按摩还可通过增强特定部位的皮肤血液循环来减轻疼痛。按摩不能增强衰弱的肌肉,因此不要用按摩代替有行走能力的患者的活动与锻炼。

**4. 疼痛控制目标**

疼痛控制一般要求达到 3-3 目标,即

（1）数字评估的疼痛强度＜3 或达到 0。

（2）24 小时疼痛危象次数＜3。

（3）24 小时内需要急救药物次数＜3。

## 二、癌性发热

### （一）概念及表现

癌性发热是指癌症患者在排除感染、抗生素治疗无效的情况下出现的,直接与癌症有关的非感染性发热,患者在肿瘤发展过程中因治疗而引起的发热,不包括肿瘤患者继发感染或应用药物治疗引起的继发性发热。体温多数为 37.5～38.5 ℃,以下午或夜间发热为主,发热时全身症状可不明显,不伴有畏寒或寒战,热程或短或长,有的可达数月之久。抗感染治疗无效,对解热镇痛药物反应较好。有部分单纯癌性发热常以低热为主或仅自觉身热,而体温并不升高,外周血中白细胞计数及中性粒细胞比值大多正常。

（二）处理措施

如果出现癌性发热,可采取以下措施缓解症状。

**1. 降温处理**

体温在 37.5～38 ℃时应鼓励患者多饮水,若体温＞38 ℃可遵医嘱予以药物或进行物理降温,居家多使用乙醇或温水擦浴降温。监测体温变化,若体温仍未下降,应及时前往正规医院就医。

**2. 适量活动与休息**

高热期绝对卧床,体温恢复正常后逐渐增加活动量,以减少能量消耗,利于机体康复。

**3. 补充营养和水分**

在体温降至正常后鼓励患者进食高热量、高蛋白质、富含维生素、易消化的流质或半流质饮食。在高热期及体温降至正常后均应鼓励患者多饮水,以利于降温和预防水、电解质平衡失调。

**4. 皮肤黏膜的护理**

（1）口腔护理

发热时唾液分泌减少,口腔黏膜干燥,易出现口腔感染,应在晨起、饮食后、睡前漱口,保持口腔清洁。

（2）皮肤护理

退热期出汗多,应及时更换衣物,注意保暖,保持皮肤清洁、干燥。

**5. 保持室内空气新鲜**

定时开窗通风,保持空气清新,但需注意保暖,防止受凉。

## 三、癌因性疲乏

（一）概念及表现

癌因性疲乏是与癌症相关的一种虚弱、缺乏激情及易累的主观感受,主要表现为非特异性的无力、虚弱、全身衰退、嗜睡、疲劳等症状,是癌症患者的重要症状之一,可以由癌症本身引起,也可以是癌症治疗的结果,极大地影响患者的自理能力及生活质量。癌因性疲乏不同于一般的疲乏,它发生快、程度重、持续时间长,不能通过休息来缓解。可出现无力、虚弱、懒散、冷漠、注意力不集中、记忆力减退、沮丧等多种表现形式,同时从体力、精神、心理、情绪等方面严重影响患者的生活质量及患者对治疗的耐受性和依从性。

### (二)处理措施

**1. 加强患者营养及饮食护理**

指导患者进食高蛋白质、高热量、富含维生素、易消化食物。如果存在进食困难,须前往正规医院就医,必要时采取胃肠外营养,以维持其最佳的营养状态。

**2. 睡眠护理**

可在入睡前听轻音乐,达到舒缓压力、分散注意力的目的;为患者创造光线柔和、温湿度适宜的休养环境;睡眠前避免过度活动以保证心情平静,利于入睡;在病情许可的情况下,鼓励患者逐渐增加白天活动的时间和次数,以利于晚间睡眠;睡前用温热水泡足,喝牛奶或蜂蜜,避免饮用易引起兴奋的饮料。

**3. 加强安全护理,防止意外受伤**

## 四、恶心呕吐

### (一)概念及表现

恶心是一种特殊的上腹部不适、紧迫欲吐的感觉,通常发生在胃上部、咽喉或扩散到整个腹部。常伴有胃部收缩力消失、肠道蠕动减少、十二指肠收缩及小肠内容物反流到胃部的情形。恶心反射由自主神经传导,故常合并有出汗、面色苍白、胃部饱胀感及心动过速等症状。

呕吐是由于膈肌上移、腹部肌肉强力收缩,使胸膜腔内压突然增加并配合胃括约肌的放松而产生胃内容物被排出体外的现象。呕吐发生时常伴有一些全身症状:冷汗、皮肤苍白、脉搏细速、颤抖、感觉虚弱、眩晕、呼吸快且不规则及血压下降等。

两者可单独发生,但多数患者先有恶心,继而呕吐。呕吐可分为神经传导性呕吐和反射性呕吐。化疗引起的恶心、呕吐可分为3类:急性恶心呕吐、迟发性恶心呕吐、预期性恶心呕吐。

### (二)处理措施

(1)缓慢地进食或饮水,避免过饱,少食多餐。

(2)不在用餐时喝水和饮料,可在餐前或餐后1小时饮用。

(3)避免甜食、油炸或多脂食品,可饮用一些水果汁。

（4）进食与室温相同的食物。

（5）如恶心发生在清晨，试着起床前吃一些饼干、烤面包等干的碱性的食物。

（6）口含生姜片、冰块或薄荷。

（7）保持房间无异味，尽量回避引起恶心的气味，如做饭气味、香烟、香水等。

（8）用餐后坐着休息一段时间，不要立即平卧。

（9）保持口腔清洁，感到恶心时做深而慢的呼吸。

（10）与朋友家人交谈，听音乐或看电视，分散注意力。

（11）当出现频繁呕吐时，可尝试进食流质（具体参见本章第二节中的饮食指导），必要时需到正规医院就医，在医生的指导下合理使用止吐药物。

## 五、便秘

### （一）概念及表现

便秘是指排便频率减少，1周内排便次数少于2～3次，排便困难，大便干结。

### （二）处理措施

（1）应多食纤维素高的蔬菜水果：蔬菜中以茭白、菠菜、芹菜、丝瓜、藕、西红柿等含纤维素多，水果中以葡萄、杏子、鸭梨、苹果、香蕉等含纤维素多。

（2）锻炼身体，如散步、慢跑、勤翻身等。可做腹部按摩：从右下腹开始向上、向左，再向下按顺时针方向按摩，每天2～3次，每次10～20回。

（3）使用泻剂的原则：遵医嘱交替使用各种泻药，并避免使用作用剧烈的泻药。

（4）少用易引起便秘的药物，如可待因、铁剂、钙剂等。

（5）如果症状不能缓解，需及时到正规医院就医。

## 六、腹泻

### （一）概念及表现

腹泻是指排便次数多于平日习惯的频率且粪质稀薄。

### （二）处理措施

（1）服用温性食物，避免刺激性食物或饮品。推荐食用的食物或饮料：粥、燕麦、草莓、土豆、苹果、香蕉、酸奶等；避免食用的食物或饮料：咖啡、煎炸食品、培根、牛奶制品（酸奶除外）、全麦制品、坚果、含咖啡因或酒精的饮品、碳酸饮料等。

（2）少量多餐，增加水分的摄入量，或口服补液盐、大麦茶、米汤、酸牛奶、稀释后的果汁。

（3）注意观察肛周皮肤，保持皮肤的清洁干燥，避免引起皮肤破损。

（4）如果症状不能缓解，需及时到正规医院就医。

# 第五节　常用护理技术

## 一、经外周静脉穿刺中心静脉导管护理

应用经外周静脉穿刺中心静脉导管（PICC）是为了减轻化疗药物对外周血管的刺激，导管最长可以放置 1 年，如果带管回家，不会影响生活，但是需要注意以下几点：

### （一）可以从事的活动

**1. 睡眠**

可以平躺或是侧卧；导管末端须用胶带妥善固定。

**2. 穿衣**

先穿置管侧，再穿健侧。

**3. 脱衣**

先脱健侧，再脱置管侧。

**4. 洗澡**

可以淋浴，淋浴前用塑料保鲜膜包裹穿刺点上下方至少 10 cm，缠绕 3 圈，上下缘用胶布封好（图 8.1），淋浴时间不宜过长，以不出汗为宜，淋浴后检查贴膜，如有浸水应及时到医院按照规程更换贴膜。

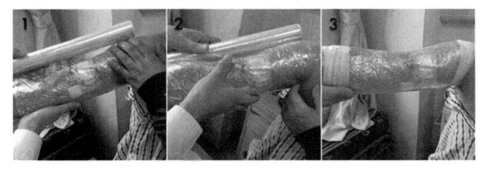

**图 8.1　淋浴时的导管保护方法**

**5. 活动**

不影响从事一般日常工作、家务劳动和体育锻炼,但置管侧肢体一般承重不超过 3 kg。

**6. 做好导管的保护**

导管的日常保护如图 8.2 所示。

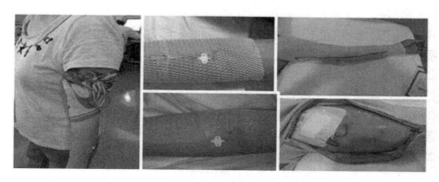

**图 8.2　导管的日常保护**

**（二）避免从事的活动**

（1）避免使用带管侧手臂提过重(不超过 3 kg)的物品。

（2）避免带管侧手臂做引体向上、托举哑铃、投掷铅球等持重锻炼,避免拄拐和测血压。

（3）避免过于频繁进行伸屈带管侧手臂的活动。

（4）避免盆浴、泡浴、游泳、桑拿等会浸湿无菌贴膜的活动。

（5）避免让导管靠近尖锐、硬物及高温、烤炉、篝火附近。

（6）避免私自撕下贴膜。应前往正规医院或社区维护导管,每周至少一次,如果有异常情况(穿刺点出血、红、肿、痛,贴膜潮湿、卷边等)及时就诊。

**（三）导管异常情况的观察及处理**

注意观察针眼周围有无发红、疼痛、肿胀,有无渗出等,如有异常应及时联络医生或护士。另外,学会识别一些异常情况,并能够作出紧急处理。

**1. 感染**

（1）信号

可能出现高热(体温超过 38 ℃)、寒战、发汗或导管出口部位渗出物;可发现导管穿刺点部位有恶臭、疼痛或发热。

（2）处理

打电话咨询医生或护士,并及时就医。

（3）避免

不要把玩体外导管部分；定时检查导管，保证辅料的清洁整齐；每7天或在敷料潮湿、松动的情况下，遵从医生或护士的建议进行敷料更换，在通风良好且没有气流的地方进行操作。

**2. 静脉炎**

（1）信号

穿刺侧手臂出现沿静脉走行的疼痛、压痛或发红，可能出现发热、肿胀、触到静脉索状改变。

（2）处理

打电话咨询医生或护士，及时就医。

（3）避免

置管后可适度活动该侧肢体，但避免在导管置入不久即过度使用该侧手臂；尽量在血管还未损伤前考虑置管。

**3. 肝素帽脱落**

（1）信号

肝素帽松动或者丢失。

（2）处理

将肝素帽连接紧实，如果肝素帽脱落，手中没有无菌的肝素帽，请将导管暂时折叠并用胶带固定在皮肤上或用橡皮夹夹住导管。如有无菌肝素帽，清洁导管接头连接处，立即更换清洁的肝素帽。切忌重复使用旧的肝素帽。

（3）避免

更换肝素帽时要旋转紧实，每次使用过后或每天定时观察肝素帽是否与导管连接紧实。

**4. 导管破损**

（1）信号

冲管时可见液体外漏。

（2）处理

发现导管破损时，立即在导管断裂处将导管打折并用胶带固定；若导管断裂发生在穿刺点处，请小心将导管向外拔出3～5 cm并将导管折叠后用胶带固定，马上前往医院修复导管。如果出现气短或者胸痛，应立即给医院打电话，躺下来并保持平静。

（3）避免

不要使用小于10 mL的注射器冲洗导管；更换连接器时不要过分扭转导管体；冲洗导管遇到阻力时切勿继续操作；任何时候都要避免在导管附近使用剪刀或尖锐物品。

## 二、造口的护理

造口是在某些特殊情况下为挽救生命而暂时或永久性地将肠管提至腹壁作为排泄物的出口。因疾病治疗需要,在腹壁上开口,肠黏膜缝合于此,造口没有括约肌,不能控制尿粪。

### (一)造口用品更换流程(ARC,A-佩戴,R-揭除,C-检查)

#### 1. A(Apply)-佩戴

造口护理目标是保持皮肤健康,渗漏和侵蚀是造成刺激性皮炎的主要原因。正确的佩戴方法,可以让产品更好地保护造口周围皮肤,防止其被分泌物侵蚀。为了获得最理想的粘贴效果,底盘应该被粘贴在清洁并且完全干燥的皮肤上,清水足以清洗造口及造口周围皮肤。造口用品佩戴流程如图 8.3 所示。

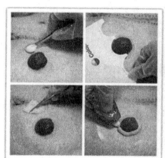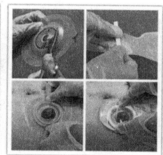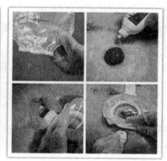

**图 8.3　造口用品佩戴流程(从左至右阅读)**

(1)清洗

用生理盐水或温水清洗造口及周围皮肤,保持皮肤的干净和干燥。不要使用酒精、碘酒等消毒用品,使用柔软的卫生纸和毛巾擦拭,动作轻柔,防止用力过猛损伤皮肤。

(2)测量造口

使用造口尺测量造口大小,然后选择适合患者造口的底盘。

(3)剪切造口底盘

根据所测量造口的大小,在造口底盘上剪出大小合适的开口。用手捋顺开口内侧,防止划伤造口。

(4)粘贴封口条

在造口袋开口处粘贴封口条。

(5)封闭造口袋

封闭造口袋开口。

（6）喷洒护肤粉

确保皮肤清洁干燥后,喷洒少许造口护肤粉在造口周围,均匀涂抹,几分钟后将多余粉末清除。

（7）涂抹皮肤保护膜

将皮肤保护膜均匀地涂抹在皮肤上,待干后形成一层无色透明的保护膜。

（8）使用防漏膏（条）

将防漏膏（条）涂在造口周围,用湿棉签将其抹平,以使皮肤与防漏膏（条）形成平整表面。

（9）粘贴底盘

除去底盘粘贴保护纸,把底盘沿着造口紧密地贴在皮肤上,用手从下往上按紧粘胶。造口周围部分粘胶可以反复多次轻柔按压,以确保黏合紧密。

（10）造口袋的扣合

采用4点操作法:将造口袋连接环的底部与底盘扣紧（第1点）;另一只手向上轻拉造口袋手柄,并压向腹部（第2点）;沿着造口袋连接环在其左右两点向腹部轻压（第3点、第4点）,袋子被轻松扣合。

（11）扣合锁扣

两指捏紧连接环锁扣,听见轻轻的"咔嗒"声,就证明袋子已经与底盘锁好。

（12）佩戴腰带

佩戴腰带,增加黏附力和患者的安全感。使用凸面或微凸底盘,必须搭配腰带。

**2. R（Remove）-揭除**

（1）打开锁扣

用指尖向身体方向轻压锁扣的中间部位,即可打开锁扣。

（2）取下造口袋

确认锁扣被打开后,向上提起造口袋手柄将其拉离底盘即可取下造口袋。

（3）揭除底盘

用一只手按住皮肤,另一只手小心缓慢地自上而下轻柔揭除底盘。

造口用品揭除流程如图8.4所示。

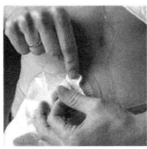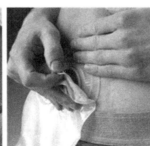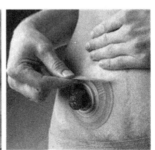

**图8.4　造口用品揭除流程**

### 3. C(Check)-检查

（1）检查底盘黏胶是否已经被侵蚀，若底盘黏胶变白 1 cm，建议更换底盘。

（2）检查底盘上是否有残留的造口排泄物，正常护理流程下的底盘应该是清洁完整的。

（3）检查皮肤是否有变红、色素沉着或损伤，若出现皮肤损伤，建议增加更换频率。

如果出现以上问题，需要调整更换频率与护理方法。

## （二）造口周围皮肤护理

### 1. 造口周围皮肤的清洁

保持造口周围清洁的主要做法是不使造口周围皮肤附着排泄物。皮肤保护剂是通过果胶、梧桐胶等亲水性聚合物来保护皮肤的。由于排泄物中也含有水分，皮肤保护剂被排泄物溶解或膨润后同样会给皮肤带来刺激，因此在造口管理上不可避免存在这种互相矛盾的状态，为减轻排泄物带来的刺激，要在皮肤保护剂还没有过度溶解之前更换皮肤保护用品。

此外，造口用品不能紧密附着时或底板的造口孔与造口尺寸相差太大时，排泄物会引起皮炎。贴底板时用皮肤保护剂将靠近造口部的皮肤覆盖，紧密附着后，造口周围会形成良好的保护环境。

更换造口用品时，为了不残留排泄物，可用刺激较小的造口清洗剂清洗后擦干净，不要残留清洗剂。不必特意使用消毒剂。左侧结肠造口等手术后的患者经过一段时间后，有些是能够把握排便时间的。此种情况下，可在更换造口用品时，用肥皂洗净造口及周围，仅在造口上敷盖纱布后进入浴盆。

### 2. 刺激物的清除

除排泄物外，容易对造口周围皮肤造成刺激的是造口袋的黏着剂、皮肤保护剂、溶剂等。黏着剂经常会引发造口周围皮炎，有报告指出其发生率为 100%，因此使用皮肤保护剂是很重要的。皮肤保护剂的加固胶带与黏着剂一样，也容易引发皮炎，使用时应慎重。另一方面，皮肤保护剂引发过敏是非常少的。不过，明确由皮肤保护剂引起的皮肤损害也曾有报道，因此充分观察长时间使用后的皮肤变化很重要。如果发生炎症性皮肤变化的话，皮肤过敏性会增高，因此在发生丘疹、糜烂等皮肤异常时要迅速改善附着方法，并更换相应的用品。

此外，根据需要可进行皮肤贴布试验以改用过敏性低的皮肤保护剂。对于可顺利剥落的皮肤保护剂，无须使用溶剂。对于难以剥落的皮肤保护剂或因某种原因需要尽快更换造口用品时，可使用溶剂。

### 3. 避免机械性刺激

造口用品引起的机械性刺激有：剥落黏着剂和皮肤保护剂时皮肤发生的反应，这种反应称为除去反应，这是一种短暂性充血状态，还有一些导致表皮缺损的物理刺激。它们都多见于使用黏着力较强的皮肤保护剂时。本来选择皮肤保护剂的条件就是要确认黏着力不过强、剥离后无残留，但有时由于造口状况较差，有的病例需要使用黏着力较强的皮肤保护剂，以保持密封。此种情况下，剥离时需要使用剥离剂。

此外，3～5天更换的长时间附着型皮肤保护剂在刚刚贴附后的初期黏着力并不强，但在24小时左右黏着力达到高峰。因此除非贴附后不久就发生泄漏，或皮肤保护剂迅速溶解，否则应保留3天后再剥离。另外，由于剥离皮肤保护剂的速度越快其黏着力越强，因此，要在手指用力按压皮肤的同时缓慢地剥离。

由于凸型嵌入装置的过度压迫会导致皮下缺血，因此要充分判断凸型装置是否合适。此外，还要注意因固定带造成的过度压迫。

**4. 预防感染**

造成造口周围皮肤感染的病原菌以普通细菌及真菌为常见。为预防感染，要避免由皮炎转入感染状态。此外，体毛多的患者要用电动剃须刀剃毛，以预防发生毛囊炎。即使进行预防性皮肤护理，在发生皮肤感染时，仍要根据需要由医生开抗生素。

如果造口周围皮肤涂上软膏的话，造口用品的黏着力会显著下降，有时会由于不能黏着而使粪水漏出，从而导致皮肤损害更加恶化。原则上造口周围皮肤不使用软膏。必须使用软膏时，涂上后静置一段时间，然后擦掉软膏和油脂，仔细清理干净后再安装造口用品。

皮肤保持湿润状态时容易发生真菌感染。对此需要由皮肤科医生作出诊断，治疗一般是根据培养的结果使用抗真菌剂。感染的可能性较高时，有必要事先进行培养。

# 三、引流管的护理

引流是依靠吸引力或重力从体腔或伤口引流出液体的行为、过程和办法。

## （一）引流的目的

（1）预防严重感染。

（2）降低局部压力，解除梗阻。

（3）预防吻合口瘘。

（4）促进脏器功能的恢复。

## （二）引流的原则

（1）保持引流管通畅。

（2）引流要彻底。

（3）引流的置入要顺应解剖和生理要求，减轻组织损伤。

## （三）常见引流管

由于治疗的需要，肿瘤患者常会带管回家，主要的引流管包括腹腔引流管、经皮肝胆管引流（PTCD 管）、鼻胆管、T 管、导尿管等。最常见的为腹腔引流管和T 管。

## （四）引流管护理

### 1. 腹腔引流管

（1）根据患者的病情，腹腔内可能安置几种和数根引流管，应做好标记。

（2）固定好引流管，留足长度防止牵拉，防止引流管脱出。

（3）保持引流通畅，避免引流管反折、受压，经常挤捏引流管，防止引流管堵塞。

（4）注意观察引流液的量、颜色、性状，如有异常，及时咨询专业人员。

（5）引流袋应低于引流管口，防止引流液逆行感染，注意无菌操作。

（6）引流袋的更换步骤如下：

① 夹闭引流管、分离：首先应夹闭引流管，将引流袋与引流管分离。

② 消毒：用安尔碘棉签消毒引流管的内口、外口，消毒时要遵循由内向外的原则。

③ 检查、连接：检查引流袋；连接无菌引流袋，更换完毕再次挤捏引流管，使引流液能够顺利通过接头处流入引流袋。

### 2. T 管

（1）保证用物质量，正确购买引流袋，保证接头大小与 T 管接头一致。使用有效生产日期内的棉签和手套，如果在使用过程中棉签污染，或是手套破损，应立即丢弃。

（2）正确更换引流袋，每日进行更换。更换前用双手挤压引流管，若见到引流液可上下浮动，则证明引流是通畅的。更换下来的引流液要正确记录颜色、性状、量，并使用专门的笔记本记录，观察每日变化。

（3）保持敷料的清洁，引流管周围的敷料保持干燥，若是敷料有渗液，应及时更换，使用无菌纱布覆盖。

（4）保持引流管通畅，平常活动时，要保证引流袋低于伤口部位，防止逆行感染。尽量穿宽松舒适的衣服，避免引流管的打折、弯曲、受压、脱出。

（5）在留置 T 管期间，可以进行适当的日常活动，如做饭、打扫卫生、下棋、打太极拳等，但要避免剧烈的运动，注意合理饮食，劳逸结合。

# 第九章　社区慢性病管理

慢性病管理是指从事慢性病治疗与预防的相关人员对慢性病患者提供一个全面、主动、有效的管理,从而使慢性病患者得到更好的治疗,以促进其康复,降低并发症的发生率,主要内涵包括慢性病早期筛查、风险预测、危险分层、预警与综合干预、效果评估等。

慢性病患病率的上升与社会、经济、环境等因素密切相关。一方面,生活质量和保健水平的不断提高,人均预期寿命不断增长,慢性病患者的基数不断扩大;另一方面,公共卫生和医疗服务水平不断提升,慢性病患者的生存期也在不断延长。截至 2018 年底,我国 60 岁以上的老年人口约 2.5 亿,占总人口的 17.9%,其中超过 1.8 亿的老年人患有慢性病。为加强慢性病综合防控工作,国家发布了一系列政策和规章制度,完善慢性病管理模式,提高人民健康水平。

## 第一节　慢性病管理的政策

### 一、医药卫生体制改革政策

2009 年,国务院《关于深化医药卫生体制改革的意见》(中发〔2009〕6 号)指出,"完善公共卫生服务体系。加强对严重威胁人民健康的传染病、慢性病、地方病、职业病和出生缺陷等疾病的监测与预防控制。"随即,《国务院关于印发医药卫生体制改革近期重点实施方案(2009—2011 年)的通知》(国发〔2009〕12 号)、《国务院办公厅关于印发深化医药卫生体制改革 2014 年重点工作任务的通知》(国办发〔2014〕24 号)、《国务院办公厅关于印发深化医药卫生体制改革 2014 年工作总结和 2015 年重点工作任务的通知》(国办发〔2015〕34 号)、《国务院办公厅关于推进分级诊疗制度建设的指导意见》(国办发〔2015〕70 号)、《国务院关于印发"十三五"深化医药卫生体制改革规划的通知》(国发〔2016〕78 号)、《国务院办公厅关于印发深化医药卫生体制改革 2016 年重点工作任务的通知》(国办发〔2016〕26 号)、《国务院办公厅关于印发深化医药卫生体制改革 2017 年重点工作任务的通知》(国办发〔2017〕37 号)、《国务院办公厅关于印发深化医药卫生体制改革 2018 年下半年重点工作

任务的通知》(国办发〔2018〕83号)等一系列文件相继出台,提出:

## (一)促进基本公共卫生服务逐步均等化

基本公共卫生服务覆盖城乡居民。制定基本公共卫生服务项目,明确服务内容。从2009年开始,逐步在全国统一建立居民健康档案,并实施规范管理。定期为65岁以上老年人做健康检查、为3岁以下婴幼儿做生长发育检查、为孕产妇做产前检查和产后访视,为高血压、糖尿病、精神疾病、艾滋病、结核病等人群提供防治指导服务。

## (二)完善分级诊疗体系

按照"基层首诊、双向转诊、急慢分治、上下联动"的要求,以综合医改试点省份和公立医院综合改革试点城市为重点,加快推进分级诊疗。扩大全科医生执业方式和服务模式改革试点。逐步完善双向转诊程序,重点畅通慢性期、恢复期患者向下转诊渠道,推进急慢分治格局的形成。研究制定不同级别和类别的医疗机构疾病诊疗范围,形成急性病、亚急性病、慢性病分级分类就诊模式。

## (三)建立基层签约服务制度

通过政策引导,推进居民或家庭自愿与签约医生团队签订服务协议。签约服务以老年人、慢性病和严重精神障碍患者、孕产妇、儿童、残疾人等为重点人群,逐步扩展到普通人群。慢性病患者可以由签约医生开具慢性病长期药品处方,探索多种形式满足患者的用药需求。

## (四)开展主要重大慢性病防治研究网络的试点示范工作

探索建立高血压、糖尿病等慢性病诊疗服务和结核病综合防治管理模式。试点地区高血压、糖尿病患者规范化诊疗和管理。构建慢性病防治结合工作机制,加强慢性病防治机构和队伍能力建设,推动医疗机构提供健康处方。

## (五)推进形成诊疗—康复—长期护理连续服务模式

明确医疗机构急慢分治服务流程,建立健全分工协作机制,畅通医院、基层医疗卫生机构、康复医院和护理院等慢性病医疗机构之间的转诊渠道,形成"小病在基层、大病到医院、康复回基层"的合理就医格局。城市大医院主要提供急危重症和疑难复杂疾病的诊疗服务,将诊断明确、病情稳定的慢性病患者、康复期患者转至下级医疗机构以及康复医院、护理院等慢性病医疗机构。基层医疗卫生机构和慢性病医疗机构为诊断明确、病情稳定的慢性病患者、康复期患者、老年病患者、晚期肿瘤患者、残疾人等提供治疗、康复、护理服务。显著增加慢性病医疗机构提供康复、长期护理服务的医疗资源。

## 二、国家卫生健康规划与政策

中共中央、国务院《中华人民共和国国民经济和社会发展第十二个五年规划纲要》《中华人民共和国国民经济和社会发展第十三个五年规划纲要》《国务院办公厅关于印发全国医疗卫生服务体系规划纲要（2015—2020 年）的通知》（国办发〔2015〕14 号）、《国务院关于印发"十三五"卫生与健康规划的通知》（国发〔2016〕77 号）、《"健康中国 2030"规划纲要》《国务院关于实施健康中国行动的意见》（国发〔2019〕13 号）和国家卫生健康委员会《健康中国行动（2019—2030 年）》等系列规划与政策文件提出：

### （一）完善公共卫生服务网络

逐步提高人均基本公共卫生服务经费标准，扩大国家基本公共卫生服务项目，实施重大公共卫生服务专项，积极预防重大传染病、慢性病、职业病、地方病和精神疾病，提高重大突发公共卫生事件的处置能力。

### （二）整合医疗卫生机构服务功能

建立和完善公立医院、专业公共卫生机构、基层医疗卫生机构以及社会办医院之间的分工协作关系，整合各级各类医疗卫生机构的服务功能，为群众提供系统、连续、全方位的医疗卫生服务。进一步明确专业公共卫生机构和医疗机构的职责，着力做好高血压、糖尿病、肿瘤等慢性病的联防联控工作；完善治疗—康复—长期护理服务链，发展和加强康复、老年、长期护理、慢性病管理、临终关怀等接续性医疗机构，建立急慢分治的制度，提高公立医院医疗资源利用效率；发展社区健康养老服务，提高社区卫生服务机构为老年人提供日常护理、慢性病管理、康复、健康教育和咨询、中医养生保健等服务的能力，鼓励医疗机构将护理服务延伸至居民家庭。

### （三）实施慢性病综合防控

完善政府主导的慢性病综合防控协调机制，优化防控策略，建立以基层为重点的慢性病防控体系，加强国家综合防控示范区建设，覆盖全国 15% 以上的县（市、区）。强化慢性病筛查和早期发现，针对高发地区重点癌症开展早诊早治工作，推动癌症、脑卒中、冠心病等慢性病的机会性筛查，基本实现高血压、糖尿病患者管理干预全覆盖，逐步将符合条件的癌症、脑卒中等重大慢性病早诊早治适宜技术纳入诊疗常规。全面实施 35 岁以上人群首诊测血压，逐步开展血压血糖升高、血脂异常、超重肥胖等慢性病高危人群的患病风险评估和干预指导，将口腔健康检查和肺功能检测纳入常规体检。高血压和糖尿病患者健康管理人数分别达到 1 亿人和

3 500万人。健全死因监测、肿瘤登记报告和慢性病与营养监测制度。加强伤害预防和干预。到 2030 年,实现全人群、全生命周期的慢性病健康管理,总体癌症 5 年生存率提高 15%。

## 三、慢性病防控政策与规范

### (一)慢性病防控工作规范

《卫生部关于印发〈全国慢性病预防控制工作规范〉(试行)的通知》(卫疾控发〔2011〕18 号)、《国家卫生计生委办公厅关于印发中国居民慢性病与营养监测工作方案(试行)的通知》(国卫办疾控函〔2014〕814 号)、《国家卫生计生委办公厅关于印发国家慢性病综合防控示范区建设管理办法的通知》(国卫办疾控发〔2016〕44 号)、《国家卫生计生委关于印发〈国家基本公共卫生服务规范(第三版)〉的通知》(国卫基层发〔2017〕13 号)等文件要求,慢性病防控工作在卫生行政部门的组织协调下,由疾控机构、基层医疗卫生机构、医院及专业防治机构共同组成慢性病综合防控网络,坚持政府主导、部门协作、动员社会、全民参与的慢性病综合防控工作机制,坚持预防为主、防治结合、中西医并重,发挥医疗卫生服务体系的整体功能,提供全人群生命全周期的慢性病防治管理服务,推进疾病治疗向健康管理转变,坚持突出特色创新,促进均衡发展,整体带动区域慢性病防治管理水平提升,并明确提出慢性病防控的目标、内容、方法、流程、周期、服务规范、质量控制标准、考核与评价指标等。

### (二)慢性病防治政策规划

原卫生部等 15 部委联合印发《中国慢性病防治工作规划(2012—2015 年)》(卫疾控发〔2012〕34 号)、《国务院办公厅关于印发中国防治慢性病中长期规划(2017—2025 年)的通知》(国办发〔2017〕12 号)等文件指出,要进一步完善覆盖全国的慢性病防治服务网络和综合防治工作机制,建立慢性病监测与信息管理制度,提高慢性病防治能力,努力构建社会支持环境,落实部门职责,降低人群慢性病危险因素水平,减少过早死亡和致残,控制由慢性病造成的社会经济负担水平。到 2020 年,慢性病防控环境显著改善,降低因慢性病导致的过早死亡率,力争 30~70 岁人群因心脑血管疾病、癌症、慢性呼吸系统疾病和糖尿病导致的过早死亡率较 2015 年降低 10%。到 2025 年,慢性病危险因素得到有效控制,实现全人群全生命周期健康管理,力争 30~70 岁人群因心脑血管疾病、癌症、慢性呼吸系统疾病和糖尿病导致的过早死亡率较 2015 年降低 20%。逐步提高居民健康期望寿命,有效控制慢性病负担。预期寿命得到较大提高,居民主要健康指标水平进入高收入国家行列,健康公平基本实现。

## 四、慢性病的医疗保险制度

基本医疗保险制度是我国社会保障体系的重要组成部分,根据保障人群的不同和制度的差异,目前我国基本医疗保险主要分为职工基本医疗保险、城乡居民基本医疗保险及新型农村合作医疗保险三大类型。我国政府要求用人单位必须按照规定为职工购买基本医疗保险,同时鼓励城乡居民自愿参加居民医疗保险和新型农村合作医疗保险。

### (一)职工基本医疗保险制度

1998 年 12 月国务院颁布《关于建立城镇职工基本医疗保险制度的决定》,要求各地建立城镇职工医疗保险制度,截至 2018 年年底,职工基本医疗保险参保人数为 3.17 亿人。

**1. 参保对象**

(1)国家机关、企业、事业单位及其职工。

(2)社会团体、民办非企业单位及其职工。

(3)按照相关规定参加城镇职工基本医疗保险的用人单位中符合国家规定的退休人员。

(4)其他按照规定应当参加城镇职工基本医疗保险的人员。

(5)具有城镇户口的无雇工的个体工商户、未在用人单位参加城镇职工基本医疗保险的非全日制从业人员以及其他灵活就业人员。

**2. 参加方式**

用人单位应当自用工之日起 30 日内为其职工向社会保险经办机构申请办理社会保险登记,缴纳城镇职工基本医疗保险费,领取社会保障卡。自愿参加城镇职工基本医疗保险的灵活就业人员,应当向社会保险经办机构申请办理社会保险登记,缴纳城镇职工基本医疗保险费,领取社会保障卡。

**3. 缴费标准**

城镇职工基本医疗保险的缴费标准因地区政策制度、经济水平各有不同,以某地区为例,用人单位和职工应当按照下列规定按月共同缴纳城镇职工基本医疗保险费:

(1)用人单位以本单位上年度全部职工工资总额作为单位缴费基数,按照 8% 的比例缴纳。

(2)职工个人以本人上年度月平均工资作为个人缴费基数,按照 2% 的比例缴纳;职工个人缴费基数低于全省上年度在岗职工月平均工资 60% 的,按照 60% 计算;超过 300% 的,超出部分不计入缴费基数。

(3)灵活就业人员以全省上年度在岗职工月平均工资作为缴费基数,按照

10%的比例缴纳城镇职工基本医疗保险费。

（4）个人账户部分：45 岁以下按职工本人缴费工资的 3% 计入。45 岁（含 45 岁）以上按职工本人缴费工资的 3.5% 计入。退休人员按本地区上年度职工月平均工资的 4% 计入。

### （二）城乡居民基本医疗保险制度

为实现基本建立覆盖城乡全体居民的医疗保障体系的目标,我国于 2007 年起开展城镇居民基本医疗保险。2016 年,国务院印发《关于整合城乡居民基本医疗保险制度的意见》(国发〔2016〕3 号),要求推进城镇居民基本医疗保险和新型农村合作医疗两项制度整合,逐步在全国范围内建立起统一的城乡居民医保制度。截至 2018 年年底,城乡居民基本医疗保险参保人数为 8.97 亿人。

**1. 参保对象**

（1）具有本市户籍的城乡居民。

（2）非本市户籍,持有本市居住证在原籍未参加医疗保险的城乡居民。

（3）各类在校学生。

**2. 参加方式**

城乡居民基本医疗保险以自然年度（每年 1 月 1 日至 12 月 31 日）为保险年度,每年 9 月 1 日至 12 月 20 日为下一保险年度集中参保期。

城乡居民应在集中参保期内凭户口簿在户籍所在地的街道社居委或村委会参保,持有本市居住证的在居住地社区（村）居民委员会参保,市区各类在校学生在所在学校参保,县（市）在校学生也可以在户籍地随家庭参保登记。港澳台人员可凭居住证到居住地社区（村）居民委员会办理参保登记手续。医疗救助对象（特困供养人员、社会散居孤儿、低保对象、贫困人口,计划生育特殊家庭父母,低收入家庭中的老年人、未成年人、重病患者、重度残疾人）个人缴费部分,由城乡医疗救助基金全额代缴。

无法在集中参保期参保的新生儿、退役士兵、刑满释放人员、持有市精神障碍患者救助卡的精神障碍患者可在非集中参保期,前往医保经办机构补办参保手续。

**3. 缴费标准**

缴费标准因地而异,例如某地区 2019 年度城乡居民基本医疗保险个人缴费标准为每人 250 元,财政补助标准为每人 520 元。

### （三）新型农村合作医疗制度

新型农村合作医疗是指由政府组织、引导、支持,农民自愿参加,个人、集体和政府多方筹资,以大病统筹为主的农民医疗互助共济制度。2002 年,我国明确提出各级政府要积极引导农民建立以大病统筹为主的新型农村合作医疗制度。截至 2018 年年底,新型农村合作医疗参保人数为 1.31 亿人。

**1. 参保对象**

（1）本县范围内的农业人口居民。

（2）长期居住在本地农村但尚未办理户籍转移手续的外籍（含外省）居民。

（3）农村居民家庭的中小学生必须随家长一起参加新农合。

（4）当年出生的新生儿，可随参合父母自动获得参合资格并享受新农合待遇。

**2. 参加方式**

新型农村合作医疗以自然年度（每年 1 月 1 日至 12 月 31 日）为保险年度，每年 9 月至 12 月为下一保险年度集中参保期。

（1）由各乡镇、村负责筹集、上缴等各项工作。

（2）五保对象、低保对象、重点优抚对象、孤儿、建档立卡贫困人口由县民政局统一代缴，计划生育特别辅助对象以县卫健委统一代缴。

**3. 缴费标准**

缴费标准因地而异，例如某地区 2019 年度新型农村合作医疗个人缴费标准为每人 250 元，财政配套标准为每人 520 元。

# 第二节　慢性病的门诊就医管理

由于我国各地区经济发展水平、医保政策和管理方式不同，因此各地区的门诊医保待遇存在差异，下面以某地区的城镇职工医保和城乡居民医保为例。

## 一、普通门诊

### （一）城镇职工医保普通门诊

参保人员应当持本人社会保障卡到本市定点医疗机构就医，门诊就医发生的医疗费用，由其医保个人账户支付，不足支付部分自理。

### （二）城乡居民医保普通门诊

参保居民持社会保障卡（或二代身份证、其他有效身份证件）在居民医保定点乡镇卫生院（含实行一体化管理的村卫生室）、社区服务中心门诊就医时，通过定点医疗机构的读卡机刷卡或在医保系统手工录入身份证号结算。

在村卫生室、乡镇卫生院（社区卫生服务中心）发生的普通门诊费用不设起付线，医保基金按 80% 比例支付，单次分别最高支付 20 元、50 元，年度基金累计最高支付 100 元/人。

一个年度内，参保居民持社会保障卡（或二代身份证、其他有效身份证件）在二级以上医疗机构普通门诊（不含特殊病门诊）发生的政策范围内支付的医药费用，单次达到 300 元且年度累计超过 600 元的，超过部分按 40％比例给予报销，年度基金累计最高支付 1 500 元/人。

## 二、慢性病门诊

在医保管理角度，门诊慢性病是指临床诊断明确、病情和治疗方案基本稳定，需要长期在门诊治疗，有持续医疗保障需求的一类疾病。不同地区门诊慢性病保障待遇政策的称谓各异，例如门诊大病、门诊特殊病、门诊特慢性病等。

门诊慢性病的报销实行按病种准入、定点医疗机构就医管理、设立起付标准、按比例支付的管理方式。如患有规定的病种，经本人申请门诊治疗的，由医疗保险经办机构统一组织鉴定，由参保人员选择一家定点医疗机构，在一个自然年度内，参保者持社会保障卡（或二代身份证、其他有效身份证件）和门诊慢性病医疗卡在定点医疗机构门诊发生的医药费用，按特殊病政策给予实时报销。

### （一）门诊慢性病的范围和鉴定标准

各类医保制度对门诊慢性病的病种及准入标准均有明确的规定，一般包括高血压病、脑梗死、糖尿病、冠心病、慢性肾脏病、慢阻肺、恶性肿瘤等。

**1. 高血压病**

符合高血压诊断标准，经二级甲等及以上医院住院确诊，并符合下列情况之一的可以诊断为高血压病。

（1）合并有心（心肌梗死、充血性心力衰竭）、脑（脑出血、脑梗死）、肾（血肌酐＞177 $\mu$mol/L、肾移植术后、肾透析）并发症之一。

（2）视网膜病变（出血或渗出或视乳头水肿）。

（3）持续两年以上门诊降压治疗记录。

（4）两年以上 2 型糖尿病用药记录。

**2. 脑出血（脑梗死）**

（1）经住院诊断为脑出血及脑梗死，住院治疗后仍有意识障碍、中枢性面瘫、吞咽困难、构音障碍、尿潴留或尿失禁等神经症状，经确诊为脑卒中后遗症，仍需继续治疗。

（2）颅脑 CT、CTA、MRI、MRA、DSA 等检查发现相应的病灶，有脑血管狭窄或闭塞相关证据。

**3. 糖尿病**

静脉血糖检查指标：空腹血糖≥7.0 mmol/L 或随机血糖≥11.1 mmol/L 或口服 75 g 葡萄糖后 2 小时血糖≥11.1 mmol/L，并伴有以下情况之一的：视网膜病变

（有微血管瘤、出血、渗出）、高血压病、冠心病、脑卒中、糖尿病肾病（尿蛋白增高或微量白蛋白高于正常）或伴有肾功能不全、糖尿病肢端病、需要长期（半年以上）使用胰岛素治疗。

血糖检测应在二级及以上医院进行；无急性代谢紊乱（糖尿病酮症酸中毒、糖尿病非酮症高渗性昏迷等），应提供非同一天血糖检查结果；因急性疾病（如急性心肌梗死、脑中风等）住院时发现的高血糖疾病，应在病情稳定 2 周后重新检查；内分泌专科住院发现的高血糖应提供出院小结，非内分泌专科住院发现的高血糖应提供住院治疗化验单；冠心病、脑卒中、糖尿病肾病（尿蛋白增高或微量白蛋白高于正常）或伴有肾功能不全、糖尿病肢端病需三级医院相关科室证明。

**4. 冠心病**

经二级甲等及以上医院确诊，并符合下列情况之一的可以诊断为冠心病。

（1）通过心电图、24 h 动态心电图或心脏负荷试验检查，发现心肌缺血，经心内科专家确诊符合心绞痛特征的。

（2）典型临床表现，结合心电图、心肌酶谱或肌钙蛋白检查（阳性），符合急性心肌梗死特征；三维立体心电图或冠脉 CT 检查显示证实。

（3）冠状动脉造影显示冠状动脉存在狭窄大于 75%；冠状动脉内存在不稳定斑块、血栓者。

**5. 慢性肾脏病**

近半年内二级甲等及以上医院住院确诊的慢性肾脏病Ⅲ期［GFR＜60 mL/（min · 1.73 m²）］，且病程≥3 个月。

**6. 慢性阻塞性肺疾病**

（1）有相关临床表现，经二级甲等及以上住院诊断确诊。

（2）肺功能检查：吸入支气管舒张剂后 $FEV_1/FVC＜0.70$。

（3）有胸部 X 线检查和胸部 CT 检查相关证据。

**7. 恶性肿瘤**

（1）经三级医院住院或门诊确诊为恶性肿瘤，且肿瘤未愈、转移、复发或新发，有相应的病理检查报告，需继续门诊治疗的。

（2）特殊情况无法取得病理确诊，根据临床症状、影像学检查、肿瘤标志物及多学科会诊后，经三级医院住院诊断为恶性肿瘤，需要门诊治疗的。

恶性肿瘤根治术后，需临床严密随访的患者，要同时提供相应的手术治疗记录单和病理报告；鉴定类别分肿瘤术后、门诊化疗（含灌注治疗）、靶向治疗、内分泌治疗 4 类。

**（二）门诊慢性病的申请流程**

参保者患有医疗保险经办机构规定的门诊慢性病病种，可填写申请表，附相应的疾病证明材料申请鉴定，医疗保险经办机构鉴定和确认后，发放门诊慢性病医疗卡。具体流程如下：

（1）申请人持鉴定所需材料向医疗保险经办机构提出申请，申请表的格式见表 9.1。

**表 9.1　门诊慢性病申请(年审)表**

| 参保类别(城镇职工医保□　　城镇居民医保□) | | | | | | |
|---|---|---|---|---|---|---|
| 姓名 | | 性别 | | 年龄 | 身份证号 | |
| 社保卡号 | | | 是否退休 | | 联系电话 | |
| 申请定点<br>服务机构 | | | | | | |
| 申请病种 | | | | | | |
| 专家鉴定意见 | | | | | 年　　　月　　　日 | |
| 使用的主要<br>药品和待遇<br>享受期限 | 使用的主要药品：<br><br>待遇享受期限：□_____年_____个月<br>　　　　　　　□长期<br><br>年　　　月　　　日 | | | | | |
| 医保机构<br>复核意见 | | | | | 年　　　月　　　日 | |

（2）医疗保险经办机构定期组织(每月组织一次)医疗保险专家咨询委员会鉴定专家，按照门诊慢性病鉴定标准对参保人员报送的申请材料进行鉴定。鉴定专家从专家库中随机抽取。

（3）专家组成员现场鉴定，形成鉴定意见，并签字确认。符合门诊慢性病鉴定标准的，由医疗保险经办机构办理《门诊慢性病医疗卡》；经鉴定不符合特殊病准入标准的，申报材料退还本人。

（4）在鉴定过程中如专家认为需要进一步进行医学检查的，申请人应到专家组指定医院的指定专家门诊进行检查，并将有关检查结果尽快提交医疗保险经办机构。结果符合特殊病鉴定标准的，予以办理《门诊慢性病医疗卡》。

（5）参保人员取得《门诊慢性病医疗卡》后，自发卡之日起按医保政策享受门诊特殊病待遇，起付标准和报销比例按照医院住院标准执行。之前发生的费用由本人支付，医保基金不予支付。

（6）参保人员取得《门诊慢性病医疗卡》后，应到其所选定点医院医保办登记备案，以便于医院为其建立病历档案，做好服务和管理工作。

（7）参保人员根据特殊病门诊治疗需要和医疗机构服务能力，选择一家协议医疗机构作为门诊慢性病治疗定点，一个年度内可以变更一次。

（三）门诊慢性病的就诊流程

门诊慢性病的就诊流程如图 9.1 所示。

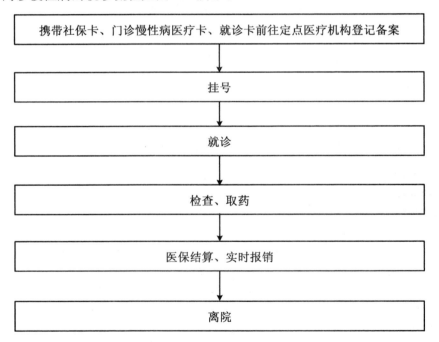

**图 9.1　门诊慢性病的就诊流程**

（四）门诊慢性病的报销标准

门诊慢性病的报销标准见表 9.2。

**表 9.2　门诊慢性病的报销标准**

| 序号 | 病种名称 | | 基金年支付限额 | |
|---|---|---|---|---|
| | | | 城镇职工医保 | 城乡居民医保 |
| 1 | 高血压病 | | 3 600 元/年 | 3 000 元/年 |
| 2 | 脑卒中 | | 3 600 元/年 | 3 000 元/年 |
| 3 | 糖尿病 | | 3 600 元/年 | 3 000 元/年 |
| 4 | 冠心病 | | 3 600 元/年 | 3 000 元/年 |
| 5 | 慢性肾脏病 | | 3 600 元/年 | 3 000 元/年 |
| 6 | 慢性阻塞性肺疾病 | | 3 600 元/年 | 3 000 元/年 |
| 7 | 恶性肿瘤 | 肿瘤术后 | 5 000 元/年 | 4 100 元/年 |
| | | 门诊化疗（含灌注治疗） | 24 000 元/年 | 20 000 元/年 |
| | | 内分泌治疗 | 20 000 元/年 | 16 600 元/年 |
| | | 靶向治疗 | 48 000 元/年 | 40 000 元/年 |

# 第三节　慢性病的住院就医管理

我国基本医疗保险实行定点医疗机构管理,即参保人员持本人社会保障卡到经医疗保险经办机构认定的医疗机构就医,可以享受基本医疗保险待遇。由于我国经济发展不平衡,各类医疗保险筹资水平不同,因此住院的医保待遇存在差异,下面以某地区城镇职工医保和城乡居民医保为例。

## 一、本市住院管理

### （一）城镇职工医保

住院发生的医疗费用,属于医疗保险范围内的医疗费用,设置起付线,起付线以下费用由个人自付,起付线以上、基金支付限额以内的费用,由医保基金和个人按比例分担,个人自付部分由其医保个人账户支付,不足支付部分自理。根据不同医疗机构级别,报销标准如表9.3所示。

表 9.3　不同级别医疗机构的报销标准（城镇职工）

| 医疗机构级别 | | 一级及以下 | 二级 | 三级 |
|---|---|---|---|---|
| 起付标准 | 第一次住院 | 200 元 | 400 元 | 600 元 |
| | 同一年度内住院两次以上的 | 100 元 | 200 元 | 300 元 |
| 报销比例 | 统筹基金支付部分（0～6 万元） | 94% | 92% | 90% |
| | 大病救助基金支付部分（6 万～30 万元） | 96% | 96% | 96% |

注：统筹基金支付的部分，退休人员及工作年限满 30 年以上的在职职工，个人承担比例减半，即报销比例分别为一级医院 97%、二级医院 96%、三级医院 95%。医保基金一个年度内个人最高报销限额为 30万元。

### （二）城乡居民医保

参保人员在定点医疗机构住院发生政策范围内的医疗费用，设置起付线，起付线以下费用由个人自付，起付线以上、基金支付限额以内的费用，由城乡居民基本医疗保险基金和个人按比例分担。根据不同医疗机构级别，报销标准如表 9.4所示。

表 9.4　不同级别医疗机构的报销标准（城乡居民）

| 医疗机构级别 | | 一级及以下 | 二级 | 三级 | 省属三级医院 |
|---|---|---|---|---|---|
| 起付标准 | 第一次住院 | 200 元 | 500 元 | 700 元 | 1 000 元 |
| 报销比例 | 医保基金支付部分 | 90% | 85% | 80% | 75% |

注：跨县(市)住院治疗的，起付线增加 1 倍；通过分级诊疗逐级转诊和在上级医院急诊抢救的，基金支付比例不变；未通过分级诊疗逐级转诊的，基金支付比例降低 5 个百分点。医保基金一个年度内个人最高报销限额为 30 万元。

**1. 保底报销**

普通住院医疗费用实行保底报销，符合规定的医疗费用，按 45% 比例报销。实行按病种付费的住院患者，住院不设起付线，不受药品目录、医疗服务项目目录限制。

**2. 住院起付标准减免**

（1）参保学生、18 周岁及以下居民住院起付线减半。

（2）特困供养人员、社会散居孤儿住院不设起付线；贫困人口在县域内住院不设起付线。

（3）重点优抚对象、低保对象、计划生育特殊家庭父母免除参保年度内首次住院起付线。

（4）恶性肿瘤放化疗、肢体康复、智力康复、孤独症康复、听力和言语康复等需要分疗程间段多次住院的特殊疾病患者，在同一医疗机构住院的，一个参保年度内只设一次起付线。

（5）实行双向转诊的，免除上转首次及下转第二次住院起付线。

**3. 大病救助**

参保居民因患重大疾病发生的高额医疗费用，在享受城乡居民基本医疗保险待遇后，一个保险年度个人负担的合规医疗费用累计超过大病保险起付线部分，由大病保险给予保障。

## 二、异地住院管理

异地就医包括异地转院，异地急诊、抢救、留观并住院，退休人员异地安置就医，在职人员因工驻外就医。以职工医保为例，

### （一）异地转院医疗费用结算

参保人员所患疾病在本市市区范围内最高级别定点医疗机构（含专科）难以确诊或者诊断已明确但无有效治疗手段的，经市医疗保险经办机构同意，可以转往异地城镇职工基本医疗保险定点医疗机构住院治疗。

**1. 报销流程**

（1）备案登记

符合申请条件的参保人员，由省、市三级定点医疗机构开具的《基本医疗保险转院申请表》，写明患者病情、转院理由和建议转入的异地就医的地市，并由院方直接通过网络上传至市医保经办机构完成备案，具体内容见表9.5。

异地转诊备案应在异地就医前办理，特殊情况应在入院后3个工作日内完成备案，若申请备案时异地入院已超出此限定时间的则按未备案处理。对遵医嘱需复诊住院治疗的，参保人员须在住院前上传上次出院小结等信息，进行网上备案或到市医保经办机构备案。若是恶性肿瘤放化疗等需要分疗程间断多次住院治疗的，在异地转诊备案的一年有效期内，期间若不转往备案地以外住院治疗，无需再次办理备案手续。异地转诊人员因病情变化需转往备案地以外住院治疗的，应由备案地级别最高的协议医疗机构出具转诊建议书，参保人员或其委托人须在住院前向医保经办机构备案。

未经医疗保险经办机构同意，擅自转往异地或未在备案的定点医疗机构就诊发生的医疗费用，医保基金不予支付。

（2）报销结算

已办理过备案手续的异地转诊人员发生的住院费用，可以采取以下两种方式进行报销结算：

① 住院联网直接结算。异地转诊人员在备案地联网直接结算医疗机构发生的住院医疗费用，可凭社会保障卡直接结算。其中，属于医保基金支付的，由就诊

医院垫付;属于个人承担的,由个人支付。

**表 9.5 基本医疗保险异地转院申请表**

| 姓名 | | 性别 | | 年龄 | |
|---|---|---|---|---|---|
| 金融社保卡号 | | | 入院日期 | | |
| 科别 | | 床号 | | 住院号 | |

| 病情摘要及转院理由: |
|---|
| 经治医师签名: 年 月 日 |

| 拟转入医院(科): | 患者或委托人签字: |
|---|---|

| 科室意见: |
|---|
| 科主任签名: 年 月 日 |

| 医保办意见: | 医保中心审批意见: |
|---|---|
| (章) 年 月 日 | |
| 所在单位或户口所在居委会意见: (章) 年 月 日 | (章) 年 月 日 |

② 住院非联网直接结算。异地转诊人员在备案地发生的非联网直接结算住院医疗费用,由个人垫付,出院后 6 个月内到市医保经办机构办理报销手续。申请手工报销时需在市医保经办机构前台当场填写《个人报销银行卡确认单》以选择确认医保报销款发放渠道,申报材料审核通过后,医保报销款将直接转入参保人员名下的银行卡中。

**2. 报销标准**

异地转诊人员所发生的住院医疗费用在职工基本医疗保险范围内的,先由个人自付 10%,余下部分则按本市三级医保协议医疗机构住院标准结算。采取跨省联网直接结算的,根据国家政策规定执行就医地的药品目录、诊疗项目和医疗服务设施目录、支付范围及收费标准,本市的医保基金起付标准、支付比例和最高支付限额。

### (二)异地急诊、抢救、留观并住院医疗费用结算

参保人员在异地因突发急症危及生命、慢性病急发危及生命、所发病症不能长距离搬运、疾病变化快会发生严重并发症或致残或精神患者突然发病需强制送医院治疗的,可在当地医疗保险定点医院进行急诊、抢救、留观并收治入院。门急诊、抢救、留观治疗无效死亡的医疗费用,符合基本医疗保险政策范围内的由医保基金支付,所发生的门诊和住院医疗费用合并计算,按一次住院处理。门急诊、抢救、留观未收治入院治疗的,所发生的医疗费用由参保人员个人支付。

**1. 报销流程**

(1)异地急诊、抢救、留观并收治入院治疗的,应当自入院起 3 日内(不含节假日)通知医疗保险经办机构,对患者社会保障卡号、治疗定点医疗机构名称、病因、住院时间等进行备案,否则所发生医疗费用统筹基金不予支付。

(2)急诊、抢救、留观并收治入院治疗所发生的医疗费用先由患者或者所在单位垫付,医疗终结后 30 日内,到市医疗保险经办机构进行费用结算。结算时应提供社会保障卡、急诊(留观)病历、医疗费用发票、出院小结、医用材料证明、费用明细清单及其他审核需要的材料。

**2. 报销标准**

急诊、抢救、留观并收治入院治疗所发生的医疗费在本市城镇职工基本医疗保险范围内的,先由个人自付 10%,余下部分按本市三级定点医疗机构住院标准结算。

### (三)退休人员异地安置医疗费用结算

参保人员退休后长期在本市市区范围以外居住一年以上的,可以办理退休人员异地安置。

**1. 报销流程**

(1)异地安置备案

符合申请条件的医保参保人员填写《异地安置退休人员登记表》,具体内容见表 9.6。在居住地确定三家当地城镇职工基本医疗保险定点医疗机构作为住院定点医疗机构,并到医疗保险经办机构备案。异地安置人员备案的安置地点和定点医疗机构一个年度内不得变更,以后因居住的统筹地区、定点医疗机构等发生变更时,应及时通过备案平台向市医保经办机构申请变更。未办理变更手续的,按未备案处理。

## 表9.6　异地安置退休人员登记表

| 姓名 | | | 性别 | | 年龄 | | 登记类别 | □首次登记<br>□信息变更<br>□返回撤销 |
|---|---|---|---|---|---|---|---|---|
| 社会保障卡号 | | | 社会保障号码<br>（身份证号码） | | | | | |
| 异地安置<br>申办类型 | □异地社区居委会意见（盖章）　　□取得异地户籍　　□取得异地居住证 | | | | | | | |
| 异地居住<br>详细地址 | 省（区、<br>直辖市） | 市（州、<br>地区） | 县（市、区） | | 门牌号（小区、楼、单元、房号） | | | |
| 联系人 | | | 联系电话1 | | | 联系电话2 | | |
| 异地住院定<br>点医疗机构 | 医疗机构名称（请填写详细全称） | | | | | | | 医疗机构等级 |
| | | | | | | | | |
| | | | | | | | | |
| | | | | | | | | |
| 异地特殊病<br>门诊定点医<br>疗机构 | 医疗机构名称（已鉴定符合并领取特殊病门诊卡的填写） | | | | | | | |

温馨提示：

（1）参保人员可根据病情、居住地、交通等情况，住院就医可自主选择在异地居住地开通直接结算的三家定点医疗机构通过联网直接结算，也可在此三家异地住院定点医疗机构就医，个人先行垫付后回参保地报销；

（2）跨省异地就医直接结算执行就医地目录，参保地起付线、封顶线及支付比例。因各地目录差异，联网直接结算与回参保地报销可能存在待遇差，属于正常现象。不得因待遇差等原因由联网直接结算改为回参保地报销；

（3）异地就医直接结算定点医疗机构可通过人社部社会保险网上查询系统（网址：http://si.12333.gov.cn）查询；

（4）选定医疗机构全为跨省异地就医直接结算定点医疗机构的，异地医保经办机构意见无需盖章，否则仍需盖章；

（5）已取得异地户籍或居住证的，异地社区居委会意见无需盖章，否则仍需盖章。

| 本人（被委托人）签名 | | 填表日期 | |
|---|---|---|---|
| 异地医保经办机构意见 | | 参保地医保经办机构意见 | |
| （盖章）<br>年　月　日 | | （盖章）<br>年　月　日 | |

（2）门诊慢性病报销

异地安置人员患有城镇职工基本医疗保险政策规定范围内门诊慢性病的，应按市医保特殊病政策规定申请门诊慢性病鉴定、复审和办理门诊慢性病门诊卡，在经备案的异地选择基本医疗保险协议医疗机构作为特殊病门诊治疗的医疗机构。已持有门诊慢性病门诊卡的应在办理异地安置手续的同时携卡变更至备案地。未按规定办理的医疗费用不予报销。

医疗保险经办机构于当年7月和次年1月对当年异地安置门诊慢性病费用进行结算。结算时患者应提供门诊慢性病卡、病历、处方、费用明细、医用材料证明、医疗费用发票及其他审核需要的材料。

（3）住院报销

已办理过备案手续的异地安置人员发生的住院费用，可以采取以下两种方式进行报销结算：

① 住院联网直接结算。异地安置人员在备案地联网直接结算医疗机构发生的住院医疗费用，可凭社会保障卡直接结算。其中，属于医保基金支付的，由就诊医院垫付；属于个人承担的，由个人支付。

② 住院非联网直接结算。异地安置人员在备案地发生的非联网直接结算住院医疗费用，由个人垫付，出院后6个月内到市医保经办机构办理报销手续。结算时应提供社会保障卡、出院小结、费用明细清单、医疗费发票、医用材料证明、费用明细清单及其他审核需要的材料。

（4）转诊住院和急诊住院

异地安置人员所患疾病在其居住地定点医疗机构难以确诊或者诊断已明确但无有效治疗手段的，由本人定点的最高级别定点医疗机构出具转院证明，经市医疗保险经办机构同意后，可转往指定的城镇职工基本医疗保险定点医疗机构住院治疗。医疗费用结算参照异地转院的结算办法执行。

参保人员在本人定点医疗机构以外的医疗机构急诊、抢救、留观并收治入院治疗的，医疗费用结算参照异地急诊、抢救、留观并住院治疗的结算办法执行。在当地非城镇职工基本医疗保险定点医疗机构发生的医疗费用不予报销。

**2. 报销标准**

异地安置人员在备案地协议医疗机构发生的住院和门诊慢性病的费用，按参保地相应级别医疗机构住院和门诊慢性病待遇执行。但是其中住院费用若是采取跨省联网直接结算的，则根据国家政策规定执行就医地的药品目录、诊疗项目和医疗服务设施目录、支付范围及收费标准，参保地的医保基金起付标准、支付比例和最高支付限额。

（四）在职人员因工驻外就医医疗费用结算

职工医保在职人员因工作需要在本市市区范围以外的同一地方工作一年以上

的可申请异地就医。通过劳务派遣驻外的人员须是本市城镇户口。

**1. 报销流程**

（1）备案

符合条件的在职驻外人员应由所在参保单位填写《城镇职工基本医疗保险单位驻外申报表》《城镇职工基本医疗保险单位驻外人员登记表》，具体内容见表9.7、表9.8。在驻外机构所在统筹地区选择三家城镇职工基本医疗保险定点医疗机构作为驻外人员住院定点医疗机构，到市医保中心备案。单位办理时应提供驻外机构设置和驻外人员调动的文书。选择的驻外地点和定点医疗机构原则上一个年度内不得变更，若驻外工作地点、定点医疗机构等发生变更，应在《城镇职工基本医疗保险单位驻外申报表》《城镇职工基本医疗保险单位驻外人员登记表》上填写变更情况，到市医保中心办理变更手续，否则费用不予报销。

驻外人员患有我市城镇职工基本医疗保险政策规定范围内门诊慢性病的，应按我市门诊慢性病规定办理门诊慢性病鉴定和门诊卡，在三家住院定点医疗机构中选择一家作为门诊慢性病治疗定点医疗机构。需要变更的，可在每年2月份于异地门诊慢性病集中报销结算费用后办理变更手续；已持有门诊慢性病门诊卡的应在办理在职驻外手续的同时携卡变更至驻地定点医疗机构。未按规定办理变更手续的医疗费用不予报销。

（2）住院报销

驻外人员回本市定点医疗机构住院，出示本人社会保障卡，住院医疗费用在定点医疗机构直接结算，享受在职人员在本市定点医疗机构住院同等待遇。个人账户基金按原渠道管理。

异地住院费用先由个人支付，出院后一个月内，由单位至市医保中心申请报销。申报时需提供以下材料：① 金融社保卡。② 住院费用发票。③ 出院记录或出院小结。④ 费用明细总清单。⑤ 若住院行手术治疗涉及1 000元以上医用材料的，需提供医用材料是国产还是进口的产地条形码证明。⑥ 若因外伤住院的，需提供相关部门的伤情经过证明。⑦ 其他特殊情况审核所需的材料。

在职驻外人员所患疾病在驻地定点医疗机构难以确诊或者诊断已明确但无有效治疗手段的，由本人定点的最高级别定点医疗机构出具转院证明，经市医保中心同意后，可转往指定的城镇职工基本医疗保险定点医疗机构住院治疗。医疗费用结算参照异地转院的结算办法执行。

在职驻外人员在本人定点医疗机构以外的医疗机构急诊、抢救、留观并收治入院治疗的，医疗费用结算参照异地急诊、抢救、留观并住院治疗的结算办法执行。在当地非城镇职工基本医疗保险定点医疗机构的医疗费用不予报销。

（3）门诊慢性病报销

异地门诊慢性病门诊费用先由个人支付，可在费用发生的次年2月，由单位统一至市医保中心申请报销。申报时需提供以下材料：① 特殊病门诊卡。② 特殊病门诊发票。③ 门诊病历。④ 费用价格明细清单。⑤ 若开具中草药,需提供具体明细处方。⑥ 其他特殊情况审核所需的材料。

**表 9.7 基本医疗保险单位驻外申报表**

| 单位编码 | | | 单位名称 | | | |
|---|---|---|---|---|---|---|
| 驻外机构 | 名称 | | | | | |
| | 详细地址 | | | | | |
| | 批准文书 | | | | | |
| 驻地选择<br>定点医院<br>(盖章) | | 医院名称 | | | 级别 | 联系电话 |
| | | | | | | |
| | | | | | | |
| | | | | | | |
| 驻地医疗<br>保险经办<br>机构意见 | 以上所选医院是我地定点医疗机构。<br><br><br><br>签字(章)<br>年　月　日 | | | | | |
| 单位意见 | (1) 单位将相关医保政策和办理规定详细告知驻外人员;<br>(2) 因违反医保政策规定的驻外人员医疗费用医保基金不予报销;<br>(3) 单位按规定承担为驻外人员的医保服务工作。<br><br>签字(章)<br>年　月　日<br>经办人:　　　　电话: | | | | | |
| 合肥市医疗<br>保险管理<br>中心意见 | (1) 医保中心按规定向单位传达驻外人员的相关医保政策;<br>(2) 医保中心按规定做好驻外人员的报销管理工作。<br><br><br>签字(章)<br>年　月　日 | | | | | |

### 表9.8  基本医疗保险单位驻外人员登记表

| 单位编码(单位盖章)： | | | | 外设机构名称： | | 申报情况(增;减;变更)： | | |
|---|---|---|---|---|---|---|---|---|
| 序号 | 金融社保卡号 | 姓名 | 性别 | 工作岗位 | 调令时间(文书复印件附后) | 户口所在地(户口本复印件附后) | 特殊病定点医院名称 | 备注 |
| 1 | | | | | | | | |
| 2 | | | | | | | | |
| 3 | | | | | | | | |
| 4 | | | | | | | | |
| 5 | | | | | | | | |
| 6 | | | | | | | | |
| 7 | | | | | | | | |
| 8 | | | | | | | | |
| 9 | | | | | | | | |
| 10 | | | | | | | | |

注:劳务派遣驻外人员,单位须填写"户口所在地"栏,其他单位无需填写。

合肥市医保中心(盖章)            经办人工号：            年    月    日

### 2. 报销标准

在职驻外人员异地住院和门诊慢性病门诊费用在本市城镇职工基本医疗保险范围内的,按在本市相应等级医疗机构住院和门诊慢性病标准结算。

# 参 考 文 献

［1］ 卫生部疾病预防控制局. 全国慢性病预防控制工作规范(试行)［R］. 2011.

［2］ 国务院办公厅. 中国防治慢性病中长期规划(2017—2025 年)［R］. 2017.

［3］ 国家卫生和计划生育委员会. 中国居民营养与慢性病状况报告(2015)［R］. 2015.

［4］ 李春玉, 姜丽萍. 社区护理学［M］. 4 版. 北京: 人民卫生出版社, 2017.

［5］ 李立明. 流行病学［M］. 北京: 人民卫生出版社, 2017.

［6］ 李开秀. 国内外社区护理应用慢性病管理模式的研究进展［J］. 当代护士, 2018, 25(10):15-19.

［7］ 田华, 李沭, 张相林. 慢性病管理模式的国内外现状分析［J］. 中国药房, 2016, 27(32):4465-4469.

［8］ 丁晶晶. 慢性病管理现状［J］. 中国临床保健, 2019, 22(4): 439-442.

［9］ 张广清, 黄燕, 陈佩仪. 慢性病管理理论与实践［M］. 北京: 中国中医药出版社, 2016.

［10］ 田惠光, 张建宁. 健康管理与慢性病防控［M］. 北京: 人民卫生出版社, 2017.

［11］ 左力. 慢性肾脏病管理手册［M］. 北京: 人民卫生出版社, 2018.

［12］ 张石革. 慢性的用药监护与健康管理［M］. 北京: 科学出版社, 2018.

［13］ 柴云. 社区慢性病管理模式研究［M］. 北京: 科学出版社, 2014.

［14］ 张恒志, 李进. 常见慢性病的自我管理［M］. 北京: 清华出版社, 2015.

［15］ 葛均波, 徐永健, 王辰. 内科学［M］. 北京: 人民卫生出版社, 2018.

［16］ 尤黎明, 吴瑛. 内科护理学［M］. 北京: 人民卫生出版社, 2017.

［17］ 陈孝平, 汪建平, 赵继宗. 流行病学［M］. 北京: 人民卫生出版社, 2018.

［18］ 李乐之, 路潜. 外科护理学［M］. 北京: 人民卫生出版社, 2018.

［19］ 陈海花, 张岚. 慢性病患者连续护理［M］. 北京: 人民卫生出版社, 2018.

［20］ 陈伟伟, 高润霖, 刘力生, 等.《中国心血管病报告 2016》概要［J］. 中国循环杂志, 2017, 33(6):521-524.

［21］ 中国康复医学会心血管病专业委员会, 中国营养学会临床营养分会. 心血管疾病营养处方专家共识［J］. 中华内科杂志, 2014, 53(2):151-158.

［22］ 中华医学会心血管病学分会预防学组, 中国康复医学会心血管病专业委员

会. 冠心病患者运动治疗中国专家共识[J]. 中华心血管病杂志，2015，43(7)：575-587.

[23]　美国心脏协会. 心肺复苏和心血管急救指南[R]. 2015.

[24]　Joint Committee for Guideline Revision. 2018 Chinese Guidelines for Prevention and Treatment of Hypertension：A report of the revision committee of chinese guidelines for prevention and treatment of hypertension [J]. Journal of Geriatric Cardiology，2019(16)：182-241.

[25]　国家卫生和计划生育委员会. 中国脑卒中护理指导规范[R]. 2015.

[26]　国家卫生和计划生育委员会. 脑卒中患者膳食指导[R]. 2017.

[27]　中华医学会糖尿病学分会. 中国 2 型糖尿病防治指南(2017 年版)[J]. 中国实用内科杂志，2018，38(4)：292-344.

[28]　贾芸. 2016 版中国糖尿病药物注射技术指南解读[J]. 上海护理，2018，18(4)：5-9.

[29]　陈鑫，莫霖. 肿瘤患者心理康复[M]. 北京：人民卫生出版社，2017.

[30]　Wang L，Gao P，Zhang M，et al. Prevalence and Ethnic Pattern of Diabetes and Prediabetes in China in 2013[J]. JAMA，2017，317(24)：2515-2523.

[31]　Bray F，Ferlay J，Soerjomataram I，et al. Global Cancer Statistics 2018：GLOBOCAN Estimates of Incidence and Mortality Worldwide for 36 Cancers in 185 Countries[J]. CA Cancer J Clin，2018，68(6)：394-424.

[32]　Chen W，Zheng R，Baade P D，et al. Cancer statistics in China，2015.[J]. CA Cancer J Clin，2016，66(2)：115-132.

[33]　Allemani C，Matsuda T，Carlo V D，et al. Global surveillance of trends in cancer survival 2000-14 (CONCORD-3)：analysis of individual records for patients diagnosed with one of 18 cancers from 322 population-based registries in 71 countries[J]. Lancet，2018，391(10125)：1023-1075.

[34]　邓云龙. 社会心理护理学[M]. 北京：人民卫生出版社，2018.

[35]　国家卫生健康委员会. 健康中国行动(2019—2030 年)[R]. 2019.

[36]　储爱琴. 智慧门急诊管理实务[M]. 合肥：合肥工业大学出版社，2018.

[37]　张朝阳. 医保支付方式改革案例集[M]. 北京：中国协和医科大学出版社，2016.

[38]　储爱琴. 医院医疗保险管理理论与实务[M]. 合肥：合肥工业大学出版社，2018.